AF140607

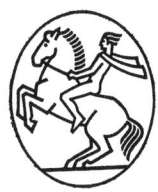

F. Gschnait

Orale Photochemotherapie
Grundlagen - Klinik - Praxis - Forschung

Mit einem Geleitwort von K. Wolff

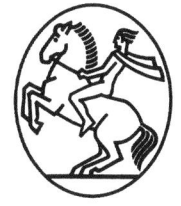

Springer-Verlag Wien NewYork

Univ.-Doz. Dr. Fritz Gschnait
Dermatologische Abteilung
Krankenhaus der Stadt Wien-Lainz, Österreich

Softcover reprint of the hardcover 1st edition 1982

Mit 57 Abbildungen

CIP-Kurztitelaufnahme der Deutschen Bibliothek

Gschnait, Fritz:
Orale Photochemotherapie: Grundlagen – Klinik – Pra-
xis – Forschung / Fritz Gschnait. Mit e. Geleitw. von
K. Wolff. – Wien; New York: Springer, 1982.
ISBN-13:978-3-7091-8670-1

ISBN-13:978-3-7091-8670-1   e-ISBN-13:978-3-7091-8669-5
DOI: 10.1007/978-3-7091-8669-5

Geleitwort

Die Psoriasis vulgaris ist ein chronisches, hartnäckiges Hautleiden, das in seiner Häufigkeit an den Diabetes herankommt: Rund 2% der Gesamtbevölkerung leiden zu irgendeinem Zeitpunkt ihres Lebens an dieser Dermatose. Da die Veranlagung zur Psoriasis genetisch fixiert und eine Heilung damit unmöglich ist, kann ihre Behandlung nur auf eine temporäre Besserung oder eine vorübergehende Rückbildung der Hautveränderungen abzielen. Bis vor wenigen Jahren war die Therapie der Wahl die externe Salbenbehandlung, die für den Patienten eine große Belastung darstellt. Ausgedehnte Psoriasis ließ sich überhaupt nur stationär behandeln, und für viele wurde die Lokaltherapie zu einem quälenden Ritual, das früher oder später eingestellt wurde. Hoffnungen auf eine Besserung wurden dann meist fatalistisch aufgegeben.

Eine orale Behandlung der Psoriasis, die sowohl wirksam als auch gleichzeitig unschädlich ist, stellt nach wie vor einen unerfüllten Wunschtraum dar. Die Photochemotherapie ist nun ein neuer Weg in diese Richtung, der von der für den Patienten quälenden Lokaltherapie wegführt und gleichzeitig ein neues therapeutisches Prinzip verwirklicht. Durch das Zusammenwirken zweier an sich unwirksamer therapeutischer Faktoren (Photosensibilisator und langwelliges UV-Licht) kommt es erst im Zielorgan Haut, in dem diese beiden aufeinandertreffen, zu einer therapeutisch ausnützbaren photobiologischen Reaktion. Die große therapeutische Wirksamkeit der Photochemotherapie hat eine neue Ära in der Psoriasisbehandlung eröffnet und gleichzeitig Alternativen für die Therapie einer Reihe anderer Hautkrankheiten erschlossen.

Mein langjähriger Mitarbeiter Herr Univ.-Doz. Dr. F. Gschnait hat die Entwicklung der oralen Photochemotherapie von der ersten Stunde an miterlebt und mitgestaltet. Ich bin ihm dankbar, daß er sich der Mühe unterzogen hat, den derzeitigen Stand des Wissens über diese neue Therapieform, ihren Wirkungsmodus, ihre Effizienz, ihre Nebenwirkungen und potentiellen Entwicklungsmöglichkeiten in Buchform zusammenfassen. Es ist ihm dies in didaktisch hervorragender Weise gelungen, und so möchte ich diesem Werk eine weite Verbreitung wünschen in der Hoffnung, daß es viele stimulieren möge, sich mit dem faszinierenden Gebiet der Photochemotherapie zu befassen.

Wien, im Mai 1982   Univ.-Prof. Dr. **K. Wolff**
                              Vorstand der I. Univ.-Hautklinik, Wien

Vorwort

Die Geschichte der Therapie von (Haut-)Erkrankungen durch Sonnenlicht beziehungsweise ultraviolette Strahlen ist vermutlich so alt wie die Menschheit selbst. Die beiden letzten Jahrzehnte, die der Dermatologie einen enormen Zuwachs an Wissen und damit an diagnostischen und therapeutischen Möglichkeiten brachten, ließen auch ein neuartiges Therapieprinzip entstehen und Verbreitung finden, das auf dem biologischen Zusammenspiel von ultraviolettem Licht und einem Medikament beruht.

Die orale Photochemotherapie ist seit den ersten klinischen Experimenten nun fast zehn Jahre alt. Vieles wurde über die Geschichte und über Prioritäten in der Begründung dieser neuartigen Behandlungsform geschrieben. Klar ist jedenfalls, daß erst aufwendige Grundlagenforschungen, die zum Zeitpunkt ihrer Durchführung scheinbar rein akademisches Interesse hatten, erst das ermöglichten, was wir nun Photochemo*therapie* oder PUVA-*Behandlung* nennen. Heute, da sich die emotionellen Wogen geglättet haben, gehört Historisches wirklich der Vergangenheit an, und es erscheint nur noch wichtig, daß die Photochemotherapie für das Wohl unserer Patienten zur Verfügung steht und daß die Behandlung möglichst sinnvoll, rationell, mit einem Maximum an Nutzen für den Erkrankten und einem Minimum an Behandlungsrisiko eingesetzt wird.

Das vorliegende Buch ist dem Ziel gewidmet, die bisher vorhandenen Erfahrungen mit dieser Therapie zusammenzufassen, wobei wir uns bewußt auf die *orale* Photochemotherapie (bei der das Medikament oral, also systemisch zugeführt wird) beschränken, da diese Form der Behandlung mit Psoralenen und ultraviolettem Licht international größere Bedeutung erlangt hat als die lokale Anwendung photosensibilisierender Substanzen. Darüber hinaus liegen derzeit nur über die orale Photochemotherapie ausreichende systematische Untersuchungen vor.

Es ist unsere feste Überzeugung, daß diese Therapie derzeit nur vom Arzt, im speziellen vom Dermatologen, durchgeführt beziehungsweise überwacht werden soll, der die Zusammenhänge der Photobiologie, der Pharmakokinetik des Medikamentes und der Vorgänge in der Haut unter dem Einfluß phototoxischer Reaktionen überschaut. Die folgenden Kapitel sollen diese Überschau erleichtern.

Es ist mir ein besonderes Bedürfnis, festzustellen, daß die orale Photochemotherapie in ihrer heutigen Form nicht existieren würde ohne den Geist, die unermüdliche Arbeitsleistung und den ansteckenden Enthusiasmus eines ihrer

Väter, *Universitätsprofessor Dr. Klaus Wolff, Vorstand der I. Universitäts-Hautklinik in Wien.* Ohne ihn wäre dieses Buch nicht entstanden, und ihm verdanke ich die geistige Befriedigung in meinem Beruf.

Mein besonderer Dank gilt im weiteren Herrn Prof. Dr. Anton Luger, Vorstand der Dermatologischen Abteilung im Krankenhaut Wien-Lainz, der mich durch seine stets wertvollen Ratschläge bei der Abfassung dieses Buches unterstützte.

Wien, im Mai 1982   **Fritz Gschnait**

Inhaltsverzeichnis

1. Einleitung

An der enormen Wissensexplosion in der Medizin hat eine ihrer jüngsten Disziplinen, die Dermatologie, ganz besonderen Anteil. War das Fach bis vor einigen Jahrzehnten nahezu ausschließlich auf der Morphologie aufgebaut, tritt heute durch die Erforschung pathophysiologischer Vorgänge in verstärktem Maße ein funktionelles Denken in den Vordergrund. Die Dermatologie hat von der Biochemie, Physik, Physiologie, Photobiologie, Immunologie usw. gelernt und befruchtet nun ihrerseits diese Wissensgebiete. Im Zusammenhang damit hat sich die exakte Diagnostik von Hautkrankheiten verbessert und für unsere Patienten wohl das Entscheidende, die Therapie ein Maß von Effizienz erreicht, das heute den anderen konservativen Disziplinen in der Medizin nicht mehr nachsteht, ja diese zum Teil sogar übertrifft.

Die orale Photochemotherapie ist einer der jüngsten Erfolge der dermatologischen Forschung. Diese Behandlung benützt das Zusammenwirken eines Medikaments aus der Gruppe der Psoralene mit ultraviolettem Licht A (UV-A). Die orale Photochemotherapie wurde somit auch *PUVA-Behandlung* genannt.

Mehrere Tatsachen ließen diese Behandlungsform größtes Interesse in der Ärzteschaft, aber auch im Patientenkreis finden:

- Die orale Photochemotherapie wurde für die Behandlung einer Hautkrankheit entwickelt, an der weltweit mehrere Millionen Menschen, das sind zirka 1–2% der Bevölkerung, viele Jahre und Jahrzehnte hindurch leiden: die Psoriasis vulgaris ist eine chronische, zwar das Leben des Betroffenen nicht bedrohende, aber diesen durch ihr bloßes Vorhandensein quälende Hautkrankheit, deren destruktive Folgen für das befallene Individuum jeder kennt, der mit Psoriatikern persönlich oder beruflich zu tun hat.
- Die orale Photochemotherapie hat sich zur Behandlung der Psoriasis als höchst effizient erwiesen, und es war damit erstmals möglich, den Psoriatiker ohne Spitalsaufenthalt sowie ohne die für das tägliche Leben des Betroffenen untragbare Salbenbehandlung erscheinungsfrei zu machen und auch über längere Zeiträume hinweg zu halten.
- Die orale Photochemotherapie ist erstmals im Rahmen der Dermatologie eine systemische Behandlung, die durch die Besonderheiten des verwendeten Medikaments in ihrer Wirkung auf das erkrankte Organ – die Haut – beschränkt bleibt. Darüber hinaus ist sie durch die Anwendung des ultravioletten Lichts die einzige systemische Therapie in der gesamten Medizin, deren Wirkung an- und abgeschaltet werden kann; sie ist somit in bisher einzigartiger Weise dosierbar.

• Die orale Photochemotherapie involviert nukleäre Desoxyribonukleinsäure (DNA), und jede Interaktion einer Behandlung mit Zellkernbestandteilen muß zu Überlegungen über eine potentielle Onkogenität dieser Therapie Anlaß geben.

Die orale Photochemotherapie wurde 1974 durch die Zusammenarbeit einer amerikanischen Forschergruppe (Massachusetts General Hospital, Boston) um Prof. T. B. Fitzpatrick und eines österreichischen Forscherteams um Prof. Klaus Wolff, dem auch der Autor angehört, entwickelt. Die Entstehung dieser Behandlungsmethode wäre selbstverständlich nicht möglich gewesen ohne die Vorarbeit anderer Wissenschaftler, von denen hier (in alphabetischer Reihenfolge) stellvertretend für alle nur einige genannt seien (A. Allyn, A. Fahmy, A. B. Lerner, El Mofty, S. A. M. Mortazawi, H. Oberste-Lehn, M. A. Pathak, G. Stüttgen, H. Tronnier, G. Weber).

Die Zeiten der Diskussionen um Prioritäten in der Entdeckung und Etablierung der Photochemotherapie sind jedoch vorbei. Wesentlich ist, daß die Behandlung heute den Patienten zur Verfügung steht. Die Technik der oralen Photochemotherapie ist entwickelt, und die Erfahrungen mit dieser Behandlung haben einen Stand erreicht, der eine Zusammenfassung des Bekannten notwendig macht.

2. Medizinische Photobiologie –
Einführung für die Praxis

Die Photobiologie beschäftigt sich mit den Auswirkungen von „Licht" auf biologische Vorgänge. Mit dieser Wissenschaft befassen sich unter anderem Physiker, Chemiker, Botaniker, Zoologen und nicht zuletzt auch Mediziner. Erstmals rückte die Photobiologie mit der Sonnenprophylaxe der Rachitis in den Mittelpunkt des Interesses, später mit der UV-Behandlung der Hauttuberkulose. Die Verhinderung der Hautschädigung durch die Sonnenbestrahlung ist ein alltägliches Problem, und in letzter Zeit hat die medizinische Photobiologie durch die Phototherapie und Photochemotherapie neue Bedeutung erlangt. Das ultraviolette Licht, seine schädigenden, aber auch heilenden Einflüsse sind aus der Praxis der modernen Dermatologie nicht mehr wegzudenken. Im folgenden werden photobiologische Gegebenheiten, soweit sie für das Verständnis und die Durchführung der Photochemotherapie von Bedeutung sind, abgehandelt.

2.1. Das elektromagnetische Spektrum

Durch nukleäre Reaktionen wird von der Sonne ständig Energie in Form von Strahlung emittiert, die als elektromagnetische Strahlung bezeichnet wird. Diese ist nicht homogen, sondern zusammengesetzt aus Strahlen verschiedenster Qualität, die sich durch ihre Wellenlänge voneinander unterscheiden und im sogenannten elektromagnetischen Spektrum (Abb. 1) geordnet werden. Auf der

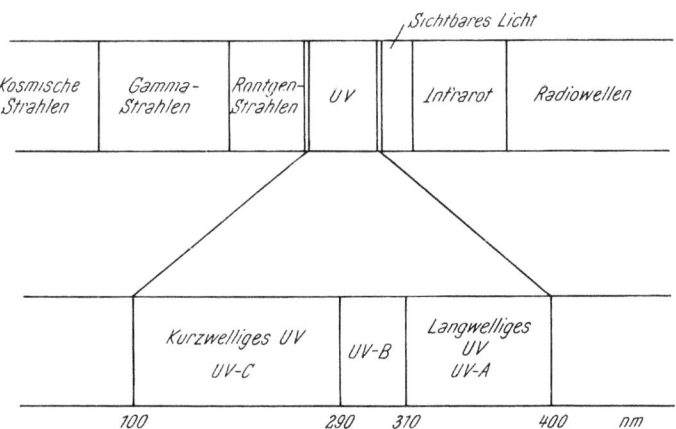

Abb. 1. Das elektromagnetische Spektrum

kurzwelligen Seite finden sich kosmische Strahlen, Röntgen- und Gammastrahlen, am langwelligen Ende das Infrarot und die Radiowellen. Etwa in der Mitte liegt das sichtbare Licht (zirka 400–700 nm).

1801 zeigte der deutsche Physiker Johann Ritter bei Versuchen mit Glasprismen jenseits der violetten Farbe des sichtbaren Lichts eine weitere, jedoch unsichtbare Strahlung, die er als Ultraviolett (UV) bezeichnete (Abb. 1). Diese zeichnet sich durch Wellenlängen von 100–400 nm aus, wobei Strahlen im Bereich von 286–400 nm auf die Erdoberfläche auftreffen. Für die Zwecke der Biologie und Medizin ist es sinnvoll, die UV-Strahlung in drei Bereiche einzuteilen, das UV-A-, UV-B- und UV-C-Licht.

Das *UV-C-Licht* (Wellenlängen unterhalb von 290 nm) wird durch die über der Erde liegenden Gasschichten der Stratosphäre voll absorbiert, erreicht die Erdoberfläche somit nicht und ist für die praktische Photomedizin von geringer Bedeutung.

2.2. Ultraviolettes Licht B (UV-B)

2.2.1. Definition

UV-B-Licht bezeichnet Strahlung mit einer Wellenlänge von zirka 290–310 nm.

2.2.2. Akute Schäden durch UV-B

Trifft eine gewisse Menge UV-B-Energie die ungeschützte menschliche Haut, kommt es zur Entwicklung eines Erythems (Sonnenbrand). Jene Menge Energie, die bei einem bestimmten Individuum ein gerade sichtbares Erythem hervorruft, bezeichnet man als die minimale Erythemdosis (MED). Die Energie von 5–6 MED bewirkt meist einen schweren Sonnenbrand mit Blasenbildung.

Die Empfindlichkeit für die erythematogene Wirkung von UV-B- oder Sonnenlicht ist individuell verschieden und physiologischerweise neben der Dicke der Hornschicht vor allem vom Grad der Melaninpigmentierung des Betroffenen abhängig. Für die Zwecke der Photobiologie bzw. der PUVA-Behandlung kann man die Empfindlichkeit der Haut grob durch die Anamnese abschätzen [476]:

Tabelle 1. *Einteilung der Hauttypen nach der Empfindlichkeit gegen UV-Licht*

Typ   I: Nach Sonnenbestrahlung immer Rötung der Haut, nie Bräunung
Typ II: Nach Sonnenbestrahlung immer Rötung der Haut, manchmal Bräunung
Typ III: Nach Sonnenbestrahlung manchmal Rötung der Haut, immer Bräunung
Typ IV: Nach Sonnenbestrahlung niemals Rötung der Haut, immer Bräunung
Typ V: Rassisch dunkel pigmentierte Menschen (z. B. Inder)
Typ VI: Negroide Rassen

Das *UV-B-induzierte Erythem* ist im zeitlichen Ablauf biphasisch, d. h., es tritt erstmals etwa 6 Stunden nach der Bestrahlung auf, wird für einige Zeit schwächer, bildet sich nach 12–24 Stunden in verstärktem Maße erneut und verschwindet relativ rasch innerhalb weniger Tage (Abb. 2). Abb. 3 macht die völlig andere Situation bei der Entwicklung des PUVA-induzierten Erythems deutlich. Dieses entwickelt sich wesentlich langsamer, erreicht sein Maximum erst nach 48–72 Stunden und flaut dann nur langsam ab.

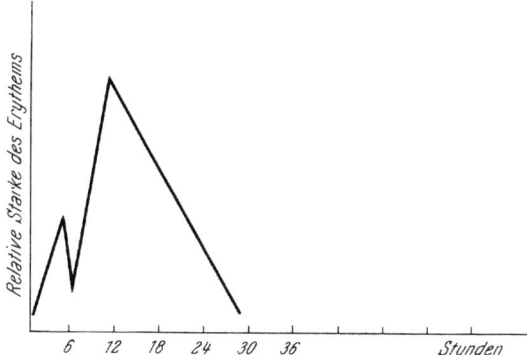

Abb. 2. Schematische Darstellung des zeitlichen Ablaufes des UV-B-induzierten Erythems.
Relativ rascher Anstieg, Maximum nach 12 Stunden, relativ rascher Abfall

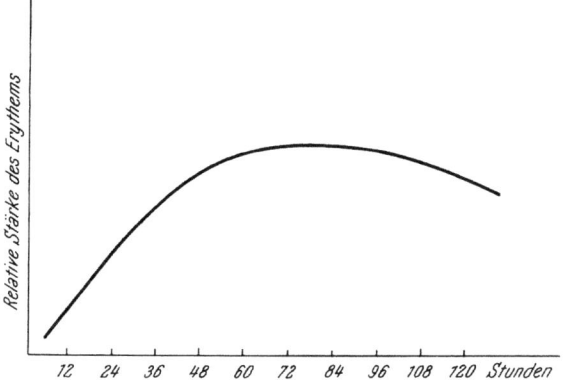

Abb. 3. Schematische Darstellung des zeitlichen Ablaufes des PUVA-induzierten Erythems.
Sehr langsamer Anstieg, Maximum nach frühestens 48 Stunden

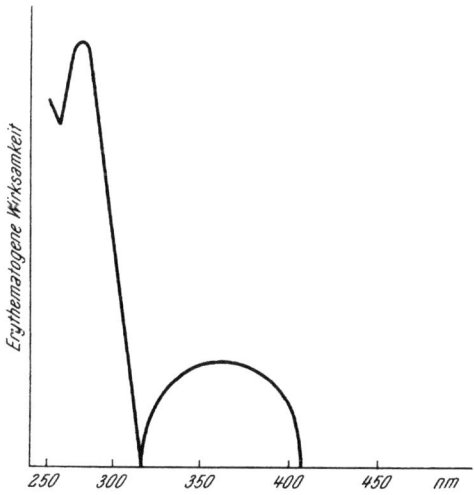

Abb. 4. Spektrale erythematogene Wirksamkeit von UV-Licht (nach [317]). Hautrötung entwickelt
sich am stärksten nach Bestrahlung mit Licht um 300 nm

Abb. 4 zeigt die *spektrale erythematogene Wirksamkeit von UV-Licht;* diese ist im UV-B-Bereich am höchsten und besonders stark ausgeprägt bei Strahlen mit einer Wellenlänge von 310 nm. Wie später gezeigt wird, liegen auch hier beträchtliche Unterschiede zur PUVA-induzierten Hautrötung vor. Diese Verschiedenheiten sind für das Verständnis der Photochemotherapie von Bedeutung.

Hautrötung (Erythem) entsteht letztlich durch eine Erweiterung von Blutgefäßen der Endstrombahn. Die Frage nach dem *Mediator der UV-B-induzierten Vasodilatation* ist noch immer nicht vollständig gelöst. Die ursprüngliche Annahme einer UV-Schädigung von Mastzellen in der Haut ist unwahrscheinlich, da zwischen dem Zeitpunkt der Sonnenexposition und dem Auftreten des Erythems ein beträchtliches Zeitintervall liegt und außerdem Antihistaminika auf die Entwicklung des Sonnenbrandes keinerlei Einfluß haben [249], ebenso wie spezifische Inhibitoren von Proteasen, Plasminogenaktivator und Kalikrein [250]. Bradykinin wird zwar nach einer UV-Bestrahlung freigesetzt [108], hat jedoch ebenfalls keinen Einfluß auf die Entwicklung des Erythems [372].

Prostaglandine sind langkettige Fettsäuren, die unter dem Einfluß von UV-B- bzw. Sonnenlicht in der Haut produziert werden und eindeutige vasoaktive Eigenschaften haben [271, 388]. Indomethacin, ein bekannter Inhibitor für Prostaglandine, hemmt nach lokaler, aber auch parenteraler Gabe die Entwicklung des Sonnenbrandes [161, 386, 387], woraus gefolgert werden kann, daß Prostaglandine in der Physiologie des UV-B-induzierten Erythems eine zentrale Rolle spielen dürften, während nachgewiesen ist, daß sie auf die Entwicklung der PUVA-induzierten Hautrötung keinen wesentlichen Einfluß ausüben [161]. Der primäre Angriffspunkt in der Haut für die Erythembildung durch UV-B-Licht ist nach wie vor unbekannt, vermutet wird ein epidermales Target [436].

Untersucht man Sonnen- bzw. UV-B-geschädigte Haut etwa 24 Stunden nach der Bestrahlung unter dem Mikroskop (Abb. 7, 8), so erkennt man neben entzündlichen Veränderungen im Bindegewebe und einer Vasodilatation, die der Haut makroskopisch ihre rote Farbe verleiht, eigenartige eosinophile, frühzeitig verhornte, isoliert liegende Zellen in der Epidermis, die für den Sonnenbrand typisch sind. Sie werden daher als „*Sunburn cells*" oder *Sonnenbrandzellen* bezeichnet. Der Entstehungsmechanismus dieser Strukturen wird diskutiert. Autoradiographische Untersuchungen aus jüngster Zeit [43, 155] machen wahrscheinlich, daß die Sonnenbrandzellen während der UV-Bestrahlung UV-induzierte Schäden nicht in so hohem Maße zu reparieren vermögen wie die übrigen Epidermalzellen.

2.2.3. Reparatur von UV-B-induzierten Schäden (DNA-repair)

Bestrahlt man menschliche Zellen, z. B. Zellen der Epidermis, mit Sonnen- bzw. UV-B-Licht, bilden sich in der Desoxyribonukleinsäure (DNA) der Zellkerne Schadstellen, sogenannte *Thymin-Dimere* (Abb. 5), die eine normale Funktion der betroffenen Zelle behindern. Alle Organismen, die unter dem Einfluß der Sonne überleben müssen, besitzen potente zelluläre Mechanismen, um derartige Schäden der nukleären DNA rasch zu reparieren [317]. Derzeit sind die *Photoreaktivierung*, der *Postreplikations-repair* und der *Exzisions-repair (dark repair)*, welcher bei Menschen die größte Rolle spielt, bekannt. Hierbei wird die Thymin-Dimer-Schadstelle aus der DNA enzymatisch herausgeschnitten und durch ein normales „gesundes" Thymin ersetzt (Abb. 5). Dieser Vorgang kann durch die Methoden der Autoradiographie nach Markierung mit radioaktivem H_3-Thymidin direkt sichtbar gemacht werden (Abb. 6). Fehlt infolge eines genetischen Defektes dieser Reparaturmechanismus [65], kommt es zur Ausbil-

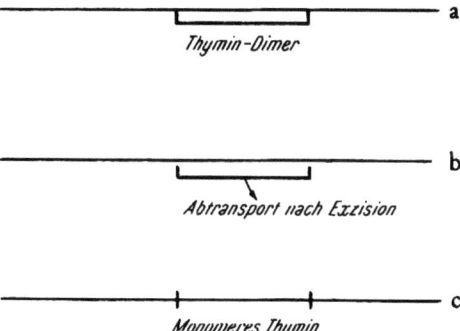

Abb. 5. Schema des Exzisions-repair: Die durch UV-B-Bestrahlung entstandene Thymin-Dimer-Schadstelle *(a)* wird aus der DNA herausgeschnitten *(b)* und durch ein neues, monomeres („gesundes") Thymin ersetzt *(c)*

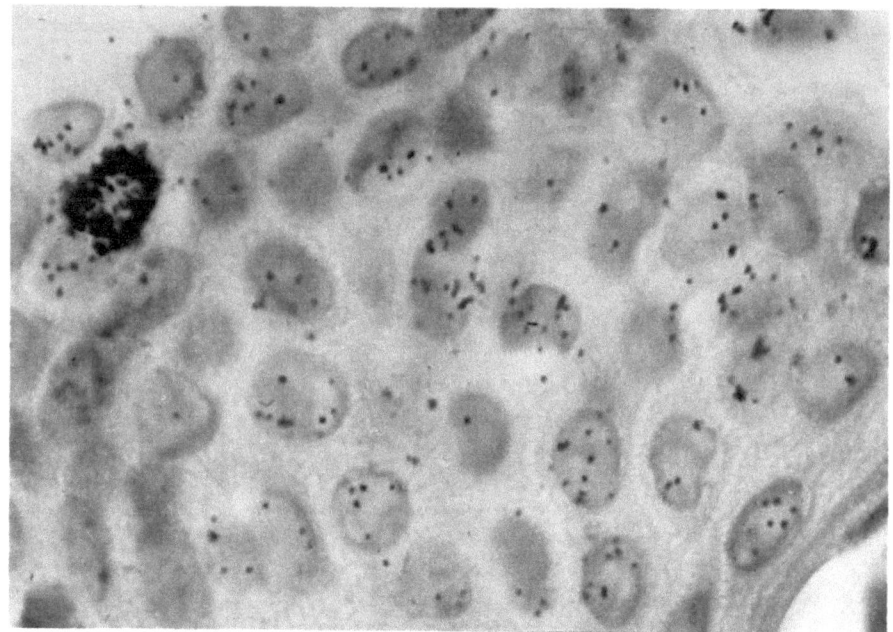

Abb. 6. Darstellung der DNA-Synthese mittels H_3-Thymidin-Autoradiographie. Nahezu alle Zellen der Epidermis weisen über den Kernen Punkte auf als Ausdruck der DNA-Reparatursynthese. Eine Zelle befindet sich in der Phase der normalen prämitotischen DNA-Synthese

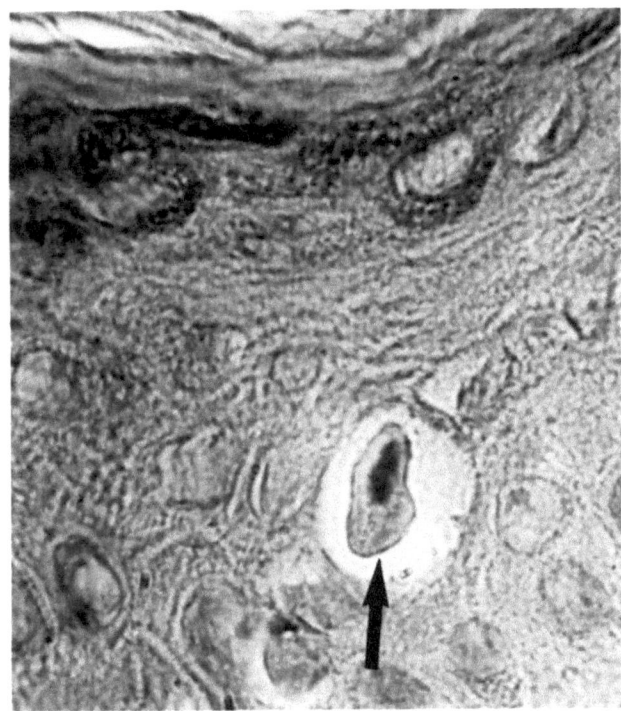

Abb. 7. Histologisches Bild einer mäßig starken Sonnenbrandreaktion mit Sonnenbrandzellen, die durch ein homogenes, eosinophiles Zytoplasma und einen pyknotischen Kern gekennzeichnet sind (Pfeil)

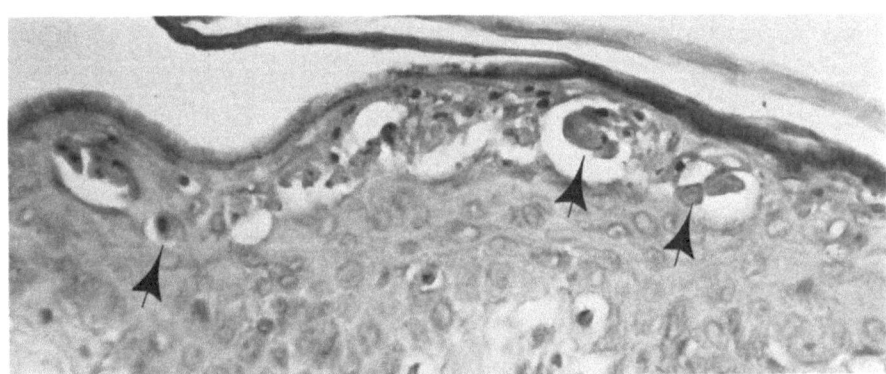

Abb. 8. Histologisches Bild einer sehr starken Sonnenbrandreaktion. In der Epidermis sind zahlreiche Zellen nekrotisch (Pfeile) – es kommt dadurch zur epidermalen Spalt- und später Blasenbildung

dung des bedrohlichen klinischen Bildes des Xeroderma pigmentosum, einer Erkrankung, die durch abnorme Sonnenlichtempfindlichkeit mit Ausbildung multipler bösartiger und besonders frühzeitig auftretender Hautkarzinome charakterisiert ist. Bei 3 weiteren Erkrankungen (Ataxia teleangiectatica, Deletiontype retinoblastoma, Fanconi-Anämie), die meist mit einer stark erhöhten

Krebsrate einhergehen, wurde eine Störung des DNA-repair ebenfalls nachgewiesen [324, 389, 463].

Auch bei der gesunden Haut ist die Kapazität dieser Reparaturmechanismen
nicht unerschöpflich. Ist die eingestrahlte UV-Energie zu hoch und die Epidermalzelle nicht mehr imstande, den eingetretenen Schaden voll zu neutralisieren,
entstehen im Rahmen des Sonnenbrandes die sogenannten *„Sunburn cells"* oder
Sonnenbrandzellen (Abb. 7, 8), die ein typisches histologisches Merkmal der
feingeweblichen Sonnenbrandreaktion darstellen [43, 155].

2.2.4. Chronische Schäden durch UV-B

Ein oftmaliges und über längere Zeiträume andauerndes Überangebot von
Sonnen- bzw. UV-B-Einstrahlung auf die Haut führt zu chronischen Schäden:
    i) die vorzeitige Hautalterung,
   ii) UV-B-induzierte Präkanzerosen und Karzinome.

2.2.4.1. *Die vorzeitige Hautalterung*

Die durch chronische, übermäßige UV-Exposition entstehenden Hautveränderungen wurden bereits von den alten Dermatologen als *„Landmannshaut"*
oder *„Seemannshaut"* bezeichnet. Das klinische Bild umfaßt Faltenbildung,
Trockenheit, Gelbverfärbung, Pigmentflecken usw. (Abb. 9). Der Verlust der
Elastizität der Haut und damit das Auftreten vorzeitiger Hautfalten entsteht
durch ein kontinuierliches Schwinden der normalen kollagenen Fasertextur

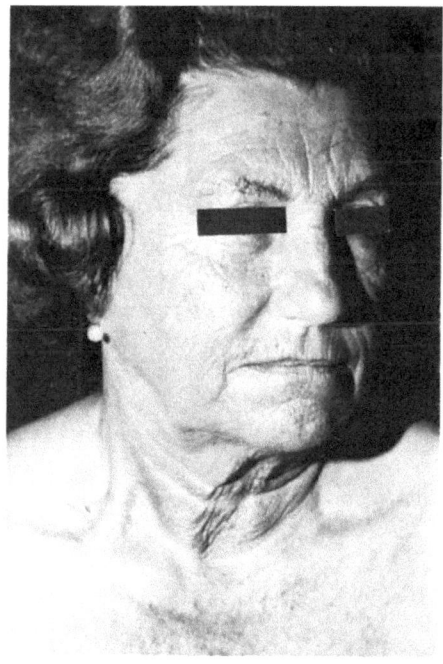

Abb. 9. Typische Faltenbildung in der sonnenexponierten Gesichtshaut einer 65jährigen Frau infolge aktinischer Elastose

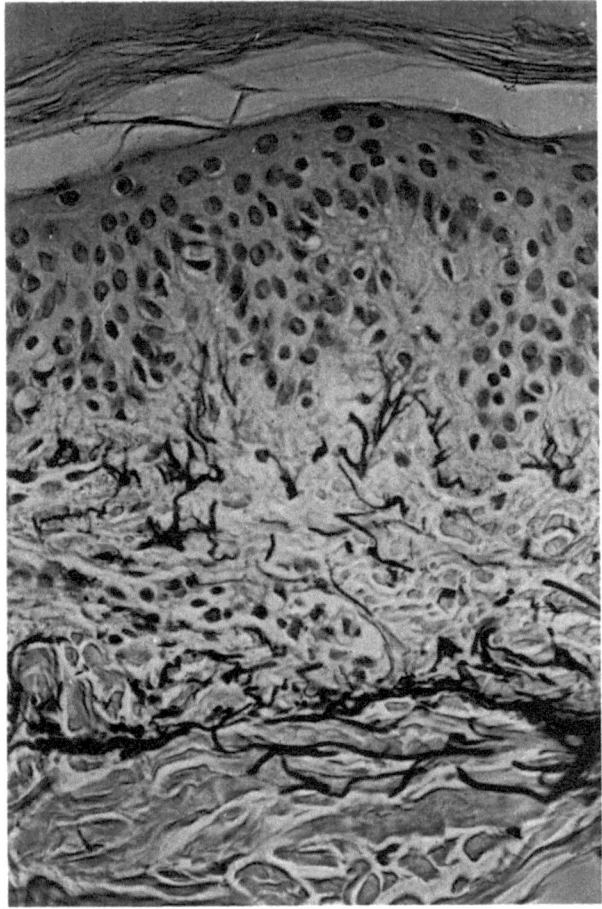

Abb. 10. Histologisches Bild der normalen, gesunden elastischen Fasern eines jungen Menschen

(Abb. 10) und deren Ersatz durch Elastin und Grundsubstanz. Die elastischen
Fasern erfahren im Rahmen dieses Prozesses eine Aufsplitterung, Hyperplasie
und schließlich eine massive Degeneration (Abb. 11). Es ist bis heute nicht vollständig geklärt, welcher Anteil des UV-Lichtes für diesen Prozeß, dessen End-
zustand als *aktinische (senile) Elastose* bezeichnet wird, verantwortlich ist. Die
Wirkung des UV-B-Lichtes spielt zumindest eine gewisse Rolle, da dessen Wellenlängen im Vergleich zum UV-A-Licht wesentlich stärker entzündliche Erscheinungen hervorrufen und die aktinische Elastose als postinflammatorische
Degeneration auftritt [254]. Andere Autoren [211] halten in diesem Zusammenhang UV-A-Licht für wesentlicher, da die Elastose im Bindegewebe der Haut
vor allem in den tiefen Schichten vorliegt, die vom UV-B-Licht nicht mehr erreicht werden.

Die pathogenetischen Mechanismen, die zur Ausbildung der aktinischen Elastose führen, sind ebenfalls nicht vollständig geklärt. Vermutet wird eine pathologische Bildung von Photoadditionsprodukten an DNA, die nicht in ausrei-

chendem Maße repariert werden [172] und eine frühzeitige Alterung von Zellen
(z. B. Hautfibroblasten) bewirken. Da auch bei der Photochemotherapie Photoadditionsprodukte entstehen, ist die Kenntnis dieser Tatsache wichtig.

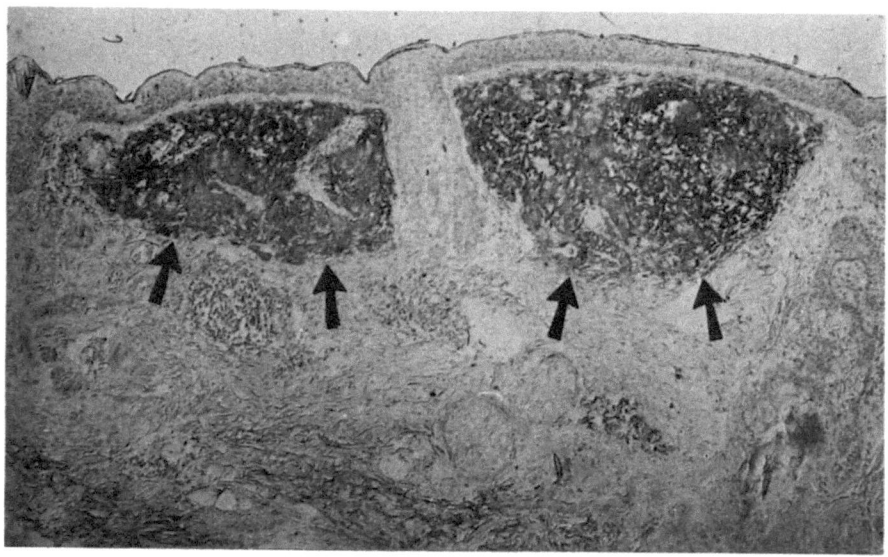

Abb. 11. Histologisches Bild der chronisch sonnenexponierten Haut eines älteren Menschen. Die
normale Textur der elastischen Fasern ist verschwunden, und diese sind durch ein homogenes Material ersetzt (aktinische Elastose) (Pfeile)

2.2.4.2. Präkanzerosen und Karzinome

Es besteht heute kein Zweifel mehr, daß das Sonnenlicht bzw. die UV-B-Bestrahlung für die Entwicklung und klinische Manifestation von Präkanzerosen
und Karzinomen der Haut eine wichtige Rolle spielt [27, 102, 430, 431, 433,
434], wobei als wesentlichste Argumente [317] die folgenden angeführt werden:

- Hautkarzinome entstehen fast ausschließlich im Kopfbereich und an den
  Händen, somit an lichtexponierten Arealen.
- In den lichtexponierten Arealen wiederum finden sich Hautkarzinome gehäuft
  an jenen Stellen, die der höchsten UV-Energie ausgesetzt sind (z. B. Unter-
  lippe, Nasenrücken).
- Hautkarzinome treten gehäuft bei Angehörigen von Berufsgruppen auf, deren
  Tätigkeit vorwiegend im Freien durchgeführt wird (Bauern, Seeleute, Fassa-
  denputzer usw.).
- Die Inzidenz der Hautkarzinome ist dort am höchsten, wo hellhäutige Indi-
  viduen unter besonders starker Sonneneinstrahlung stehen (z. B. die weiße
  Bevölkerung Australiens).
- Tierexperimentelle Untersuchungen [27, 102, 122] zeigen eindeutig die be-
  trächtliche tumorinduzierende Wirkung von UV-B-Licht.

Der Einfluß des UV-B-Lichtes auf die Entstehung des malignen Melanoms
der Haut ist derzeit nicht völlig geklärt. Epidemiologische Studien [235] ergaben

einen möglichen Zusammenhang zwischen der Häufigkeit des Auftretens von Melanomen und langdauernder Sonnenexposition bei hellhäutigen Individuen. Dennoch finden sich Melanome nicht mit jener Regelmäßigkeit an lichtexponierten Arealen wie die Hautkarzinome [317].

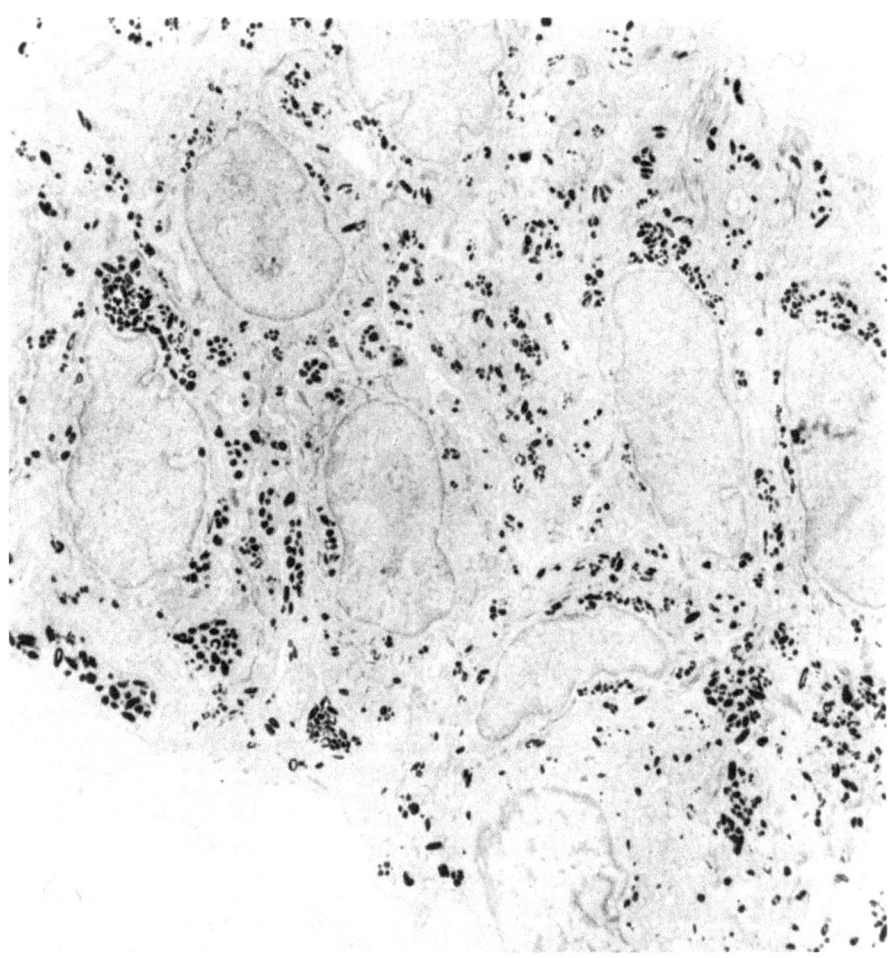

Abb. 12. Elektronenoptische Aufnahme (Vergrößerung zirka 24.000fach) menschlicher Epidermis. Die auf dem Bild erkennbaren schwarzen Granula stellen reife Melanosomen dar, die in den Melanozyten gebildet und an die Keratinozyten abgegeben werden. Das in ihnen enthaltene Melanin ist imstande, UV-Licht zu absorbieren

Der Pathomechanismus der UV-B-induzierten Karzinogenese wird derzeit intensiv erforscht: Erst in jüngerer Zeit zeigten Forbes et al. [122], daß nicht so sehr die schwere UV-B-Überdosierung eine karzinogene Wirkung aufweist, sondern noch im höheren Maße relativ kleine, aber über längere Zeiträume hinweg eingestrahlte UV-Dosen. Zweifellos spielt die durch UV-B induzierte Schädigung der DNA von Hautzellen im Pathomechanismus der Hautkarzinogenese eine wesentliche Rolle, und hierfür spricht vor allem das gehäufte Auftreten maligner Hauttumoren bei Störung des DNA-Reparatursystems, z. B. beim Xeroderma pigmentosum.

Erst in letzter Zeit wurde eine Suppression gewisser immunologischer Funktionen durch UV-B-Licht entdeckt: So können z. B. UV-B-induzierte Hauttumoren von Mäusen auf UV-B-vorbestrahlte (Empfänger-)Mäuse ohne Schwierigkeiten transplantiert werden, während dieselben Tumoren von identischen, jedoch nicht vorbestrahlten Tieren abgestoßen werden [219, 220]. Ein Einfluß des UV-Lichtes auf wichtige immunologische Parameter ist heute bewiesen [3, 285–287], und diese dürften in der Entstehung von Hauttumoren möglicherweise eine wesentliche Rolle spielen.

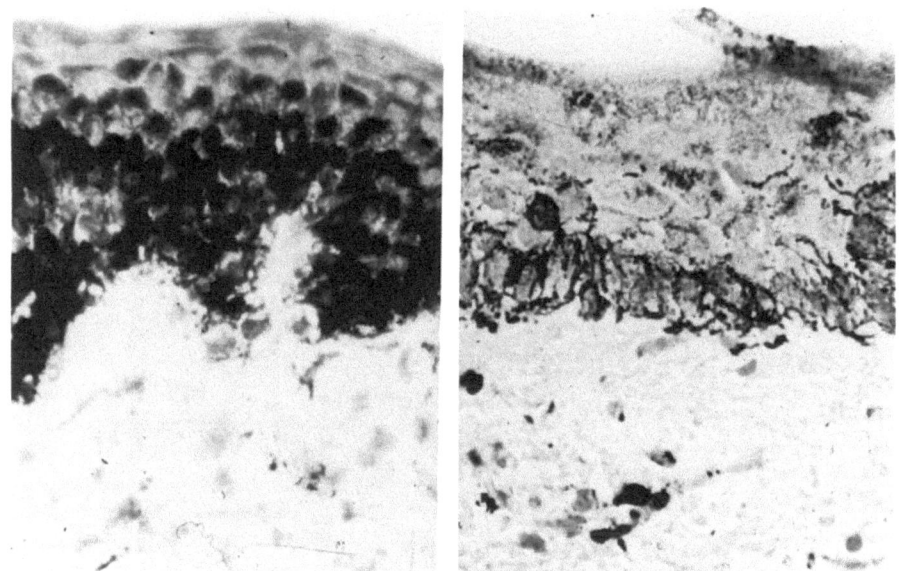

Abb. 13. Menschliche Epidermis. Das Melanin ist als schwarzer Saum dargestellt. Rechts Haut im Ruhezustand, links nach Induktion der Pigmentierung durch 4 PUVA-Expositionen

2.2.5. Schutz vor UV-B

2.2.5.1. Der natürliche Schutz – die Hautpigmentierung

Durch die pigmentbildenden Zellen der Epidermis, die Melanozyten, wird in der Haut ein schwarzbrauner Farbstoff, das Melanin, gebildet (Abb. 12), welcher imstande ist, einfallende UV-Strahlung zu absorbieren und eine Schädigung von tiefergelegenen Zellen zu verhindern (Abb. 13). Dunkel pigmentierte Rassen sind somit vor den ungünstigen Einflüssen des UV-Lichtes besser geschützt als Hellhäutige (Abb. 14).

Jeder gesunde Mensch hat innerhalb gewisser Grenzen die Möglichkeit, die Menge des in der Haut vorhandenen Melanins zu vermehren (Abb. 13) und sich selbst einer verstärkten Einstrahlung von UV-Licht anzupassen. Die Entwicklung der Hautbräunung geht prinzipiell auf 2 Wegen vor sich:

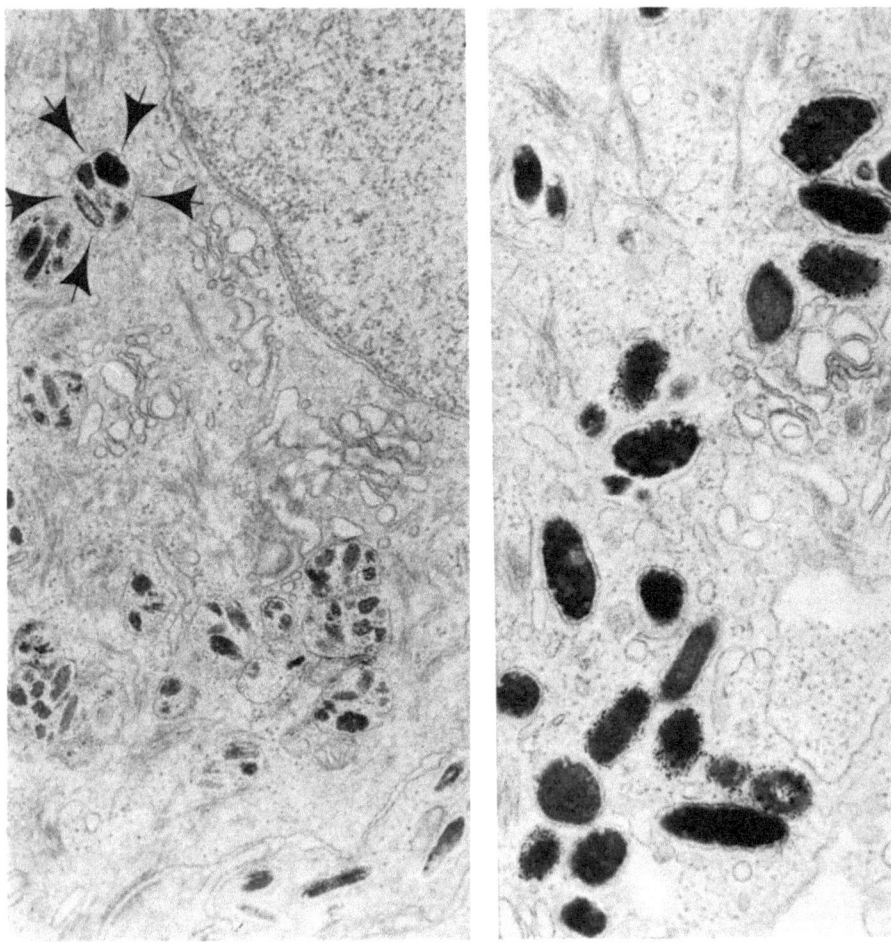

Abb. 14. Elektronenoptische Aufnahmen gleicher Vergrößerung. Links Europäer: die Melanosomen sind klein und in sogenannten Melanosomenkomplexen (Pfeile) zusammengepackt. Rechts Ne-
gerhaut: die Melanosomen sind groß und liegen einzeln

Die Sofortbräunung (Immediate pigment darkening) erfolgt noch während
der Bestrahlung, verschwindet wieder nach relativ kurzer Zeit (3–36 Stunden)
[333], wird durch UV-A- und sichtbares Licht ausgelöst und möglicherweise
durch eine rasche Photooxydierung von präformiertem (Prä-)Melanin oder
durch eine Umverteilung von fertigem Melanin bewirkt [200, 331].

Die verzögerte Hautbräunung (Delayed tanning) ist für den Schutz vor
UV-Strahlung von wesentlich größerer Bedeutung und stellt jenen Vorgang dar,
der im allgemeinen als „Sonnenbräunung" angesprochen wird.

Dieser Prozeß beginnt etwa 72 Stunden nach der Bestrahlung, wird vor allem durch die Wirkung des UV-B-Lichtes in Gang gesetzt und ist charakterisiert
durch die Neubildung von Melanin infolge einer Aktivitätssteigerung der Melanozyten, deren Zellfortsätze hierbei an Größe zunehmen und das Melanin bis in

die oberen Hautschichten bringen. Dort kann nun die einfallende UV-Energie in verstärktem Maße absorbiert und damit die schädigende Wirkung des Lichtes vermindert werden.

2.2.5.2. *Künstlicher Schutz – Sonnenschutzmittel*

Das relativ langsame Ansprechen der natürlichen körpereigenen UV-Schutzmaßnahmen sowie deren limitierte Wirkung machen bei ungewöhnlich hoher UV-Einstrahlung die Verwendung künstlicher Sonnenschutzmittel nötig, die in verschiedenen Zubereitungsformen auf die Haut aufgetragen werden und dort wie ein Filter die einfallende UV-B-Strahlung abfangen, bevor sie auf die Haut auftrifft. Die meisten Sonnenschutzmittel absorbieren ausschließlich das erythemerzeugende UV-B-Licht, wobei UV-A nahezu unbehindert penetriert. Diese Tatsache ist für die Photochemotherapie von großer Bedeutung.

Die Wirksamkeit von Sonnenschutzmitteln wird häufig durch den sogenannten „Sonnenschutzfaktor" ausgedrückt. Diese Zahl gibt das Vielfache jener UV-Dosis an, die an der ungeschützten Haut ein gerade sichtbares Erythem hervorruft; ein Sonnenschutzfaktor von z. B. 4 bedeutet, daß die auf die Haut auftreffende UV-B-Energie durch das entsprechende Sonnenschutzmittel auf 25% reduziert wurde. Auch sogenannte „Sunblocker" mit Sonnenschutzfaktoren bis 20 filtern in der Regel nur das UV-B-Licht!

Oral anzuwendende Sonnenschutzmittel existieren für den täglichen Gebrauch derzeit noch nicht. Über die Photochemotherapie als Methode des Lichtschutzes siehe später.

2.3. Ultraviolettes Licht A (UV-A)

2.3.1. Definition

UV-A-Licht ist elektromagnetische Strahlung von zirka 310–400 nm.

2.3.2. Akute Schäden durch UV-A-Licht

Durch lange Zeit hat man das UV-A-Licht als eine biologisch inerte Strahlung angesehen, und erst seit der Einführung der Photochemotherapie ist die Erforschung dieser Wellenlängen und ihrer Wirkung auf die Haut intensiviert worden.

Man weiß heute mit Sicherheit, daß *UV-A-Licht per se erythematogene Eigenschaften* besitzt, wobei allerdings eine 100- bis 1000fach höhere Energie an UV-A nötig ist, um die gleiche Hautrötung wie das UV-B-Licht zu bewirken [317]. Die minimale Erythemdosis für UV-A-Licht dürfte bei hellhäutigen Individuen um 10–50 Joules/cm² liegen [317, 322]. Ähnlich dem UV-B-induzierten Erythem beginnt die UV-A-bedingte Hautrötung etwa 8 Stunden nach der Bestrahlung und erreicht nach 24–48 Stunden ihr Maximum. Wirkt (wie bei der Photochemotherapie) mit dem UV-Licht zugleich ein Photosensibilisator ein, wird die UV-A-Strahlung biologisch in höchstem Maße potent, und die Dosis-Wirkung-Beziehung ändert sich erheblich.

Die erythematogene Wirkung des UV-A-Lichtes dürfte sich zu jener von UV-B zumindest addieren [484], diese möglicherweise sogar verstärken [470].

Aus diesem Grund und infolge der hohen UV-A-Emission der Sonne ist die UV-A-Strahlung für die Entstehung des Sonnenbrandes von wesentlicher Bedeutung: Berechnungen haben ergeben [317], daß UV-A zu etwa 15–20% am Zustandekommen des Sonnenerythems beteiligt ist.

2.3.3. Reparatur von UV-A-Schäden (DNA-repair)

Vergleichsweise nur wenig ist über den Einfluß von reinem UV-A-Licht auf die zelluläre DNA bzw. über potentielle Reparaturmechanismen von UV-A-induzierten Schäden bekannt. In einer kürzlich publizierten Studie [191] wurde gezeigt, daß hohe Dosen von UV-A-Licht (erythematogene Dosen = etwa 50–60 Joules/cm²) sehr wohl zu einem DNA-Exzisions-repair führen und daß dieser Effekt auch autoradiographisch sichtbar gemacht werden kann. Neben dem Exzisions-repair dürften auch noch andere Mechanismen zur Verfügung stehen, um UV-A-induzierte Zellschäden wiedergutzumachen.

Die menschliche Haut kann somit durch UV-A-Licht in ihrer DNA beeinflußt werden und derartige Schadstellen auch wieder ausmerzen. Mit großer Wahrscheinlichkeit ist es aber auch möglich, durch ein unkontrolliertes Überangebot von ultraviolettem Licht A, wie es unter anderem von Solarien emittiert wird, die Kapazität dieser Reparaturmechanismen zu überschreiten, woraus bleibende Schäden resultieren können.

2.3.4. Chronische Schäden durch UV-A

UV-A-Licht wurde durch lange Zeit hindurch für nichtkarzinogen gehalten, bis schließlich Urbach, Epstein und Forbes [433] im Tierversuch eine Verstärkung der Hautkrebs erzeugenden Wirkung der UV-B-Strahlung durch hohe Dosen UV-A zeigten. Forbes, Davis und Urbach [122] konnten allerdings in späteren Experimenten ebenso wie Pathak [325] diese Resultate nicht voll bestätigen. Sicher ist derzeit [317], daß UV-A-Licht in jener Qualität, wie es auf der Erdoberfläche aus der Sonnenstrahlung auftrifft, weder per se karzinogen ist noch die karzinogene Wirkung von UV-B beim Menschen verstärkt. Über chronische krebserregende Nebenwirkungen extremst hoher erythematogener, unphysiologischer UV-A-Energien wird derzeit geforscht.

Das *Aktionsspektrum* für die UV-induzierte Schädigung der elastischen Fasern der Haut (aktinische Elastose) und damit der vorzeitigen Hautalterung ist noch nicht sicher bekannt. Da sich die histologisch zu beobachtenden Veränderungen im wesentlichen in tieferen Koriumschichten abspielen (Abb. 11), die vom UV-B-Licht gar nicht erreicht werden, dürfte dem UV-A in diesem Zusammenhang eine gewisse Bedeutung zukommen. Ob das UV-A-Licht allerdings allein für die (senile) aktinische Elastose verantwortlich ist oder nur als Trigger eine tiefergelegene Störung letztlich auslöst, ist derzeit noch nicht bekannt.

2.3.5. Schutz vor UV-A

Ein *künstlicher Schutz* vor der natürlichen UV-A-Einstrahlung ist für den gesunden Menschen von vergleichsweise geringer praktischer Bedeutung. Bei extremer Sonnenexposition allerdings und bei Hauterkrankungen, die durch

UV-A ausgelöst werden (z. B. polymorphe Lichtdermatose, phototoxische und
-allergische Reaktionen), sowie auch bei der Photochemotherapie sind hochwirksame UV-A-Filter von Interesse. Benzophenone, Benzotriazole und Diphenylketone sind als UV-A-absorbierende Substanzen in Sonnenschutzmitteln
enthalten [317]. Allerdings ist für einen ausreichenden Schutz ihre Filterwirkung
zu schwach, und darüber hinaus absorbieren die genannten Stoffe nur bis etwa
350 nm und decken somit nur einen Teil des UV-A-Spektrums ab.

Das hauteigene Melanin bietet durch seine hohe Absorptionsfähigkeit für
Photonen den besten natürlichen Schutz vor UV-A-Strahlung. Das neuartige
prophylaktische Prinzip des Sonnenschutzes durch Steigerung der Melanisierung
der Haut wurde mittels der Photochemotherapie bereits verwirklicht (siehe spätere Kapitel). Das Prinzip besteht in einer möglichst intensiven Steigerung der
hauteigenen Melaninproduktion, wodurch auf ,,natürlichem" Wege ein in der
Haut selbst vorhandener Sonnenschutzmechanismus stimuliert wird. Es sei jedoch bereits vorweggenommen, daß zur Zeit dieses neuartige Prinzip des
Lichtschutzes am Hautgesunden noch nicht angewendet wird, sehr wohl aber
bei quälenden Lichtdermatosen zum Einsatz kommt.

3. Das Medikament – die Psoralene

Die Photochemotherapie beruht auf dem Einfluß von langwelligem UV-A-Licht (310–400 nm) auf ein Medikament aus der Gruppe der Psoralene. Neben gewissen Kenntnissen über die biologischen Auswirkungen der Bestrahlung von Haut mit ultraviolettem Licht ist ein Wissen um die Pharmakokinetik sowie die Chemie und Photochemie der Psoralene für das Verständnis und damit auch für die praktische Durchführung der Photochemotherapie von großer Bedeutung.

Psoralene sind zyklische Verbindungen (Abb. 15) aus der Gruppe der Furocoumarine. Es handelt sich um pflanzliche Produkte aus Psoralea corylifolia bzw. aus Ammi majus. Abkochungen dieser Pflanzen wurden zur Repigmentierung von Vitiligo in Indien bereits 1400 vor Christus verwendet [332], und das heute zur Photochemotherapie vorwiegend angewandte 8-Methoxypsoralen wird noch immer aus der Pflanze in hochgereinigter Form isoliert; es wurde 1947 erstmals rein dargestellt und bald darauf systematisch in der Behandlung der Vitiligo erprobt und verwendet.

3.1. 8-Methoxypsoralen (8-MOP) (Abb. 15)

3.1.1. Pharmakokinetik

Beim gesunden Menschen wird oral verabreichtes 8-MOP rasch resorbiert. Gleichzeitig zugeführte Nahrung reduziert die Aufnahme allerdings um 20–50% [137]. Zahlreiche Publikationen zeigen teilweise stark voneinander abweichende Resultate über die maximal erreichten Blutspiegelwerte von 8-MOP nach oraler Zufuhr [53, 137, 181, 328, 390], wobei die höchsten Serumkonzentrationen zwischen 40 Minuten [137] und 3 Stunden [53, 181, 390] nach oraler Einnahme gefunden wurden.

Darüber hinaus bestehen auch in den maximalen Blutspiegelwerten beträchtliche individuelle Unterschiede, und das gleiche gilt für den zeitlichen Verlauf der Resorption [137, 181, 390, 420, 421]. Im weiteren besteht keinerlei signifikante Korrelation zwischen der Höhe des maximal erreichten Blutspiegels, der Photosensibilität des Patienten nach Einnahme des Medikaments [390] und der Effizienz der Photochemotherapie [390, 421], obwohl in manchen Fällen [390, 453] ein schlechtes Ansprechen auf die Behandlung durch eine individuell stark abweichende Pharmakokinetik erklärt werden konnte.

Verschiedene galenische Zubereitungen ergeben nach oraler Verabreichung deutlich unterschiedliche Blutspiegelwerte [420, 421]: Mit der Zufuhr von *gelöstem 8-MOP*, möglicherweise auch mit einer Applikation in Zäpfchenform

[401], dürften gleichmäßigere pharmakokinetische Verhältnisse zu erzielen sein [399] als mit der derzeit noch gebräuchlichen Form der Kapsel mit festem Inhalt.

Im Plasma liegt 8-MOP zu einem geringen Prozentsatz in freier Form vor, 88–91% sind an Protein gebunden [53]. Innerhalb von 4 Stunden [53] wird praktisch das gesamte im Serum vorhandene 8-MOP durch die Leber metabolisiert [53, 137, 328] und schließlich vorwiegend über die Niere, in geringem Maße auch mit der Galle über den Stuhl ausgeschieden [53, 137].

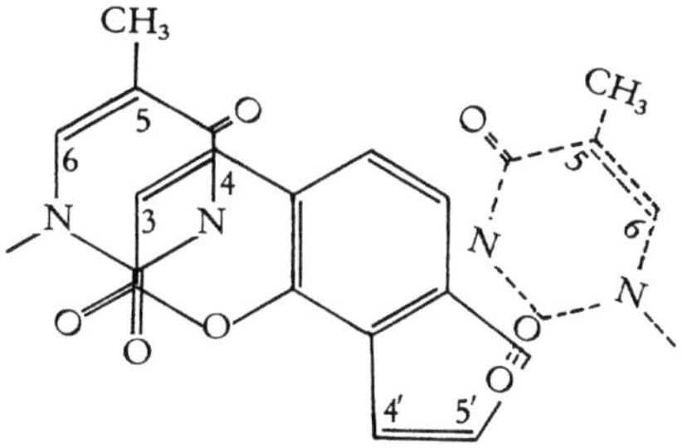

Abb. 15. Chemische Strukturformel von 8-Methoxypsoralen (8-MOP).
Schema der Bindung an DNA

Die biologische Halbwertszeit dürfte zwischen 1 und 2 Stunden liegen. Gazith et al. [137] fanden 10 Stunden nach oraler Gabe zwar kein 8-MOP mehr im Serum, eine Ausscheidung von Metaboliten erfolgt jedoch durch mehrere Tage. 74% der zugeführten 8-MOP-Menge werden [53] über den Urin innerhalb von 48 Stunden ausgeschieden. Die Elimination über den Stuhl beträgt 14% innerhalb von 72 Stunden.

Die Leber nimmt im Metabolismus aller Psoralene eine zentrale Stellung ein, wobei durch das 8-MOP eine *Induktion von Enzymsystemen (Mixed function oxydases)* erfolgt [268]. Dadurch wird nach längerdauernder Einnahme das Medikament in erhöhtem Maße metabolisiert, wodurch sich Veränderungen im pharmakokinetischen Verhalten und in der Folge auch in der therapeutischen Wirksamkeit ergeben können.

Folgerungen für die Praxis der Photochemotherapie

a) Die rasche Resorption des Medikaments bedingt eine starke Zeitabhängigkeit der Blutspiegel, somit ist das Zeitintervall zwischen oraler Zufuhr von 8-MOP und Bestrahlung stets konstant zu halten (z. B. 60 oder 120 Minuten).

b) Die über etwa 8–10 Stunden erfolgende Elimination von 8-MOP aus dem Serum bedingt für den gleichen Zeitraum eine Photosensibilisierung des Patienten. Dieser ist somit am Tag der Behandlung vermehrt sonnenempfindlich!

c) Da verschiedene Psoralene, aber auch verschiedene galenische Präparationen unterschiedlich hohe Blutspiegel bedingen, gelten Bestrahlungsdosen, die durch Phototestung ermittelt wurden, nur für das dabei verwendete Präparat. Ein Wechsel des Medikaments bzw. der galenischen Zubereitung erfordern somit eine neuerliche Lichttestung.

d) Durch die besprochene Aktivitätssteigerung der ,,Mixed function oxydase" ist bei PUVA-Behandlungsprogrammen, die sich über längere Zeiträume erstrecken, ein ,,Nachlassen" der therapeutischen Wirkung zu erwarten; diesem kann theoretisch durch eine Erhöhung der Medikamentendosis begegnet werden. Eher ist allerdings in solchen Fällen eine Unterbrechung der Behandlung für mehrere Wochen zu empfehlen.

3.1.2. Photobiochemie der Psoralene (im speziellen des 8-Methoxpsoralen)

3.1.2.1. Absorptions- und Aktionsspektra

Jeder chemische Stoff, der von elektromagnetischen Wellen durchdrungen wird, absorbiert einen Teil dieser Strahlung. Verschiedene Stoffe haben unterschiedliche und meist sehr charakteristische sogenannte *Absorptionsspektra*, die (zu vergleichen mit Fingerabdrücken) eine chemische Analyse erlauben.

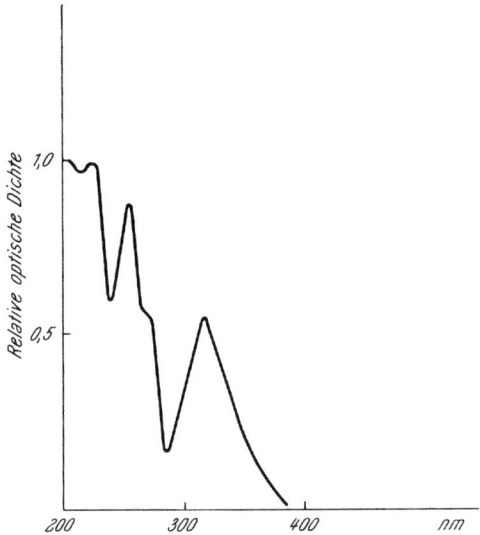

Abb. 16. Das Absorptionsspektrum des 8-Methoxpsoralen (nach [332])

Trifft Licht (im speziellen ultraviolettes Licht) auf einen Photosensibilisator (z. B. auf Psoralene), so wird sich bei Vorhandensein von biologischem Material eine Reaktion einstellen. Jene Wellenlängen elektromagnetischer Strahlung, die den Photosensibilisator zur Auslösung biologischer Reaktionen stimulieren, bezeichnet man als das *Aktionsspektrum* des jeweiligen Stoffes. Für den Mediziner ist die Kenntnis des Aktionsspektrums eines photoaktiven Medikaments von großer Bedeutung, da nur durch den Einsatz entsprechend geeigneter Strahlungsquellen die gewünschte Photosensibilisierung erfolgen kann.

Bei vielen photosensibilisierenden Substanzen ist das Absorptions- und das Aktionsspektrum nahezu identisch [431, 432]. Anders stellt sich die Situation bei Psoralenen dar [332].

Abb. 16 zeigt das *Absorptionsspektrum von 8-Methoxpsoralen* (8-MOP) mit den Maxima bei 217, 248 und 303 nm, also im kurzwelligen UV-Bereich. Im Gegensatz dazu liegt das *Aktionsspektrum von 8-MOP für die Erythemerzeugung an menschlicher Haut* deutlich im langwelligen UV-A-Bereich [325, 330] mit einem Maximum um 330–360 nm [284]. Das Absorptions- und das Aktionsspektrum einer Substanz sind also nicht immer identisch. Darüber hinaus kann aber auch das Aktionsspektrum eines Stoffes für verschiedene biologische Substrate unterschiedlich sein; so liegt das Aktionsspektrum des 8-MOP für die

Schädigung des Auges von Meerschweinchen in dem engen Bereich zwischen 320 und 340 nm [125].

3.1.2.2. Reaktionen mit biologischem Material

Profunde biologische Auswirkungen kennzeichnen das Zusammenwirken von Psoralenen und UV-A [257, 298, 299, 323, 356]: Hemmung der DNA-Synthese, Erythem- und Pigmentbildung, Erzeugung von Mutationen bei Bakterien, Chromosomenaberrationen, Inaktivierung von Viren, Hemmung bestimmter Tumorzellen usw. Eine gewisse Kenntnis der biochemischen und biologischen Vorgänge der Psoralen-Photosensibilisierung erscheint somit nicht nur theoretisch interessant, sondern für den Mediziner vor allem deswegen notwendig, um die Problematik potentieller Langzeitnebenwirkungen der Photochemotherapie verstehen und beurteilen zu können.

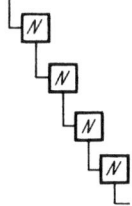

N = Base + Zucker (Desoxyribose) + Phosphat

Abb. 17. Schematischer Aufbau der Desoxyribonukleinsäure aus Nukleotiden
(= Base + Zucker + Phosphat)

Unter dem Einfluß des UV-Lichtes können Psoralene prinzipiell mit Protein, Ribonukleinsäuren (RNA) und Desoxyribonukleinsäuren (DNA) reagieren. Die photochemische Bindung der Psoralene an DNA ist am bedeutungsvollsten und stellt zumindest teilweise die molekularbiologische Basis zur Erklärung der photobiologischen Effekte dar [298, 299, 332].

Die Desoxyribonukleinsäure (DNA) repräsentiert den Hauptbestandteil des Zellkernes, sie ist Träger der genetischen Information der Zelle und steuert über ein bestimmtes *Codesystem* die Produktion des Zelleiweiß, der Proteine. Ein Eingriff in den Stoffwechsel der DNA wird somit als primäre Auswirkung eine Fehlproduktion von Proteinen oder überhaupt einen Stop in der Proteinproduktion zur Folge haben. Dauert eine heftige Schädigung der DNA längere Zeit an, wird die Proteinsynthese so stark gestört, daß die betroffene Zelle ihre Vitalfunktionen nicht mehr aufrechterhalten kann und abstirbt. Geringfügige Beeinflussungen der DNA werden auch eine weniger ausgeprägte Hemmung der Proteinsynthese bewirken und mit dem Leben der Zelle, allerdings auf einem niedrigeren „Vitalniveau", vereinbar sein. In diesem Fall benötigt die Zelle nach Einwirken der DNA-Noxe eine mehr oder minder lange Erholungspause, in der sie die eingetretenen Schäden repariert, bis sie endlich wieder ihre vollen Vitalfunktionen aufzunehmen vermag. Die Auswirkungen einer DNA-Noxe sind

somit von der Stärke der Schädigung einerseits und dem Vorhandensein sowie
der Aktivität von Reparaturmechanismen andererseits abhängig.

Chemisch besteht DNA aus einer langen Kette von sogenannten *Nukleotiden* (Abb. 17), die wieder jeweils aus 3 Bestandteilen, nämlich einer Base, Zuk-
ker (Desoxyribose) und Phosphat aufgebaut sind. 4 Basen kommen in der DNA
vor (Adenin, Zytosin, Guanin, Thymin), wobei die Sequenz der Basen in der
Molekülkette den vorher genannten Code für die Proteinsynthese bildet. 3 Basen stellen sozusagen das „Kennwort" für eine Aminosäure dar.

Innerhalb des ruhenden (intermitotischen) Zellkerns liegt die native DNA
immer in gewundenen Doppelsträngen *(Doppelhelix)* vor. Bei der Zellteilung
(Mitose) treten die beiden Stränge der Doppelhelix auseinander, und an jedem
Mutterstrang bildet sich ein komplementärer Tochterstrang.

Biochemische in-vitro-Untersuchungen zeigten, daß sich Psoralene unter
dem Einfluß von UV-A-Licht vor allem an die DNA-Base Thymidin binden
und somit die sogenannten C_4-*Zykloadditionsprodukte* entstehen [30, 218,
296–299, 326, 357].

Über die reine Addition des Psoralenmoleküls an Basen der DNA hinaus
kommt es bei bestimmten Psoralenen (z. B. 8-Methoxypsoralen, 5-Methoxy-
psoralen, 4,5′,8-Trimethylpsoralen) zur Bildung sogenannter *interstrand cross-
linkages* oder *Doppelstrangbrücken:* Das Psoralenmolekül bindet sich unter dem
Einfluß von UV-A-Licht zwischen die beiden Stränge der Doppelhelix, verbin-
det sie und hemmt wahrscheinlich so lange deren Funktion, bis es durch Reparaturmechanismen enzymatisch entfernt wird.

In zahlreichen älteren [13, 458], aber auch rezenten Studien [215–217] wurde
nachgewiesen, daß die Formation der DNA-Zwischenstrangbrücken, die auch
bereits direkt mit dem Elektronenmikroskop sichtbar gemacht werden können
[28], tatsächlich zu einer Hemmung der DNA-Synthese und damit in vitro zu
einer dosisabhängigen Inhibition der Zellteilung (z. B. lymphoider Zellen, Fibroblasten, Epidermalzellen) führt [215–217, 347, 348]. Ähnliches konnte
schließlich auch in vivo an einem Tiermodell für PUVA [127] gezeigt werden.

Nicht jedes Psoralenderivat ist allerdings zur Ausbildung der DNA-Zwischenstrangbrücken befähigt: *Anguläre Furocoumarine* (Abb. 18) (z. B. Angelicin = isopsoralen) formen lediglich Photoadditionsprodukte [332] und dürften
biologisch möglicherweise geringere Auswirkungen aufweisen.

Im Unterschied zu anderen Photosensibilisatoren (z. B. den körpereigenen
Porphyrinen), die zu einer sogenannten photodynamischen Wirkung führen,
läuft bei den Psoralenen die photochemische Reaktion in vitro ohne Sauerstoff
ab; in vivo allerdings kann unter dem Einfluß von Psoralen und UV-A das sehr
reaktionsfreudige Sauerstoffion (Sauerstoff „in statu nascendi") entstehen, das
imstande ist, avide in Oxidationsvorgänge einzugreifen: Auf diese Weise dürfte
die Erythembildung an der Haut, insbesondere aber die Induktion der Melaninpigmentierung (durch Steigerung der DOPA-Oxidationsrate), zu erklären sein
[323]. Verschiedene Psoralene scheinen unterschiedliche Mengen von atomarem
Sauerstoff in statu nascendi zu erzeugen: 4,5′,8-Trimethylpsoralen wirkt in diesem Zusammenhang stärker als 5-Methoxypsoralen und 8-Methoxypsoralen,
und diese Tatsache erklärt wahrscheinlich die etwas höhere Kapazität des
4,5′,8-Trimethylpsoralen, Pigmentierungsvorgänge auszulösen.

Studien existieren [61], die biologische *Reparaturvorgänge in der DNA nach Photoreaktion mit Psoralen* in Pilzen [61], in Bakterien [71, 193] und auch in Meerschweinchenhaut [83] aufzeigen. Diese potenten enzymatischen Reparaturmechanismen nehmen in einer normalen Zelle ihre Arbeit sofort nach Auftreten der ersten Photoadditionsprodukte bzw. DNA-Zwischenstrangbrücken auf und laufen dann abhängig von der Temperatur und auch der Spezies mit verschiedener Geschwindigkeit ab. Die Halbwertszeit für DNA-Zwischenstrangbrücken nach PUVA-Behandlung wurde in Aspergillus oryzae gemessen und beträgt nur 8 Minuten [17].

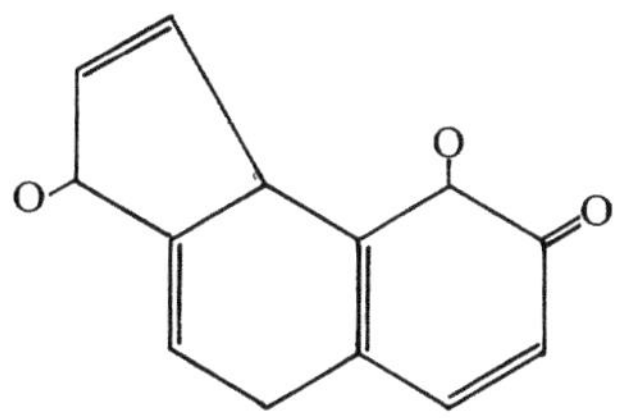

Abb. 18. Chemische Strukturformel eines angulären Furocoumarins (Angelicin = Iso-Psoralen)

3.1.2.3. Nebenwirkungen des 8-Methoxypsoralen

An dieser Stelle sollen Nebenwirkungen besprochen werden, die durch das Medikament allein (also ohne den gleichzeitigen Einfluß von ultraviolettem Licht) auftreten können.

Nach dem bisherigen Stand des Wissens und einer nahezu 60jährigen klinischen Erfahrung mit dem Medikament in den U.S.A. ist 8-Methoxypsoralen in therapeutischen Dosen nahezu atoxisch [119]. Voraussetzung dafür ist allerdings eine uneingeschränkte Funktion von Leber und Niere, jenen beiden Organen, die für die Metabolisierung der Droge sowie für ihre Ausscheidung in erster Linie verantwortlich sind. Eine Funktionsstörung könnte bei wiederholten Gaben des Medikaments zu weit über den therapeutischen Grenzen liegenden Blutspiegelwerten und somit zu toxischen Nebenwirkungen führen.

Zum Ausschluß einer Leberschädlichkeit des Medikaments wurden bereits vor mehreren Jahren ausgedehnte klinische Doppelblindstudien durchgeführt [120, 429], die durch später folgende klinische Arbeiten zur Photochemotherapie, insbesondere aber durch die großangelegten europäischen und amerikanischen multizentrischen Studien [180, 275], bestätigt wurden. Es gilt heute als gesichert, daß *8-Methoxypsoralen für den lebergesunden Menschen nicht hepatotoxisch ist.*

Vereinzelt werden sporadische Fälle über ein Ansteigen der Serumtransaminasen nach Gabe von 8-Methoxypsoralen beschrieben. Interessant erscheint in diesem Zusammenhang die Theorie, daß derartige Fälle durch ein immunologisch-allergisches Geschehen gegen 8-Methoxypsoralen und nicht durch einen direkten toxischen Einfluß des Medikaments ausgelöst sein dürften [22]. Ein ähnliches Phänomen ist von der Halothannarkose her bekannt [469].

In eigenen Untersuchungen [153, 475, 477, 479] an Hunderten Patienten mit Psoriasis vulgaris, die über lange Zeiträume hinweg im Rahmen der PUVA-Behandlung regelmäßig Psoralene einnahmen, wurde in vielen Fällen sogar eine Besserung vortherapeutischpathologischer Leberparameter festgestellt – die Ursache hiefür liegt wahrscheinlich im eingeschränkten Alkoholkonsum während der Photochemotherapie.

Mit den klinischen Ergebnissen stimmen auch die mikroskopischen Untersuchungen an 75 Leberbiopsien von 35 langzeitig PUVA-behandelten Patienten überein [487]: In 33 Fällen waren die Verlaufsbiopsien von jenen, die vor der PUVA-Behandlung gewonnen wurden, nicht zu unterscheiden; in einem Fall stellte sich unter PUVA eine leichte bindegewebige Umwandlung ein, in einem anderen Fall verschwand die vor Beginn der Photochemotherapie bestehende Fibrose der Leber.

Wie vorher besprochen, wird durch längere Einnahme von 8-Methoxypsoralen das Enzymsystem der „Mixed function oxydases" in der Leber aktiviert. Aus dieser Tatsache könnte gefolgert werden, daß unter Medikation mit 8-Methoxypsoralen der Abbau anderer Medikamente beschleunigt wird und diese somit einen Teil ihrer Wirkung verlieren könnten. Tsambaos et al. [428] fanden allerdings auch nach längerer Gabe von 8-Methoxypsoralen im Tierversuch keine Aktivierung des Zytochrom P 450; es kann daraus gefolgert werden, daß 8-Methoxypsoralen die Metabolisierung anderer Medikamente wahrscheinlich nicht behindert.

Nausea wurde in zirka 1–15% der behandelten Patienten etwa 2–4 Stunden nach Einnahme therapeutischer Dosen von 8-MOP beobachtet [153, 475, 477, 479]. Es handelt sich hierbei um ein Gefühl von Übelkeit, das durch die Einnahme einer leichten Mahlzeit (z. B. ein Stück Brot) gleichzeitig mit dem Medikament weitgehend vermieden werden kann. Nur exzeptionell selten wurde Erbrechen beobachtet. Durch die Verabreichung von Antiemetika läßt sich aber auch in diesen Fällen ein Abbrechen der Behandlung meist verhindern.

3.2. 4,5′,8-Trimethylpsoralen

4,5′,8-Trimethylpsoralen (Abb. 19) ist ein synthetisches Furocoumarinderivat, das seit 1964 in den U.S.A., insbesondere zur Therapie der Vitiligo, verwendet wird [332]. Eigene Erfahrungen sowie die anderer [267] haben gezeigt, daß oral verabreichtes Trimethylpsoralen jedoch in der Photochemotherapie der Psoriasis und anderer Dermatosen (Ausnahme: Vitiligo) von vergleichsweise geringem Wert ist.

Bei lokaler Anwendung (0,2–1,0 micro g/cm²) am Menschen oder am Meerschweinchen und nachfolgender Bestrahlung mit UV-A-Licht erweist sich Trimethylpsoralen als potenter Photosensibilisator, der neben Hautrötung auch Ödem, Blasen und durch die Hemmung der proliferativen Aktivität von Hautzellen [70] auch Nekrosen hervorrufen kann [267].

Nach oraler Verabreichung selbst hoher Dosen (bis zu 1,2 mg/kg) sind die photosensibilisierenden Eigenschaften des Trimethylpsoralen hingegen deutlich geringer und fehlen in manchen Fällen vollständig, obwohl die Droge dem 8-Methoxypsoralen vergleichbar schnell resorbiert wird [267]. In der Leber wird Trimethylpsoralen allerdings besonders aktiv und rasch in nicht photosensibilisierende Substanzen abgebaut (vor allem zum 4,8-Dimethyl-, 5′-Carboxypsoralen). Freies Trimethylpsoralen ist im Serum somit nur nach Zufuhr exzessiv hoher Dosen (100–400 mg) meßbar [400]. Dies und die Tatsache, daß Trimethylpsoralen bei photochemischen Reaktionen mit DNA weniger Doppelstrangbrücken als 8-Methoxypsoralen ausbildet [332], könnte für die biologisch geringeren photoaktiven Eigenschaften nach oraler Zufuhr verantwortlich sein.

Das *Absorptionsspektrum* von Trimethylpsoralen liegt zwischen 212 und 335 nm, das *Aktionsspektrum* für die Erythem- und Pigmentbildung in menschlicher Haut im langwelligen UV-A-Bereich zwischen 330 und 380 nm [284, 332].

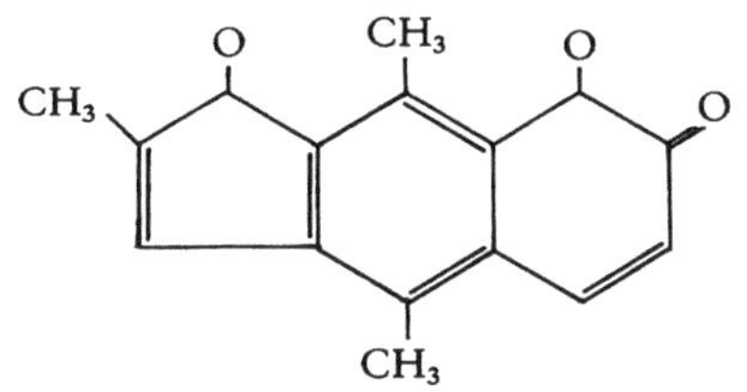

Abb. 19. Chemische Strukturformel von 4,5′8-Trimethylpsoralen

3.3. 5-Methoxypsoralen (Bergapten)

5-Methoxypsoralen (Abb. 20) ist ein natürlich vorkommendes Psoralenderivat, das für die Zwecke der Photochemotherapie vielversprechend sein dürfte, zur Zeit allerdings noch nicht für die orale Zufuhr im Handel ist. Theoretische, experimentelle und klinische Daten über 5-Methoxypsoralen liegen jedoch bereits vor.

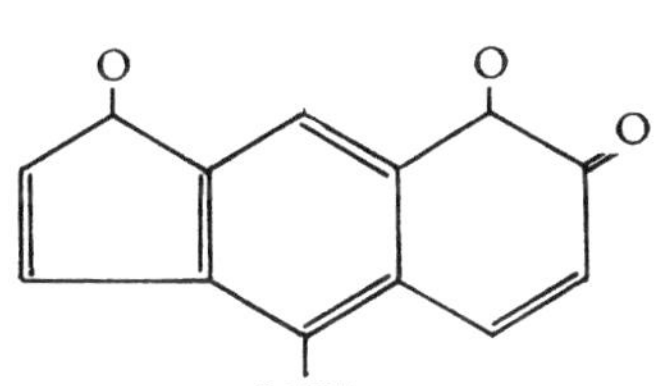

Abb. 20. Chemische Strukturformel von 5-Methoxypsoralen

Das *Absorptionsspektrum* von Bergapten befindet sich zwischen 221 und 313 nm [332], das *Aktionsspektrum* ist für Hautpigmentierungen dem 8-Methoxypsoralen vergleichbar, zwischen 330 und 360 nm [284]. Bergapten reagiert unter dem Einfluß von langwelligem UV-A-Licht mit DNA und bildet – qualitativ dem 8-Methoxypsoralen vergleichbar – Doppelstrangbrücken aus. Unter den bekannten Furocoumarinen besitzt 5-Methoxypsoralen die größte Kapazität, diese Verbindung mit DNA einzugehen [82, 298].

Die *photosensibilisierenden Eigenschaften* des Bergapten für die Erythembildung in menschlicher bzw. tierischer Haut sind deutlich geringer ausgeprägt als bei 8-Methoxypsoralen [486]. In der bisher einzigen klinischen Studie über die Verwendung von 5-Methoxypsoralen (5-MOP) zur Photochemotherapie wurde gezeigt [191a], daß dem 8-Methoxypsoralen (8-MOP) vergleichbare Erythemreaktionen an der Haut nur mit ungewöhnlich hohen UV-A-Energien bzw. 5-

MOP-Dosen zu erzielen sind. Unter Verwendung der für die 8-MOP-Photo-chemotherapie gültigen Dosierungsrichtlinien tritt eine Hautrötung mit 5-MOP praktisch niemals auf. Trotzdem führt 5-MOP plus UV-A zu starker Pigmentie-rung, die wahrscheinlich rascher als nach 8-MOP-Gabe auftritt und vor allem ohne vorausgehendes Erythem entsteht. Die *5-MOP-Photochemotherapie* zeigte in der Behandlung der Psoriasis ausgezeichnete klinische Ergebnisse: Im Ver-gleich zur 8-MOP-Photochemotherapie waren bis zur kompletten klinischen Erscheinungsfreiheit des Patienten weniger Bestrahlungen notwendig, und diese liefen nahezu ohne Nebenwirkungen (kein Erythem, kein Juckreiz, keine Nau-sea) ab.

Vom klinisch-therapeutischen Standpunkt aus erscheint somit das 5-Meth-oxypsoralen bei oraler Anwendung für die Photochemotherapie gut geeignet zu sein und ist möglicherweise dem 8-Methoxypsoralen überlegen, weil zur Errei-chung des gleichen therapeutischen Effektes weniger UV-A-Energie notwendig ist und somit wahrscheinlich die Gefahr potentieller Langzeitnebenwirkungen verringert wird.

3.4. 3-Carbethoxypsoralen

In der großen Gruppe der Furocoumarine findet sich eine Reihe von Psora-lenen, die aus chemisch-sterischen Gründen bzw. durch das Vorhandensein be-stimmter Seitenketten keine DNA-Zwischenstrangbrücken, sondern ausschließ-lich DNA-Photoadditionsprodukte ausbilden. Diese Substanzen photosensibi-lisieren menschliche Haut nicht, besitzen allerdings eine beträchtliche Affinität zu DNA [298], sind imstande, die DNA-Synthese zu blockieren [29] und werden rascher durch die zelleigenen Reparaturmechanismen entfernt als Psoralene, die zu DNA-Zwischenstrangbrücken führen [10, 29].

3-Carbethoxypsoralen zeigte sich im Verlauf von In-vitro-Studien an Pilzen (Saccharomyces cerevisiae) als stark DNA-bindungsfähig und erwies sich bei Tierversuchen an Mäusen als atoxisch, nicht erythematogen und unter der ge-wählten Versuchsanordnung als nicht karzinogen [92].

Im klinischen Versuch an 10 Patienten mit Psoriasis wurde 3-Carbethoxy-psoralen als 2%ige Creme lokal angewandt und mit UV-A bestrahlt [92]. In 4 von 10 Fällen wurden ausgezeichnete Therapieresultate angegeben, allerdings erst nach durchschnittlich 33 (!) Behandlungen mit einer Gesamt-UV-A-Dosis von 417 Joules/cm² (!). Die klinische Wirksamkeit von 3-Carbethoxypsoralen wird in Zukunft zweifellos genau zu überprüfen sein.

4. Das Licht – Bestrahlungsgeräte

Das ultraviolette Licht hat bei der Photochemotherapie die Aufgabe, das zur Behandlung verwendete Psoralenderivat zu aktivieren. Obwohl die Absorptionsspektra der Psoralene zum überwiegenden Teil unterhalb von 330 nm (somit also im UV-B- und kurzwelligen UV-A-Bereich) liegen, ist der stärkste photosensibilisierende und damit auch therapeutische Effekt mit langwelligem UV-A-Licht von etwa 360 nm zu erzielen [332]. Für die Photochemotherapie werden somit ausschließlich Bestrahlungsgeräte verwendet, die die genannten Strahlenqualitäten mit entsprechend hoher Energie emittieren.

Eine beträchtliche Anzahl von Herstellerfirmen bietet derzeit ein nur schwer überschaubares Spektrum verschiedenster Gerätetypen an. Anstelle einer ermüdenden und nur durch kurze Zeit aktuellen Auflistung der Bestrahlungsanlagen werden im folgenden einige prinzipielle Überlegungen angestellt, anhand derer das zur Zeit vorhandene Angebot an Geräten geprüft werden kann. Für die praktische Durchführung der PUVA-Behandlung sollte ein ideal verwendbares Gerät die folgenden Eigenschaften aufweisen.

a) Emission von Licht nur im Bereich des biologischen Aktionsspektrums des verwendeten Psoralen

Im Rahmen der Photochemotherapie soll das Licht ausschließlich die photochemische Reaktion des Psoralenmoleküls ermöglichen. Jeder Lichtanteil, der nicht diesem Zweck dient, ist somit überflüssig und birgt nur die Gefahr biologischer Nebenwirkungen in sich.

Nahezu alle zur Zeit in Verwendung stehenden Geräte für die Durchführung der PUVA-Therapie emittieren langwelliges UV-A-Licht von 320–400 nm mit einem Emissionsmaximum bei 360 nm (Abb. 24) [59]; sie kommen somit dem Wirkungsspektrum der Psoralene recht nahe. Nach dem bisherigen Stand des Wissens bzw. Nichtwissens um biologische Interaktionen zwischen dem kurzwelligen UV-A-Licht und Psoralenen nach Photoaktivierung durch UV-A ist der UV-B-Anteil in Bestrahlungsgeräten möglichst klein zu halten oder zu eliminieren. Es wäre nämlich zumindest theoretisch denkbar, daß die zellulären Reparaturmechanismen für UV-B jene von UV-A (oder umgekehrt) hemmen [321].

b) Hohe Energieausschüttung (Output)

Zur Erzielung einer Photosensibilisierung und damit eines therapeutischen Effektes ist es notwendig, eine gewisse Menge von UV-A-Licht in die Haut einzustrahlen. Um die dafür nötigen Bestrahlungszeiten möglichst kurz zu halten, ist eine entsprechend hohe Energieausschüttung (Output) des Gerätes notwendig. Für die Emission von 1 Joule UV-A/cm² werden zur Zeit etwa 1–3 Minuten benötigt, abhängig von der Art des verwendeten Gerätes, dem Alter der Lichtquelle, dem Fokus-Haut-Abstand usw.

Geräte mit wesentlich höherem UV-A-Output werden bereits erzeugt bzw. erprobt [300], wobei jedoch als gewisser Nachteil die Tatsache auffällt, daß mit steigender Energieausschüttung eines Gerätes die Sicherheit bei dem Bestrahlungsvorgang abnimmt und unbeabsichtigte Überdosierungen nur mit einem auffälligen technischen „Sicherheitspaket" vermieden werden können. Darüber hinaus ist zu bedenken [460], daß wahrscheinlich pro Zeiteinheit nur eine gewisse Zahl von Molekülen aktivierbar ist und somit ein darüber hinausgehendes Angebot von Lichtquanten therapeutisch ungenützt bleiben könnte und eher zu unerwünschten Nebenwirkungen führt.

c) Gleichmäßige Energieausschüttung

Jede Lichtquelle unterliegt einem Alterungsprozeß, der sich in einer Abnahme der Lichtausbeute zeigt. Der Energieabfall ist in den ersten 20 Bestrahlungsstunden in der Regel am stärksten und bleibt danach relativ konstant. Ökonomische Anlagen sollten nach 2000 Bestrahlungsstunden zumindest noch 50% der initialen Energieausschüttung aufweisen.

Darüber hinaus hat es sich als günstig erwiesen, daß der volle Output sofort nach dem Einschalten des Gerätes zur Verfügung steht und damit sogenannte „Einbrennzeiten" vermieden werden. Diese Forderung wird von Geräten mit Leuchtstoffröhren erfüllt, kaum jedoch von Metall-Halogenid-Hochdruckbrennern.

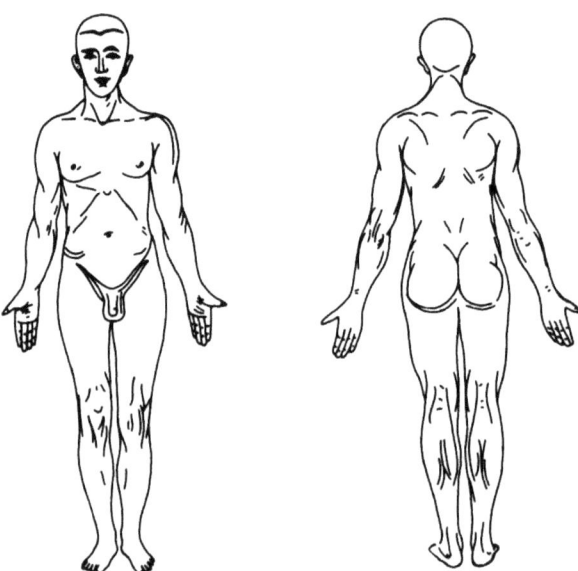

Abb. 21. Schema für den dermatologischen Status [eruptiv (guttata), seborrhoisch, Plaque] vor Durchführung der Photochemotherapie

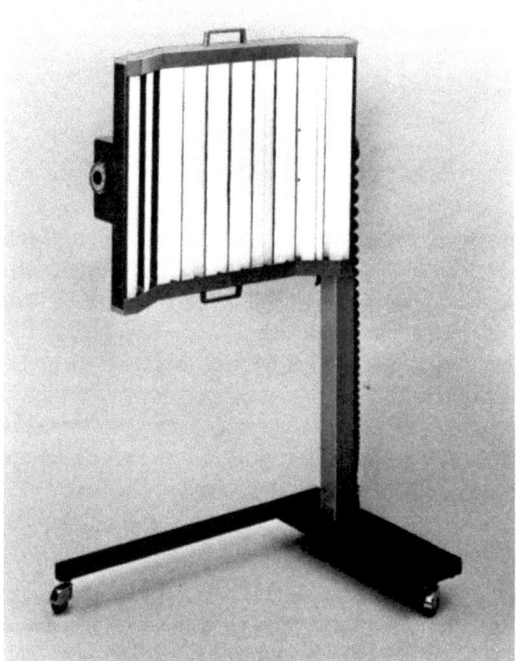

Abb. 22. Kleingerät (zur Phototestung und Teilkörperbestrahlung)
(Firma Waldmann, Schwenningen)

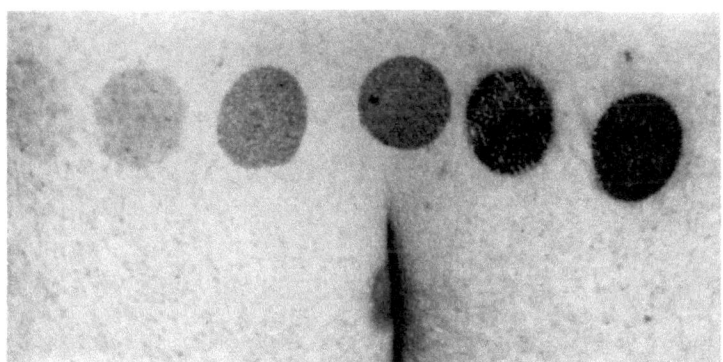

Abb. 23. Resultat der Phototestung der Gesäßhaut eines Patienten

d) Gleichmäßige Bestrahlung (Ausleuchtung) der Körperoberfläche

Von wesentlicher Bedeutung für die Durchführung der Photochemotherapie
ist eine möglichst gleichmäßige Ausleuchtung der gesamten Körperoberfläche.
Die klinische Erfahrung und auch exakte Messungen [90, 91] beweisen, daß
diese Forderung auch bei bewährten Geräten zur Zeit von der Technik noch
nicht vollständig erfüllt wurde. Insbesondere bei Anlagen mit annähernd punkt-

förmiger Lichtquelle (Metall-Halogenid-Brenner) ist das Augenmerk auf diesen Punkt zu richten; meist wird eine gleichmäßige Dosis an der Körperoberfläche nur unter Verwendung von 6 oder mehr Brennern erreicht. Um das erwähnte Manko auszugleichen, hat es sich bewährt, die Stellung des Patienten im Bestrahlungsgerät von Zeit zu Zeit zu verändern.

e) Geringe Wärmeentwicklung und gute Wärmekonvektion

Die derzeit in Verwendung stehenden Bestrahlungsgeräte emittieren neben ultraviolettem Licht auch mehr oder weniger Infrarotstrahlen und entwickeln darüber hinaus Wärme auch in den elektrotechnischen Einrichtungen. Diese Wärmeentwicklung kann den Patienten, aber auch (über eine Erhöhung der Raumtemperatur) das Bestrahlungspersonal stark belästigen. Es ist daher für den Routinebetrieb unbedingt jenen Geräten der Vorzug zu geben, die möglichst wenig Wärme entwickeln und diese durch geeignete Vorrichtungen für passive und aktive (Ventilatoren) Wärmekonvektion rasch abführen. Es ist zu bedenken, daß bei kleinen Räumlichkeiten bzw. bei Verwendung mehrerer Geräte Klimaanlagen zur Raumkühlung notwendig werden. können.

f) Exakte Meß- und Dosiertechnik

Die *Bestrahlungsdosis* kann in der Photochemotherapie prinzipiell als *Bestrahlungszeit* (Minuten) oder als *Bestrahlungsenergie* (Joule/cm² bestrahlter Körperoberfläche) angegeben werden. Die Messung einer Bestrahlungsdosis in Minuten ist allerdings nur von geringem Wert, da die Energieausschüttung pro

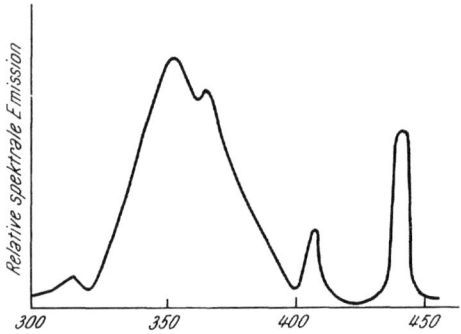

Abb. 24. Relative spektrale Verteilung des PUVA-Behandlungsgerätes PUVA 4000 (Firma Waldmann, Schwenningen)

Zeiteinheit von Lichtquelle zu Lichtquelle sehr unterschiedlich ist. Darüber hinaus sinkt bei jedem Bestrahlungsgerät durch den Alterungsprozeß der Lichtquelle mit der Zeit der Output ab, und somit ergibt eine Minute Bestrahlungszeit bei frischen bzw. bei gebrauchten Geräten ganz unterschiedliche biologische Effekte. Es hat sich daher als Dosierungsparameter die exakte Energieeinheit des Joule/cm² durchgesetzt [90, 91, 153, 475, 476]. Für die einfache und sichere Durchführung der PUVA-Behandlung sind daher Geräte entwickelt worden, die

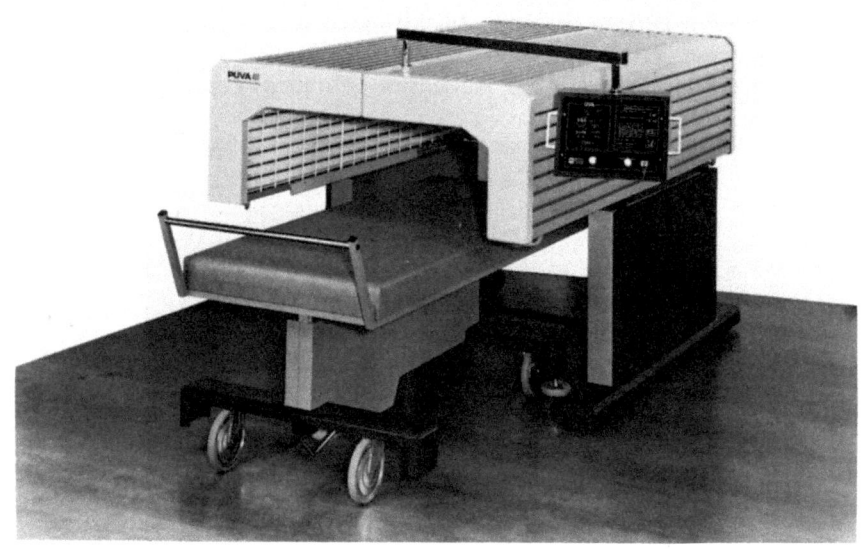

Abb. 25. Bestrahlungs-Liegeanlage PUVA 4001 (Firma Waldmann, Schwenningen)

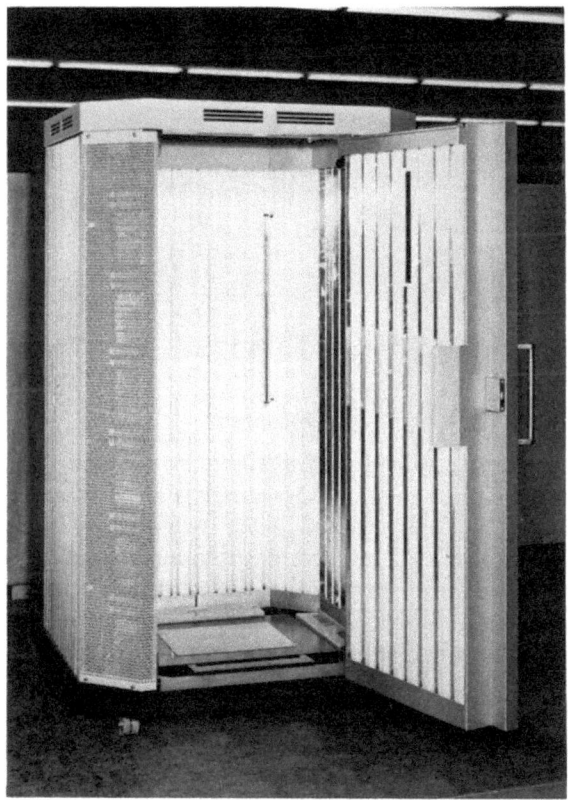

Abb. 26. Bestrahlungskabine PUVA 8001 K (Firma Waldmann, Schwenningen)

ohne Umrechnungstabellen oder ·Kreisrechner direkt eine Bestrahlung nach Joule/cm² ermöglichen. Derartige Apparate (Abb. 25, 26, 28) haben sich für den klinischen Routinebetrieb bewährt. Im kleineren Rahmen kann aber auch mit einfachen Geräten (Abb. 27) und einem UV-A-Meßgerät mit Tabellen bzw. Kreisrechnern relativ einfach das Auslangen gefunden werden.

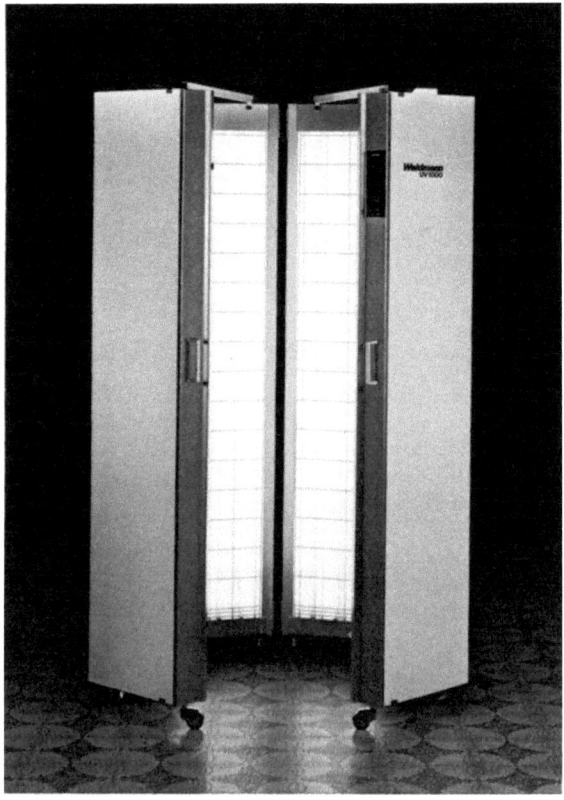

Abb. 27. Bestrahlungs-Stehgerät PUVA 1000 (Firma Waldmann, Schwenningen)

g) Keine Anheiz- bzw. Abkühlzeiten

Besonders Geräte mit Hochdruckbrennern weisen erst nach einer gewissen Warmlaufzeit die richtige Strahlungsemission auf, benötigen nach dem Abschalten eine längere Abkühlpause, bevor ein neuerlicher Zündvorgang möglich ist, und brauchen dann für die nächste Bestrahlung wieder eine Warmlaufzeit. Derartige Anlagen brennen somit oft nur für wenige Patienten den ganzen Tag hindurch, wodurch sich hohei Energieverbrauch und eine extreme Verkürzung der auf effektive Bestrahlungszeiten bezogenen Lebensdauer einstellen.

Für die orale Photochemotherapie werden im Prinzip *drei Bestrahlungssysteme* verwendet: *Liege- und Stehgeräte für die Ganzkörperbestrahlung und Teilkörperbestrahlungsgeräte.*

a) *Liegegeräte* (Abb. 25): In diesen befindet sich der Patient in liegender Position; den Vorteilen der bequemen Lagerung (besonders für ältere oder zum Kollaps neigende Patienten) und die Möglichkeit, Körperpartien, die nicht bestrahlt werden sollen, abzudecken, steht der Nachteil gegenüber, daß der Patient während der Behandlung einmal um 180 Grad gewendet werden muß, wodurch der Zeitaufwand verdoppelt wird. Liegegeräte sind in der Anschaffung, im

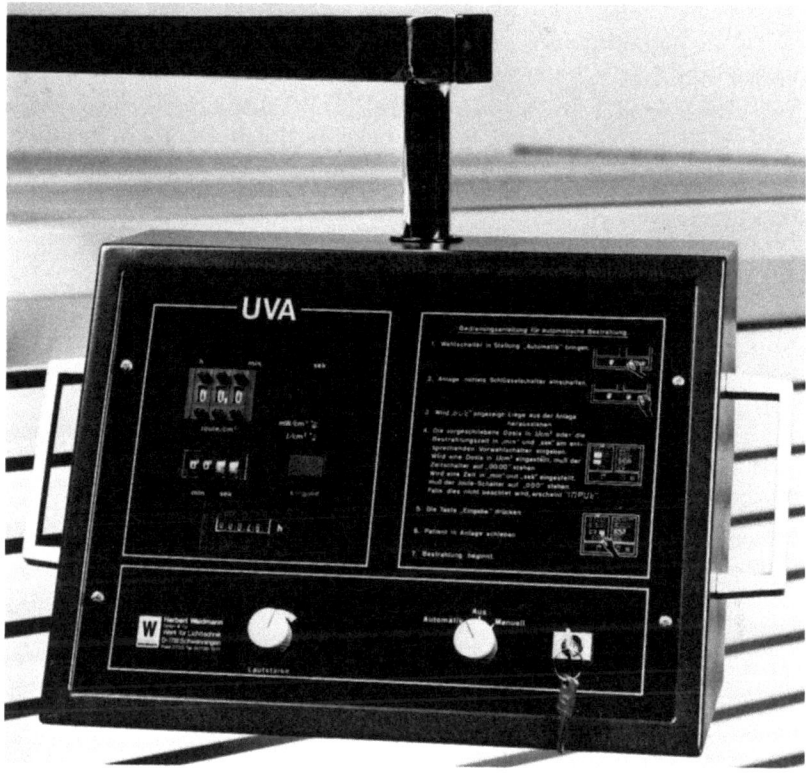

Abb. 28. Steuergerät für Bestrahlungsanlage PUVA 4001 und 8001 K

Raumbedarf, im Strom- und Wärmeverbrauch relativ aufwendig. Sie haben sich insbesondere bei kurzen Bestrahlungszeiten und bei der Behandlung älterer Patienten bewährt.

b) *Stehgeräte* (Abb. 26, 27): In Stehkabinen findet eine Rundumbestrahlung des Patienten statt. Der Zeitaufwand ist somit nur halb so groß wie bei Liegegeräten, allerdings muß der Patient während der Therapie stehen. Jüngere Patienten mit langen Bestrahlungszeiten werden die Stehkabine bevorzugen.

c) *Teilkörperbestrahlungsgeräte* (Abb. 22): Für gewisse Indikationen (z. B. Psoriasis palmarum; Alopecia areata) werden ausnahmsweise Teilkörperbestrahlungsgeräte verwendet. Diese sind in der Regel nur mit Minutenschaltern versehen, sodaß zur Berechnung der Energiedosen in Joule/cm^2 UV-A-Meßgeräte nötig werden. Für sehr spezielle Indikationen (z. B. Nagelpsoriasis) wurde ein UV-A-Hochintensitätsgerät mit Lichtleiter entwickelt.

Die Wahl eines Bestrahlungsgerätes ist schwierig, und es lassen sich bei dem zur Zeit großen Angebot an Apparaten keine allgemeingültigen Richtlinien aufstellen. Im Gegensatz zu Berichten anderer [340] erscheint uns ein gewisser technischer Aufwand nötig zu sein, um jede Voraussetzung für gefahrlose, sichere Bestrahlungen zu bieten. Die Erfahrung zeigt, daß vor der Anschaffung eines Bestrahlungsgerätes ein informativer Besuch in einem PUVA-Zentrum wesentlich mehr an praktischen Eindrücken vermittelt als theoretische Empfehlungen. Der Verfasser steht für diese Zwecke jederzeit gern zur Verfügung.

Die im folgenden geschilderten Behandlungsergebnisse wurden teils mit Prototypen von Bestrahlungsgeräten, in der überwiegenden Mehrzahl aber durch die kommerziell erhältlichen Geräte PUVA 1000, 4000, 6000, 8000, 180 und 200 (Firma Waldmann, Schwenningen Bundesrepublik Deutschland) (Abb. 25–28) erzielt.

5. Technik der Photochemotherapie

Durch die Entwicklung exakter Meß- und Bestrahlungsgeräte sowie sicherer Dosierungsparameter und Bestrahlungsvorschriften [475, 476] ist es möglich geworden, die Photochemotherapie mit einem Minimum an Nebenwirkungen [153, 180, 275] für den Patienten nahezu komfortabel durchzuführen, wobei allerdings nicht vergessen werden darf, daß eine unkontrollierte Photosensibilisierung mit Psoralenen bis zur Zellnekrose führen kann und damit an der Haut schwere, ja lebensbedrohliche Schäden hervorzurufen imstande ist. Derartige Reaktionen lassen sich durch die heute ausgefeilte Bestrahlungstechnik bei Einhalten der Vorschriften für die Lichttestung und die PUVA-Dosimetrie mit Sicherheit vermeiden.

Wie bei jeder anderen medizinischen Behandlung muß das Ziel auch bei der Photochemotherapie sein, ein Maximum an therapeutischer Wirkung mit einem Minimum an Medikamenten bzw. ärztlichen Eingriffen zu erzielen. In diesem Zusammenhang haben die Ergebnisse der amerikanischen und europäischen multizentrischen Studien [180, 275] eindeutig gezeigt, daß dieses Ziel bei der PUVA-Behandlung nicht durch eine zögernde, sondern vielmehr durch eine dynamische therapeutische Vorgangsweise zu erreichen ist. Eine dynamische Behandlung ohne Nebenwirkungen setzt allerdings die genaue Kenntnis der Technik und der Dosierungsparameter voraus.

5.1. Voruntersuchungen

Anamnestische, Labor- und klinische Untersuchungen sollen vor dem Beginn einer Photochemotherapie durchgeführt werden und dienen dem Zweck, mögliche Kontraindikationen zur PUVA-Behandlung aufzudecken und Ausgangsdaten für die Nachuntersuchung des Patienten zu gewinnen.

5.1.1. Anamnese

Tab. 2 zeigt den Fragebogen zur Psoriasisbehandlung, wie er für die europäische und amerikanische multizentrische Studie verwendet wurde.

3*

Tabelle 2. *Fragebogen zur Anamnese vor Durchführung der Photochemotherapie*

Personalien   Datum:

Name:
Geburtsdatum und Ort:·
Alter:
Adresse:
Telephon:
Geschlecht:
Stand: ledig   verheiratet   geschieden   verwitwet
Beruf:
Nächster Verwandter (Eltern, Ehegatte):
Name des nächsten Verwandten:
Adresse des nächsten Verwandten:
Telephonnummer des nächsten Verwandten:
Haben Sie länger als zwei Jahre *außerhalb Mitteleuropas* gelebt?
Wo?   Wie lange?
Arbeiten Sie im Freien (in der Sonne)?
Wieviel Stunden pro Tag?

Wieviel Ihrer Freizeit verbringen Sie im Freien (in der Sonne)?
10%   zwischen 10 und 25%   zwischen 25 und 50%   über 50%
Bekommen Sie nach Sonnenbestrahlung Hautausschläge?
Wenn ja, bitte kurze Beschreibung (Flecken, Bläschen, Juckreiz, Brennen usw.)
Werden Sie nach Sonnenbestrahlung braun?
Nie   selten   durchschnittlich   tiefbraun

Verwenden Sie:
Seife (Marke)
Sonnenschutzcreme (Marke)
Rasierwasser (Marke)
Parfum (Marke)

Kommen Sie in Kontakt mit:
Insektensprays
Teerprodukten
Chemikalien
Pflanzen (Blumen)
Tätowierungsfarben

Andere Erkrankungen:
Hatten Sie jemals:
Epileptische Anfälle   Magengeschwüre, Gastritis
Gicht   Kolitis
Schilddrüsenerkrankungen   Gelbsucht, Lebererkrankungen
Diabetes   Gallenleiden
Lungenkrankheiten   Gelenksbeschwerden, Arthritis
Herzerkrankungen   Asthma, Heuschnupfen, Ekzeme
Nierenerkrankungen   Augenerkrankungen, grauer Star

Medikamente: Manche Medikamente erhöhen die Empfindlichkeit der Haut gegenüber ultraviolettem Licht. Bitte um genaue Angaben!

1. Nehmen Sie regelmäßig Medikamente (Dauerbehandlung)?

Ja   Nein

Name des Medikaments   Dosis   Seit wann?   Wann beendet?

2. Nehmen Sie zeitweise Medikamente (z. B. Kopfwehtabletten, Schlafmittel, Beruhigungsmittel usw.)?

Ja   Nein

Name des Medikaments   Dosis   Seit wann?   Wann beendet?

3. *Alkohol:* Wieviel Alkohol trinken Sie pro Woche und in welcher Form (Bier, Wein, scharfe Getränke)?

Psoriasisanamnese:

1. Wann ist Ihre Psoriasis erstmals aufgetreten?

Jahr: Alter:

2. Waren Sie zeitweise auch ohne Behandlung erscheinungsfrei oder zumindest gebessert?

Wie lange?

3. Datum des ersten Spitalsaufenthaltes zur Behandlung der Psoriasis:

4. Anzahl der Spitalsaufenthalte zur Behandlung der Psoriasis:

5. Womit wurde Ihre Psoriasis in den letzten Monaten behandelt?

6. Welche Behandlung wurde früher durchgeführt?

a) Lokale Behandlung (Salben):

Cortisonhältige Salben

Teer

Cignolin

Schwefelsalben

Salizylsäurehaltige Salben

Andere

Mischsalben (Zusammensetzung nicht bekannt)

b) Haben Sie eine zusätzliche Behandlung erhalten?

Tabletten (Namen angeben)

Injektionen (Namen angeben)

Arsenpräparate

Methotrexate

Röntgenbestrahlung

Buckybestrahlung

Höhensonne

Badeaufenthalte am Meer

Andere

7. Derzeitiger *Zustand der Psoriasis:*

Gleichbleibend   zuletzt Verschlechterung   zuletzt Besserung

8. *Faktoren,* die Ihrer Meinung nach die Psoriasis verschlechtern:

Angst   Streßsituationen   Erkrankungen (z. B. Grippe, Angina)   Hitze   Kälte Alkoholgenuß   Sonnenbestrahlung

9. Hat (hatte) jemand in Ihrer *Familie* Psoriasis? (Nur Blutsverwandte, auch verstorbene!)

Diese anamnestische Voruntersuchung liefert Informationen zu folgenden wesentlichen Punkten:

a) *Ist der Patient überdurchschnittlich stark sonnenexponiert?* Gegebenenfalls wird die kumulative UV-A-Dosis eher niedrig zu halten sein bzw. ist eine Nachuntersuchung des Patienten in kürzeren Zeitabständen durchzuführen.

b) *Leidet der Patient an Lichtdermatosen* (z. B. Porphyrien, Erythematodes usw.)? Diese könnten eine Kontraindikation zur PUVA-Behandlung darstellen.

c) *Nimmt der Patient photosensibilisierende Medikamente ein, oder kommt er in Kontakt mit Stoffen, die die UV-Empfindlichkeit erhöhen?* Derartige chemische Stoffe sollen prinzipiell vor Beginn der Photochemotherapie abgesetzt werden; ist dies nicht möglich (wie z. B. bei gewissen Antidiabetika), wird man den Patienten darauf aufmerksam machen, daß möglicherweise ein Hautausschlag nach der Bestrahlung auftreten könnte. Im eigenen Patientengut haben wir diese mehr theoretisch vorhandene potentielle PUVA-Unverträglichkeit allerdings nie bemerkt.

d) *Leidet der Patient an Erkrankungen, die während einer PUVA-Behandlung besonders beobachtet werden müssen?* Zum Beispiel:

Epilepsie: Der Patient ist während der Bestrahlung im Gerät besonders genau zu überwachen.

Lungenerkrankungen: UV-Behandlungen sollen bei florider Tuberkulose nur ausnahmsweise durchgeführt werden.

Nieren-Leber-Erkrankungen: Schließen bei Funktionseinschränkung eines der beiden Organe eine PUVA-Therapie aus, da der Abbau und/oder die Ausscheidung des Psoralens behindert sein könnten.

e) *Psoriasisanamnese.* Von besonderer Bedeutung ist in diesem Zusammenhang die Frage nach früheren Behandlungen der Psoriasis. Vorbehandlungen mit Zytostatika (z. B. Methotrexat), Röntgen-, Bucky- und UV-Bestrahlungen erfordern eine besonders genaue Nachbeobachtung des Patienten. Psoriasiskranke, die mit Arsen vorbehandelt wurden, sollen nicht der Photochemotherapie zugeführt werden, da Arsen heute als sicheres Karzinogen bekannt ist und derzeit nicht geklärt ist, ob Arsen + PUVA möglicherweise zu einem früheren Auftreten von Arsenkarzinomen führt [153, 164, 192, 473, 474].

5.1.2. Laboruntersuchung

Tab. 3 zeigt den Bogen der Laboruntersuchungen, wie er im Rahmen der beiden multizentrischen PUVA-Studien in den U.S.A. und in Europa verwendet wurde. Für praktische Zwecke sind vor allem

- Leberparameter,
- Nierenparameter,
- Blutbild

wichtig. Abweichungen von der Norm sollten kontrolliert werden und durch Funktionsuntersuchungen des betreffenden Organes (z. B. Kreatininclearance; Bromthaleintest) ergänzt werden. Liegt eine deutliche Funktionseinschränkung von Nieren oder Leber vor, ist die Photochemotherapie durch die Möglichkeit einer Psoralenkumulation im Organismus mit einem erhöhten Risiko belastet.

Tabelle 3. *Laboruntersuchungen vor Durchführung der Photochemotherapie*
Name:

	Datum	Datum	Datum	Datum
GOT				
GPT				
LDH				
Alkalische Phosphatase				
BUN				
Kreatinin (Serum)				
Rotes Blutbild				
Weißes Blutbild				
Differentialblutbild				
VDRL				
Glukose (Serum)				
Urin				
Harnsäure				

In diesem Zusammenhang darf daran erinnert werden, daß Patienten mit Psoriasis (besonders bei Psoriasis pustulosa) häufig hohe Leukozyten- und Harnsäurewerte [42, 159] aufweisen. Eine Abweichung von den Normwerten ist bei diesen beiden Laborparametern für die PUVA-Behandlung bedeutungslos.

5.1.3. Klinische Voruntersuchung

Die klinische Voruntersuchung soll
a) *den Melaninpigmentierungstyp* des Patienten,
b) die *Ausdehnung seiner Dermatose* sowie
c) die *Zahl und Lokalisation von Blastomen bzw. Präblastomen an der Haut*
erfassen.

Tabelle 4. *Schema über verschiedene Pigmentierungskombinationen und die damit meistens verbundene Empfindlichkeit für UV-Licht*

Hautfarbe	Augenfarbe	Haarfarbe	Pigmentierung der Mamillen	Empfindlichkeit für UV-Licht
hell	hellblau	blond	hell	sehr empfindlich
hell	hellblau oder hellbraun	blond	hell	sehr empfindlich
mäßig dunkel	haselnuß-braun	braun oder rötlichbraun	mäßig dunkel	empfindlich
mäßig dunkel	blau	dunkelblond	mäßig dunkel	wenig empfindlich
dunkel	dunkel	schwarz	dunkel	wenig empfindlich

Außerdem hat eine *augenärztliche Untersuchung* der Linsen zu erfolgen. Durch die *Untersuchung der Haut-, der Augen- und der Haarfarbe sowie der Pigmentierung der Mamillen* lassen sich bereits Rückschlüsse auf die UV-Empfindlichkeit des Patienten ziehen:

Tab. 4 gibt einen groben Überblick über verschiedene Pigmentierungskombinationen bei Kaukasiern und die meistens damit verbundene Empfindlichkeit für UV-Licht. Eine derartige Inspektion des Patienten wird natürlich nur Hinweise geben und kann die Phototestung nicht ersetzen.

Die *Ausdehnung der Dermatose* kann entweder photographisch dokumentiert oder mit geringerem Aufwand in einen Vordruck (Abb. 21) eingezeichnet werden. Die Erhebung eines derartigen dermatologischen Status hat sich oft bewährt: Durch die sehr langen Remissionszeiten kann sich meist weder der behandelnde Arzt noch der Patient an den Ausgangszustand erinnern, dessen

Tabelle 5. *Status der pigmentierten Läsionen*

	Naevi pigmentosi	Lentigines	Andere
Gesicht			
Kopfhaut			
Ohren			
Hals (Nacken)			
Obere Rückenpartie			
Untere Rückenpartie			
Brust			
Bauch			
Linke Hand			
Linker Unterarm			
Linker Oberarm			
Linke Schulter			
Rechte Hand			
Rechter Unterarm			
Rechter Oberarm			
Rechte Schulter			
Gesäß			
Linker Fuß vorn			
Linker Fuß hinten			
Rechter Fuß vorn			
Rechter Fuß hinten			
Linker Fußrücken			
Rechter Fußrücken			

Kenntnis jedoch für die Nachbeobachtung des Kranken und auch für die Beratung und Führung des Patienten wichtig ist.

Von ausschlaggebender Bedeutung ist die genaue *Dokumentation von Hautblastomen und potentiellen Präblastomen.*

Blastome (z. B. Basaliome, Spinaleome, Melanome usw.) werden selbstverständlich vorrangig behandelt werden. Präblastome wie aktinische Keratosen sollen auch vor Beginn der Photochemotherapie entfernt werden, Nävi sind mit Akribie anhand eines Schemas (Tab. 5) festzuhalten, um bei Nachuntersuchungen einen entsprechenden Ausgangsstatus zur Verfügung zu haben.

Wie entscheidend wichtig diese klinische Voruntersuchung ist, demonstriert der folgende Fall, der 1975 an der damaligen Abteilung der experimentellen Dermatologie in Wien (Leiter: Prof. K. Wolff) beobachtet wurde: Ein 45jähriger Mann mit Psoriasis vulgaris suchte die Abteilung zur Einleitung einer Photochemotherapie auf. Bei der klinischen Voruntersuchung fiel im Oberbauchbereich ein dunkler, linsengroßer Fleck auf, der exzidiert wurde und sich histologisch als oberflächlich spreizendes Melanom (Clark level III) erwies. Bei ungenauer Inspektion des Patienten wäre möglicherweise das bereits vor der PUVA-Behandlung vorhandene Melanom übersehen und erst nach etwa einem Jahr klinisch manifest geworden und somit die Frage offengeblieben, ob nicht ein Zusammenhang zwischen der Photochemotherapie und Genese dieses Melanoms besteht.

Bei Nagern ist nach der parenteralen Gabe großer Dosen 8-Methoxypsoralen und exzessiver UV-A-Bestrahlung über lange Zeit eine Kataraktentwicklung festgestellt worden [69, 125], nicht aber nach oraler Verabreichung. Eine *augenärztliche Untersuchung der Linsen* soll vor Beginn der Photochemotherapie durchgeführt werden, um für Nachuntersuchungen einen entsprechenden Ausgangsstatus in der Hand zu haben. Nach nun fast 10jähriger Erfahrung mit der Photochemotherapie ist eine Kataraktentwicklung beim Menschen nicht festgestellt worden [153, 180, 275].

5.2. Aufklärung des Patienten

Eine Aufklärung des Patienten über seine Erkrankung und über die geplanten Eingriffe ist, wie stets in der Medizin, notwendig; bei der Photochemotherapie ist die Zusammenarbeit zwischen Patient und Arzt ganz besonders wichtig. Nach dem persönlichen Gespräch erhält der Patient ein Merkblatt, das gegebenenfalls auch als Revers verwendet werden kann.

Folgende Punkte sind in der Aufklärung des Patienten von besonderer Bedeutung:

a) *Sonnenbestrahlung am Tag der Behandlung.* Die Haut ist nach Einnahme des Psoralens für etwa 8 Stunden photosensibilisiert, daher ist eine starke Sonnenbestrahlung am Tag der Behandlung zu vermeiden. Da das UV-A-Licht auch durch Glas penetriert, ist eine Exposition der Haut z. B. auch durch Autofensterscheiben ungünstig. Gewisse Berufe, die einen Aufenthalt im Freien notwendig machen (z. B. Bauarbeiter, Sportlehrer), können während der Photochemotherapie nur dann ausgeübt werden, wenn die Behandlung am späten Nachmittag oder Abend erfolgt, sodaß die Periode der Photosensibilisierung in

---

Revers

Ich erkläre mich hiermit mit der Durchführung einer Photochemotherapie mit Einnahme von 8-Methoxypsoralen und Bestrahlung mit langwelligem Ultraviolettlicht einverstanden. Ich bin aufgeklärt worden, daß es sich hiebei um eine neue Therapie handelt, daß ich zur Überprüfung meiner Lichtreaktion mit Hilfe einer ultravioletten Lichtquelle getestet werde; daß ich vor der Bestrahlungsbehandlung mit ultraviolettem Licht ein Medikament einnehmen werde, das meine Lichtreaktion verstärken wird und gelegentlich leichte Übelkeit hervorrufen kann; daß ein geringer Grad von Rötung und möglicherweise eine geringfügige Schwellung der erkrankten Partien im Anschluß an die Bestrahlung auftreten kann und daß im Verlauf der Abheilung der Psoriasis eine Bräunung der Haut auftreten wird; daß ich während der Behandlung einen Augenschutz tragen muß, daß ich am Tag der Tabletteneinnahme, und zwar nach Tabletteneinnahme, 8 Stunden lang bei Aufenthalt im Freien Sonnenbrillen tragen soll; daß Aufenthalte im Freien nach Tabletteneinnahme 8 Stunden lang auf ein Minimum reduziert werden sollen und daß ich mich an solchen Tagen nicht der Sonne aussetzen darf.

Ich bin aufgeklärt worden, daß diese Therapie das Ziel hat, die Psoriasisbehandlung zu vereinfachen und zu verkürzen. Ich bin aber gleichzeitig aufgeklärt worden, daß diese Behandlung die Veranlagung zu Psoriasis an sich nicht eliminieren kann.

Unterschrift:

---

die Nachtzeit fällt. Zusätzliche UV-Behandlungen mit Höhensonnen oder Solarien dürfen selbstverständlich nicht durchgeführt werden.

b) *Augenschutz.* Die Augen müssen während der Bestrahlung durch UV-A-undurchlässige oder besser völlig lichtdichte Augenschalen geschützt sein. Für die Zeitdauer der Photosensibilisierung (zirka 8 Stunden nach Einnahme des Medikaments) sollen darüber hinaus bei Aufenthalt im Freien dunkle Sonnenbrillen getragen werden.

c) *Antikonzeption.* Es existieren bisher keinerlei tierexperimentelle oder klinische Hinweise, daß Psoralene teratogen wirken könnten. Aufgrund des bekannten Prinzips, besonders in den frühen Phasen einer Gravidität, Medikamente nur unter Anlegung strenger Indikationsmaßstäbe zu verabreichen, sollen während der Durchführung der Photochemotherapie Maßnahmen zur Antikonzeption ergriffen werden.

5.3. Die fundamentalen Unterschiede zwischen dem Sonnen- und dem PUVA-Erythem

Wie in einem früheren Kapitel besprochen, tritt das (vor allem durch die Wirkung des UV-B-Anteils entstehende) Sonnenerythem bereits zirka 4–6 Stunden nach der Bestrahlung auf, erreicht nach etwa 24 Stunden das Maximum und verschwindet dann relativ rasch im Verlauf eines weiteren Tages (Abb. 2). Die Verhältnisse bei dem durch PUVA induzierten Erythem liegen ganz unterschiedlich (Abb. 3). Dieses tritt frühestens 48 Stunden nach der Bestrahlung erstmals auf, nimmt nur langsam an Intensität zu und erreicht erst nach 72 Stunden (in Ausnahmefällen erst nach 96 Stunden) die volle Intensität. Danach klingt die Hautrötung nur sehr zögend im Verlauf mehrerer Tage ab.

Die Kunst in der Anwendung der Photochemotherapie besteht somit darin, abschätzen zu können, wie die Auswirkungen der heute ablaufenden Bestrahlung in etwa 3 Tagen sein werden. Da noch vor dem Zeitpunkt der maximalen Reaktion der Haut weitere Bestrahlungen stattfinden, ist die Gefahr eines Kumulationsschadens bei Überdosierung natürlich relativ hoch. Durch die Entwicklung der Phototestung und der Dosierungsparameter wird allerdings diese Gefahr auf ein Minimum reduziert; die „Kunst" wurde leicht durchschaubar (fast meßbar) gemacht [476].

5.4. Die Phototestung [476]

Der Effekt der PUVA-Behandlung hängt von 3 Faktoren ab: der Dosis des Psoralens, der Dosis des UV-A-Lichtes und der individuellen Empfindlichkeit des Patienten; 2 dieser Faktoren können verändert werden, um die Photochemotherapie zu steuern, wobei es sich als günstig erwiesen hat, die Dosierung des 8-Methoxypsoralen (8-MOP) konstant zu halten und die Lichtdosis den individuellen Gegebenheiten entsprechend anzupassen.

5.4.1. Die Dosierung des 8-Methoxypsoralen

Die Dosierung des 8-MOP erfolgt nach dem Körpergewicht des Patienten, wobei sich das folgende Schema bewährt hat (Tab. 6):

Tabelle 6. *Schema der 8-MOP-Dosierung*

Unter 50 kg:	20 mg
51–65 kg:	30 mg
66–80 kg:	40 mg
81–90 kg:	50 mg
über 90 kg:	60 mg

Wie jedes Schema, hat auch dieses starre Grenzen, die in Ausnahmsfällen den biologischen Gegebenheiten nicht ganz entsprechen. So wird z. B. ein relativ dunkel pigmentierter Patient (der also voraussichtlich wenig UV-empfindlich ist) mit einem Körpergewicht von 64 kg durchaus 40 mg 8-MOP benötigen, um nicht exorbitant lange Bestrahlungszeiten nötig zu machen. Im Regelfall allerdings werden die 8-MOP-Dosen, wie sie in Tab. 6 angegeben sind, ausreichen.

Die 8-MOP-Dosis wird jeweils 2 Stunden vor der Behandlung und natürlich auch vor der Phototestung eingenommen. Neuere Untersuchungen (Wolff, K., persönliche Mitteilung) haben ergeben, daß bei der Verwendung des Präparates Oxsoralen eine Zufuhr des Medikaments 3 Stunden vor der Bestrahlung durch die zu diesem Zeitpunkt durchschnittlich höheren Blutspiegel günstiger ist. Von entscheidender Bedeutung ist es jedenfalls, das Zeitintervall zwischen Einnahme und Phototestung bzw. Behandlung genau einzuhalten, um reproduzierbare klinische Effekte zu ermöglichen. Die nun zur Verfügung stehenden Oxsoralen®-Kapseln enthalten das Medikament in gelöster Form, wodurch sich höhere Blutspiegel erzielen lassen und außerdem die Bestrahlung bereits eine Stunde nach oraler Einnahme möglich wird.

5.4.2. Bestimmung der Lichtdosis durch Phototestung

Das Prinzip der Phototestung besteht darin, nach Photosensibilisierung durch orale Zufuhr der entsprechenden Dosis 8-MOP kleine Hautfelder mit verschiedenen Quantitäten UV-A-Licht zu bestrahlen, um so jenen Schwellenwert an UV-A-Energie herauszufinden, der ein gerade sichtbares Erythem an der Haut des Patienten hervorruft. Diese sogenannte *minimale Phototoxizitätsdosis (MPD) ist gleichzeitig die erste therapeutische Lichtmenge.*

Die Phototestung erfolgt somit analog der therapeutischen Bestrahlung 2 oder 3 Stunden nach Einnahme der adäquaten Dosis von 8-MOP und wird entweder im Behandlungsgerät selbst oder an eigenen Kleingeräten (Abb. 22) durchgeführt.

5.4.2.1. Klinische Beurteilung – Bestimmung des Hauttyps

Die Empfindlichkeit eines Patienten für phototoxische Reaktionen kann grob abgeschätzt werden (Tab. 1) [476]. Die Sensibilität gegenüber ultraviolettem Licht bzw. Psoralen-induzierten phototoxischen Reaktionen nimmt von Typ VI nach Typ I zu.

5.4.2.2. Bestimmung der MPD

Die Bestimmung der MPD durch Phototestung erfolgt prinzipiell an den für UV-Licht empfindlichen Stellen des Körpers (Gesäß, Leistenregion), das sind jene Areale, die normalerweise dem Licht nicht exponiert werden. Am besten eignet sich für die Phototestung die Gesäßregion. Da in der Regel bei der PUVA-Behandlung die gesunde Haut stärker reagiert als die erkrankte (Ausnahme: Vitiligo und Mycosis fungoides) ist die Phototestung in unveränderten Hautarealen durchzuführen.

Es hat sich bewährt, 6 Testfelder (Durchmesser etwa 2 cm) mittels einer Schablone nach Art einer Lichttreppe (Abb. 23) mit steigenden Dosen von UV-A-Licht zu bestrahlen. Der gesamte übrige Körper wird dabei komplett abgedeckt.

Beispiele von Expositionszeiten für die einzelnen Testareale (Joule/cm²)

Hauttypen I und II

0,5, 1,0, 2,0, 3,0, 4,0, 5,0

Hauttypen III und IV

1,5, 3,0, 4,5, 6,0, 7,5, 9,0

Da die Psoralen-induzierte phototoxische Reaktion erst nach 72 Stunden ihr Maximum erreicht, soll frühestens 3 Tage nach der Phototestung die Reaktion abgelesen werden. Es hat sich als zeitsparend und praktisch erwiesen, die Phototestungen jeweils am Freitag durchzuführen, am darauffolgenden Montag den Test abzulesen und unmittelbar anschließend die erste Behandlung zu verabreichen.

Die Ablesung der Testareale erfolgt nach folgenden Kriterien:

Beurteilung	Beschreibung
0	kein Erythem
+/–	gerade noch erkennbare erythematöse Verfärbung mit scharfen Rändern
+	hellrosa Erythem
++	deutliches Erythem, rote Farbe, kein Ödem
+++	feuerrotes Erythem mit Ödem und Schmerzhaftigkeit
++++	violettrotes Erythem mit starkem Ödem, eventuell Blasen und starke Empfindlichkeit

Jenes Feld, das durch ein gerade noch sichtbares Erythem mit scharf begrenzten Rändern erkennbar ist, stellt den Endpunkt der Erythembestimmung dar. Die in diesem Testfeld entsprechende Lichtdosis ist die MPD.

5.4.2.3. *Bestimmung des Photosensibilitäts-Pigmentierungs-Index (PPI)*

Aus dem PUVA-induzierten Erythem bildet sich im Verlauf der folgenden Tage eine Melaninpigmentierung, und der Patient entwickelt mit dem Beginn der Hautbräunung eine gewisse Toleranz gegen weitere PUVA-Expositionen, da das Melanin UV-Strahlung absorbiert. Um jedoch die therapeutische Wirksamkeit der Behandlung zu erhalten, muß die Lichtdosis (bei konstanter 8-MOP-Dosis) gesteigert werden.

Der PPI dient zur Abschätzung der Fähigkeit des Patienten, Toleranz durch Pigmentierung zu entwickeln, mit anderen Worten: der PPI gibt dem Arzt einen Hinweis, ob die Lichtdosen gefahrlos gesteigert werden können oder nicht.

Die MPD gibt lediglich die individuelle Schwellenempfindlichkeit des Patienten gegenüber phototoxischen Reaktionen an, läßt aber darüber im unklaren, ob der betreffende Patient bei weiteren Bestrahlungen rasch, langsam oder überhaupt Toleranz entwickeln kann. Letztere hängt sowohl von seiner Fähigkeit, erythematös zu reagieren als auch zu pigmentieren, ab. Mit anderen Worten: ein Patient kann eine hohe MPD (also eine hohe Phototoxizitätsschwelle) aufweisen und trotzdem bei Steigerungen der eingestrahlten UV-A-Energie erythematös reagieren, da er langsam pigmentiert. Umgekehrt kann ein anderer Patient eine niedrigere Schwellendosis (MPD) aufweisen, aber trotzdem so rasch pigmentieren, daß er bei weiteren Steigerungen der UV-A-Dosis tolerant wird.

Der PPI wurde als Hilfe für den Anfänger in der Photochemotherapie entwickelt [476]. Mit steigender therapeutischer Erfahrung wird der PPI schließlich für die Routinebehandlung nahezu entbehrlich.

Zur Bestimmung des PPI wird nach 72 und 120 Stunden die Erythementwicklung in den Testarealen abgelesen und festgehalten. Gleichzeitig wird auch die gegenüber der Umgebung gesteigerte Pigmentierung der Testareale abgelesen (Glasspatel) und nach folgendem Beurteilungsschema registriert:

Beurteilung	Beschreibung
0	keine Veränderung der Hautfarbe
+/−	gerade noch sichtbare Pigmentierung
+	hellbraune Pigmentierung
++	mittelbraune Pigmentierung
+++	dunkelbraune Pigmentierung
++++	intensiv braune bis braunschwarze Pigmentierung

Die Beurteilung + bis ++++ wird numerisch (+ = 1, ++ = 2, +++ = 3 usw.) ausgedrückt. Der PPI wird nach folgender Formel berechnet.

$$PPI = \frac{\Sigma\, E\,72 + \Sigma\, E\,120}{\Sigma\, P\,72 + \Sigma\, P\,120}$$

E 72: Die Summe sämtlicher Erythemablesungen nach 72 Stunden.
E 120: Die Summe sämtlicher Erythemablesungen nach 120 Stunden.
P 72: Die Summe der Ablesungen für Pigmentierung nach 72 Stunden.
P 120: Die Summe der Ablesungen für Pigmentierung nach 120 Stunden.

Die absoluten Werte sind unwichtig. Der Quotient aus $\frac{\text{Erythem}}{\text{Pigmentation}}$ ist die entscheidende Größe, die bei der Dosisbestimmung herangezogen wird. Je mehr die ermittelte Zahl über 1 hinausgeht, umso größer ist die Neigung des Patienten, erythematös zu reagieren; je mehr der PPI unter 1 absinkt, umso größer ist seine Fähigkeit, Toleranz zu entwickeln.

Beispiel einer PPI-Bestimmung

$$PPI = \frac{8}{5} = 1,6$$

Es ist klar, daß die Beurteilung von Erythem- bzw. Pigmententwicklung stets subjektiv ist. Es empfiehlt sich daher, die PPI-Bestimmung von ein und derselben Person durchführen zu lassen.

5.5. Technik der PUVA-Behandlung bis zur klinischen Erscheinungsfreiheit (Initialphase)

Im folgenden wird die Technik der PUVA-Behandlung für die Hauptindikation der Photochemotherapie – die Psoriasis vulgaris – beschrieben. Davon abweichende Vorgangsweisen (z. B. bei der Behandlung der Vitiligo und der polymorphen Lichtdermatose) werden später im Rahmen der Besprechung der einzelnen Krankheitsbilder abgehandelt.

2 wichtige Grundprinzipien der PUVA-Therapie besagen, daß die *UV-A-Dosis der ersten Behandlung nie höher als die MPD* gewählt werden darf und daß *auf 2 konsekutive Behandlungen stets ein Ruhetag* zur Vermeidung kumulativer Effekte zu folgen hat. Es hat sich als günstig erwiesen, Patienten am Montag, Dienstag, Donnerstag und Freitag zu behandeln, wodurch Mittwoch, Samstag und Sonntag als Ruhe- bzw. Beobachtungstage zur Verfügung stehen. Man sollte von diesem Prinzip niemals, auch bei scheinbar noch so guter Verträglichkeit der Behandlung oder bei Drängen des Patienten abgehen.

Erwartungsgemäß stellt sich bei Bestrahlung mit der minimalen Phototoxizitätsdosis (MPD) ein leichtes +Erythem ein, das meist sehr zart ausgeprägt ist und erst nach einiger Erfahrung mit der Behandlung auch sicher bemerkt und beurteilt werden kann. Die später auftretende Pigmentierung macht nun Dosiskorrekturen des UV-A nach oben erforderlich.

Technik der Dosiskorrekturen während der PUVA-Therapie

Folgende *Parameter für Dosiserhöhungen* stehen zur Verfügung:
a) *die MPD und der PPI,*
b) *die Entwicklung von Erythem,*
c) *das Ansprechen der Dermatose.*

Die Höhe der MPD gibt Auskunft über die Initialempfindlichkeit des Patienten und bestimmt somit auch die Größe der Dosiserhöhungen.

Für eine MPD von 1 Joule/cm² ist eine Dosiserhöhung von 0,5 Joules/cm² eine Steigerung der gesamten eingestrahlten Energie von 50%. Hingegen ist die gleiche Steigerung von 0,5 Joules/cm² bei einem Patienten, der eine MPD von 5 Joules/cm² aufweist, eine Steigerung von nur ¹/₁₀ der ursprünglichen Dosis.

Die Dosiserhöhung sollte in der Regel nicht mehr als 30% der zuletzt verabreichten Lichtenergiemenge betragen: bei der ersten Dosissteigerung also 30% der MPD.

Der PPI sagt aus, ob der Patient rasch oder langsam Toleranz entwickelt, d. h. pigmentiert. Ein PPI von höher als 1,0 bedeutet, daß Dosissteigerungen, wenn überhaupt, sehr vorsichtig (nicht mehr als 20% der zuletzt eingestrahlten Dosis) und nicht vor Ablauf einer Woche vorgenommen werden sollen. Bei Vorliegen eines PPI von unter 1,0 ist die erste Dosiserhöhung möglicherweise schon bei der dritten Behandlung, und zwar um 30%, möglich.

Die Entwicklung von Erythem besagt dem Therapeuten stets, von einer Steigerung der Lichtdosis Abstand zu nehmen. Das Ziel der PUVA-Therapie ist es vorerst, ein gerade sichtbares +Erythem in nichtbefallener Haut zu erzeugen; ist dieses durch bereits erfolgte Behandlungen schon vorhanden, sind folgerichtig

Dosiserhöhungen überflüssig. Liegt eine stärkere Hautrötung vor, als sie einem
+Erythem entspricht (was nach regelrechter Phototestung nur ausnahmsweise
vorkommt), so ist die UV-A-Dosis zu senken oder die Bestrahlung vorübergehend zu unterbrechen.

Das Ansprechen der Dermatose auf PUVA zeigt an, die UV-A-Dosis eher
nicht zu erhöhen, da sie für den gewünschten therapeutischen Effekt offenbar
ausreicht. Ein *Nichtansprechen der Dermatose auf PUVA* hingegen darf niemals
dazu verleiten, eine Dosissteigerung vorzunehmen, wenn dies der Zustand der
unbefallenen Haut nicht erlaubt. *Eine Korrektur der Dosis soll stets nach der Reaktion der normalen Haut vorgenommen werden,* da diese empfindlicher auf
PUVA reagiert als die erkrankte (Ausnahme: Mycosis fungoides und Vitiligo).

Häufigkeit der Dosissteigerungen

Die Häufigkeit der Dosissteigerungen hängt nur davon ab, wie rasch und wie
stark der Patient pigmentiert und somit Toleranz entwickelt. Dosissteigerungen
können dann in Erwägung gezogen werden, wenn das Erythem in der unbefallenen Haut abgeblaßt ist bzw. durch Pigmentierung ersetzt wurde. Da die phototoxische Reaktion nicht vor 48 Stunden, meist erst nach 72 Stunden, ihren
Höhepunkt erreicht, sollen Dosissteigerungen niemals an 2 aufeinanderfolgenden Tagen vorgenommen werden.

Ein typisches Beispiel für Dosimetrie in den Initialphasen der PUVA-Therapie kann folgendermaßen aussehen (MPD = 2 Joules/cm^2; PPI = 1,3):

Tage	1	2	3	4	5	6	7	8	9	10	11	12	13	14	15	16
Joules/cm^2	2	2	0	2	2	0	0	2,5	2,5	0	2,5	2,5	0	0	3	3

Um die volle Effektivität der PUVA-Behandlung auszunützen, muß die Therapie dynamisch gesteuert werden, d. h., ein +Erythem soll tatsächlich erreicht
werden. Dies darf aber nicht dazu verleiten, Dosissteigerungen zu häufig vorzunehmen. Es gibt Patienten, die bei gutem Ansprechen der Läsionen während der
gesamten Initialbehandlung nicht mehr UV-A-Licht benötigen, als es der MPD
entspricht.

Die „ehernen" Regeln

a) Beginnen Sie die PUVA-Therapie nicht, ohne die anamnestischen, Labor-
und klinischen Voruntersuchungen vorgenommen zu haben.

b) Führen Sie die Phototestung stets in der UV-empfindlichsten unbefallenen
Haut durch.

c) Die erste therapeutische Dosis ist die MPD.

d) Die Photochemotherapie wird nach der Reaktion der unbefallenen Haut gesteuert.

e) UV-A-Dosen nicht erhöhen, wenn Erythem vorliegt.

f) UV-A-Dosen niemals an zwei aufeinanderfolgenden Tagen steigern.

5.6. Technik der PUVA-Behandlung nach Erreichen der klinischen Erscheinungsfreiheit (Intervallphase)

Die Photochemotherapie wird hauptsächlich bei Dermatosen eingesetzt, die nach der klinischen Abheilung früher oder später rezidivieren können (z. B. Psoriasis vulgaris). Im besonderen bei der Schuppenflechte wurde bereits frühzeitig versucht [171–176], nach Beendigung der Initialphase (d. h. nach dem Erreichen der klinischen Erscheinungsfreiheit), weitere Behandlungen in nun längeren Intervallen zu verabreichen, um die Dauer der Symptomfreiheit zu prolongieren. Dieser Behandlungsabschnitt, der ausschließlich der Rezidivprophylaxe gewidmet ist, wird als Intervallphase bezeichnet. Die Behandlungstechnik während der Intervallphase ist bei den verschiedenen Indikationen zur PUVA-Therapie unterschiedlich und wird daher bei der Besprechung der einzelnen Erkrankungen abgehandelt.

6. Kontraindikationen zur PUVA-Therapie

Die PUVA-Therapie ist relativ gering durch Kontraindikationen belastet. Dennoch ist die Kenntnis einiger weniger Punkte wichtig, da bei deren Nichtbeachtung eventuell schwere Zustandsbilder beträchtlichen Ausmaßes entstehen können (z. B. Eruption eines systemischen Lupus erythematodes).

Grundsätzlich erscheint es im Routinebetrieb richtig, *nichtindizierte Dermatosen* als Kontraindikation anzusehen, da die Erweiterung des Indikationsbereiches einer Behandlung bzw. eines Medikaments stets mit einem gewissen Risiko für den Patienten verbunden ist und ein derartiger Versuch nur von einer Klinik bzw. dermatologischen Abteilung, nicht jedoch in der Praxis durchgeführt werden soll. Klinische Tests verlangen in der Regel die stationäre Aufnahme des Patienten, um eine regelmäßige Überwachung sicherzustellen, und erfordern vor allem die genauen Kriterien einer exakten Studie. Wie auch an anderer Stelle bereits ausgesprochen [461], warnen wir vor dem „Herumprobieren" mit einer Behandlungsmethode, da durch kritiklose Anwendung ein Medikament oder Heilverfahren Ansehen einbüßen kann.

Die Photochemotherapie ruft, abhängig vom Hauttyp des Patienten, eine mehr oder weniger tiefe Hautbräunung durch Induktion der Melaninbildung der Epidermis hervor. Diese Hautbräunung ist kosmetisch sehr ansprechend und wird (wie in einem späteren Kapitel besprochen) auch als neues photoprotektives prophylaktisch-therapeutisches Prinzip in der Behandlung von Lichtdermatosen eingesetzt. Es muß nach dem derzeitigen Stand des Wissens bzw. Unwissens allerdings davor gewarnt werden, die Photochemotherapie für ausschließlich *kosmetische Zwecke* einzusetzen. Wir sehen derzeit in rein kosmetischen Belangen eine Kontraindikation zur PUVA-Methode.

Wie ebenfalls in einem späteren Kapitel noch näher erläutert wird, kann man derzeit die Photochemotherapie zum *Lichtschutz Hautgesunder* noch nicht bedenkenlos empfehlen. Es ist klar, daß die PUVA-Behandlung, wie jeder medizinisch-ärztliche Eingriff, mit (wenn auch geringen und abschätzbaren) Risken verbunden ist und somit, zumindest zur Zeit, nur zur Erreichung eines echten therapeutischen Zieles eingesetzt werden soll.

6.1. Absolute Kontraindikationen

6.1.1. Schwere Funktionsstörungen von Leber oder Nieren

Eine Funktionsstörung dieser beiden Organe kann zu einer Kumulation des Psoralens im Körper führen, da das Medikament in der Leber metabolisiert und über die Nieren ausgeschieden wird. Unkontrolliert hohe Blutspiegel führen wiederum zu nicht mehr exakt steuerbarer Photosensibilisierung, wodurch schwere phototoxische Reaktionen eintreten können.

Bei leichten Störungen von Leber- oder Nierenfunktion muß mit allergrößter Vorsicht behandelt werden, wobei es sich empfiehlt, das Medikament nie an 2 aufeinanderfolgenden Tagen zu verabreichen, um die Zeitspanne für den Abbau und die Ausscheidung des Psoralens zu verlängern.

6.1.2. Kinderwunsch

Frauen werden bei bestehendem Kinderwunsch nicht behandelt, weil grundsätzlich jede nicht lebensnotwendige Medikation während der Gravidität unterbleiben soll. Es liegen derzeit allerdings keinerlei Hinweise für eine mögliche Teratogenität des Psoralens vor.

6.2. Relative Kontraindikationen

6.2.1. Erkrankungen, die durch UV-Licht ausgelöst oder verschlechtert werden

Der Lupus erythematodes, Porphyrien, das Xeroderma pigmentosum und andere Lichtdermatosen sollen nach dem derzeitigen Stand des Wissens nicht mit PUVA behandelt werden. Als „relative" Kontraindikation wird diese Gruppe von Erkrankungen deswegen angeführt, weil die häufig auftretende polymorphe Lichtdermatose sehr wohl eine Indikation für die Photochemotherapie darstellt; es ist derzeit noch zu wenig untersucht, ob darüber hinaus die Schutzwirkung von UV-Licht durch die PUVA-induzierte Steigerung der Melaninpigmentierung möglicherweise auch zur Behandlung des aktinischen Retikuloids oder der erythropoetischen Protoporphyrie eingesetzt werden kann.

6.2.2. Zustände, die die Bestrahlungsfähigkeit des Patienten herabsetzen

In Bestrahlungsgeräten, in denen der Patient in stehender Position behandelt wird, können Hypotonie, hohes Alter oder Kachexie die Therapie erschweren. In diesen Fällen ist Photochemotherapie in liegender Position jedoch stets möglich.

Die echte Klaustrophobie läßt naturgemäß eine Bestrahlungsbehandlung mit relativ kurzem Fokus-Haut-Abstand nicht ratsam erscheinen. Es ist allerdings eine Erfahrungstatsache, daß sich auch überängstliche, neurasthenische Patienten nach wenigen Bestrahlungen an das Gerät gewöhnt haben.

6.2.3. Diarrhoe

Durch eine ausgeprägte Diarrhoe wird 8-MOP rascher als gewöhnlich aus dem Magen-Darm-Trakt eliminiert, somit die Resorption herabgesetzt; als Folge treten niedrige Blutspiegel auf. Diarrhoe im Verlauf der PUVA-Behandlung wird somit die Effizienz der Bestrahlung herabsetzen, jedoch keine Schäden hervorrufen.

Gefährlich ist eine Diarrhoe allerdings während der Phototestung: Durch den ungewöhnlich niedrigen Psoralenblutspiegel wird eine zu hohe MPD ermittelt. Haben sich die Darm- und somit Resorptionsverhältnisse bis zur ersten Behandlung normalisiert, kann jene Energie UV-A-Licht, die der fälschlich ermittelten MPD entspricht, schwere Überdosierungsreaktionen mit Entwicklung beträchtlicher Erytheme verursachen.

6.2.4. Arsenanamnese

In der Natur kommen die kanzerogenen anorganischen Arsenverbindungen im kontaminierten Wasser, z. B. in Argentinien, Provinz Cordoba, sowie früher auch in Bayern (,,Maxquelle"), in Südtirol (Recegno, Levico), in Bosnien (,,Grenzquelle") usw., vor. Acidum arsenicosum (Pilulae asiaticae) oder Liquor Kalii arsenicosi (Fowlersche Lösung) wurden etwa bis zum Ende des Zweiten Weltkrieges, in Ausnahmefällen auch noch später, zur Ekzem- und Psoriasistherapie und auch als Roborans verwendet.

Gefährdet sind möglicherweise auch Arbeiter in Kupferbergwerken durch Einatmen von arsenhaltigem ,,Hüttenrauch".

Arsenhaltige Pflanzenschutzmittel wurden in manchen Weinanbaugebieten verwendet, sie sind in Österreich allerdings seit langer Zeit verboten [258]. In den U.S.A. wurden noch 1968 2,27 Millionen Kilogramm Arsenverbindungen als Insektizide verwendet [265].

Die Pathogenese der Arsenkanzerogenität dürfte in einer Hemmung von DNA-repair-Enzymen liegen [337], die möglicherweise für die Reparatur UV-induzierter DNA-Schäden notwendig sind.

Die Latenzzeit zwischen Arseneinnahme und Auftreten von klinischen Symptomen beträgt im Mittel etwa 21 Jahre. Vermehrte Chromosomenaberrationen wurden in den Lymphozyten arsenexponierter Personen noch mehrere Jahrzehnte nach dem letzten Arsenkontakt gefunden [265].

In Studien zur Langzeittherapie der Psoriasis vulgaris [164, 189, 192, 392] wurde das Auftreten von Keratosen und Epitheliomen bei Patienten beobachtet, die früher mit systemisch verabreichtem anorganischen Arsen behandelt worden waren. Es ist derzeit noch nicht geklärt [192], ob jene Hauttumoren auf die Wirkung des Arsens oder der Photochemotherapie zurückzuführen sind oder aber ob PUVA beim Arsen-vorbehandelten Patienten eventuell kokarzinogen wirken könnte und die Latenzperiode zwischen der Arseneinnahme und dem Auftreten epithelialer Dysplasien verkürzt. Sicher und gut dokumentiert ist jedenfalls die karzinogene Wirkung des anorganischen Arsens, und es ist eine klare Dosis-Wirkung-Beziehung bekannt. Höhere Dosen Arsen führen zu vermehrtem Auftreten von Hautepitheliomen; diese werden infolge ihrer erfaßbaren Ursache auch als *Arsenkarzinome* bezeichnet [116]. Die Häufigkeit des Auftretens derartiger Tumoren nach Arseneinnahme liegt bei 8% [116], wobei meist multiple oberflächliche Basaliome und Bowen-Herde, seltener gut differenzierte Plattenepithelkarzinome, besonders am Rumpf und an den proximalen Extremitätenanteilen, vorkommen [130].

Patienten mit positiver Arsenanamnese sollten nur unter Anlegen besonders strenger Indikationsmaßstäbe mit Photochemotherapie behandelt werden, wobei alle Voraussetzungen für häufige und genaue Nachuntersuchungen gegeben sein müssen.

6.2.5. Vorbehandlung mit Zytostatika und/oder ionisierenden Strahlen

Die ionisierenden Strahlen und auch die meisten Medikamente aus der Gruppe der Zytostatika beeinflussen DNA. Man könnte somit bei der Kombination dieser Behandlungsverfahren mit Photochemotherapie ein erhöhtes Risiko für Langzeitnebenwirkungen erwarten. Die bisher vorliegenden Langzeituntersuchungen nach PUVA-Therapie dürften diese theoretischen Überlegungen bestätigen [192, 392]. Andererseits wurde gezeigt, daß PUVA auch bei jenen Psoriasispatienten, die ausschließlich durch hohe Dosen oral verabreichter Kortikosteroide und/oder Methotrexat zu behandeln waren, zur vollständigen Erscheinungsfreiheit führt [160]. Die orale Photochemotherapie macht in vielen Fällen somit die Anwendung zytostatisch wirksamer Substanzen (z. B. Methotrexat) überflüssig [160].

Derzeit sollten jedenfalls Patienten, die Zytostatika bzw. ionisierende Strahlen erhielten, mit PUVA nur nach Anlegen sehr strenger Indikationskriterien behandelt und exakt nachkontrolliert werden.

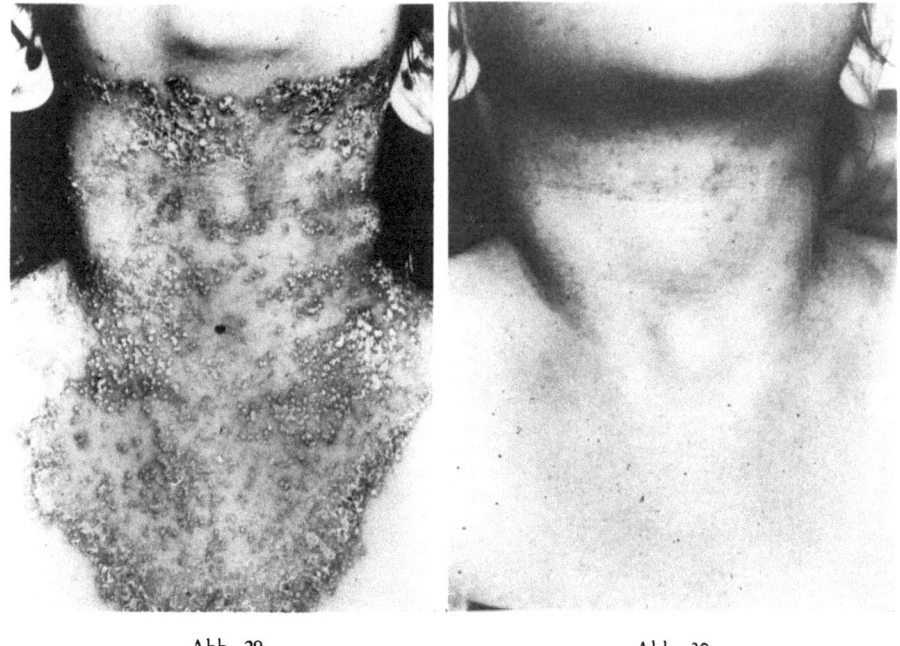

Abb. 29   Abb. 30

Abb. 29. 6jähriges Kind mit schwerster Psoriasis pustulosa Zumbusch. Bei der Aufnahme toxisches Zustandsbild mit Fieber bis 40 °C, Puls 160/min, Leukozyten: 22.000/mm³

Abb. 30. Gleiches Kind wie Abb. 29 nach PUVA. Die Hauterscheinungen sind abgeheilt, die Toxikose ist verschwunden

6.2.6. Lebensalter

Trotz nahezu 10jähriger Erfahrung mit PUVA betrachten wir die Behandlung noch immer als „neue" Therapieform und empfehlen zur Zeit, diese in der Regel nicht bei Kindern unter 14 Jahren anzuwenden. Ausnahmen von dieser

Empfehlung stellen schwerste, ja lebensbedrohliche Zustandsbilder dar, wie die Psoriasis pustulosa Zumbusch, Erkrankungen, die im Kindesalter derzeit ausschließlich mit der Photochemotherapie suffizient und risikoarm zu behandeln sind [190] (Abb. 29, 30).

6.2.7. Geringe Ausdehnung der Erkrankung

Die Photochemotherapie soll grundsätzlich der Behandlung schwerer, ausgedehnter Zustandsbilder vorbehalten bleiben. Es ist allerdings in diesem Zusammenhang nicht möglich, starre Grenzen für die Indikationsstellung anzugeben.

So wird z. B. eine sensible Frau unter einer Schuppenflechte, die nur 10% ihrer Körperoberfläche bedeckt, psychisch mehr leiden als ein emotionell eher indolent reagierender Mann, dessen Haut zu 50% von Psoriasis befallen ist. Gerade bei Dermatosen macht der subjektive ,,psychische Stellenwert", den die Hauterkrankung im Leben eines Patienten einnimmt, wesentlich mehr aus als das objektive Zustandsbild. Die Indikationsstellung richtet sich nach dem gesamten ,,Krankheitswert".

Die Lokalisation der Erkrankung spielt ebenso eine große Rolle: Kleine Vitiligoherde im Gesicht bei einem primär dunkel pigmentierten Patienten können unter Umständen als ,,schwerere" Erkrankung eingestuft werden als stärker ausgedehnte Veränderungen am Stamm eines Hellhäutigen.

Es ist der Kunst jedes einzelnen Arztes zu überlassen, nach Abschätzung der psychischen und somatischen Aspekte der Erkrankung und der ,,Risiko-Nutzen-Rechnung" die Indikation zu stellen.

7. Indikationen für die Photochemotherapie

Die orale Photochemotherapie wurde ursprünglich zur Behandlung der Schuppenflechte (Psoriasis vulgaris) entwickelt [319, 475], obwohl das Prinzip oraler Psoralen-Photosensibilisierung mit nachfolgender UV-Bestrahlung bereits in früheren Jahren zur Behandlung der Vitiligo eingesetzt wurde. Durch die durchschlagenden Therapieerfolge bei Psoriasis ermutigt und aus gewissen theoretischen Überlegungen heraus, wurde das PUVA-Verfahren in der Folge auch bei der Mycosis fungoides versucht. Durch systematische klinische Studien hat sich die Indikationsliste in den letzten Jahren weiter verlängert, sodaß heute eine ganze Reihe von Dermatosen, die weder morphologisch noch pathogenetisch miteinander verwandt sind, mit PUVA behandelt werden [44].

In der Folge werden die wichtigsten derzeit bekannten Indikationen für die Photochemotherapie besprochen, wobei klinische Versuche in Zukunft möglicherweise neue Gebiete erschließen können. Die Abhandlung der Krankheitsbilder erfolgt im Hinblick auf die Photochemotherapie: es wird daher die Erkrankung in jenem Ausmaß besprochen, als dies für das Verständnis und für die praktische Durchführung der PUVA-Behandlung von Bedeutung ist.

7.1. Psoriasis

7.1.1. Definition

Die Psoriasis oder Schuppenflechte ist eine extrem chronische Hautkrankheit, die durch eine stark gesteigerte epidermale Proliferation, verbunden mit entzündlichen Veränderungen im Korium, zu papulo-squamösen Hautveränderungen führt (Abb. 31a). Die Erkrankung kann in jedem Lebensalter auftreten, zwei Gipfel in der Häufigkeit der Erstmanifestation sind bekannt (um das 20. und um das 45. Lebensjahr) [272]. Der Verlauf ist charakterisiert durch ein ständiges Wechselspiel von Exazerbationen und Remissionen. Die Ursache der Schuppenflechte ist letzlich unbekannt, äußere Faktoren (Streß, mechanische Traumen, Alkohol usw.) spielen als ,,Trigger" eine Rolle.

7.1.2. Sozialmedizinische Aspekte

Weltweit sind etwa 1–3% der Bevölkerung von Psoriasis befallen [114, 179, 252, 301]. Die Erkrankung kommt ungemein häufig vor, ihre Verbreitung kann mit der des Diabetes mellitus verglichen werden.

Die Psoriasis ist für das Empfinden hautgesunder Menschen ein abstoßendes, ja nicht selten ekelerregendes Leiden und übt somit auf das Leben des Betroffenen, auf seine Beziehungen zu anderen Menschen, seine Erziehung, sein Familienleben, seine Berufsaussichten und damit auch seine ökonomischen Bedingungen einen tiefgreifenden, im Einzelfall gar nicht abschätzbaren Einfluß aus [283]. Die Ausübung von Berufen, in denen der Aufbau menschlicher Kontakte vorrangig wichtig ist (z. B. Lehrer, Verkäufer, Vertreter usw.) ist für den Psoriatiker sehr erschwert, und darüber hinaus behindert die Erkrankung auch in physischer Hinsicht (z. B. macht eine schwere Psoriasis palmarum das Schreiben oder Klavierspielen unmöglich).

Besonders schwerwiegend sind die Auswirkungen der Psoriasis auf die Psyche des Betroffenen. Beruf und Freizeit sind schließlich nur noch auf die Schuppenflechte ausgerichtet.

Ebenso ist die Partnerwahl durch das Vorhandensein der Hauterkrankung beeinträchtigt, und es ist bekannt, daß Psoriatiker im Vergleich zu Kontrollkollektiven häufiger unverheiratet (niemals verheiratet oder geschieden) sind [283].

Im weiteren ist die Psoriasis nicht nur für den Patienten selbst, sondern auch für die Allgemeinheit von großer sozialmedizinischer Bedeutung: Das eminent chronische und häufig rezidivierende Krankheitsbild machte (zumindest in der Ära vor Einführung der Photochemotherapie) häufige Krankenstände erforderlich. Arbeitsausfall sowie die Spitals- und Behandlungskosten sind ein sozialökonomisches Problem, und jede Behandlungsform der Schuppenflechte, die wie die Photochemotherapie ambulant durchgeführt werden kann und so mit dem Berufsleben des Patienten nicht interferiert, ist schon aus diesen Gründen von Bedeutung.

7.1.3. Klinik

7.1.3.1. Psoriasis vulgaris

Die Primäreffloreszenz ist eine zu Beginn nur stecknadelkopfgroße Papel, die charakteristischerweise von ihrem ersten Auftreten an weißlich, groblamellös schuppt. Die Läsionen wachsen durch Apposition, können später miteinander konfluieren und bilden somit sehr verschiedenartige klinische Erscheinungsbilder. Diese sind sowohl von Patient zu Patient unterschiedlich (Abb. 31a, 32a, 33a, 34a), können aber auch bei ein und demselben Fall von Zeit zu Zeit wechseln.

Je nach der Größe der einzelnen Herde, werden folgende Formen unterschieden:

Psoriasis punctata: Durchmesser der Läsion: zirka 1 mm,
Psoriasis guttata: Durchmesser der Läsion: zirka 3–10 mm,
Psoriasis nummularis: Durchmesser der Läsion: zirka 1–3 cm,
Psoriasis en plaque: Durchmesser der Läsion: über 3 cm.

Durch Konfluenz mehrerer Plaques entsteht ein landkartenartiges Bild (Psoriasis geographica). Daneben gibt es noch andere morphologische Sonderformen (Psoriasis anularis, circinata, pyrata usw.), deren Bezeichnung außer für didaktische Zwecke von klinisch höchst untergeordneter Bedeutung ist. Wichtig hingegen ist, zwischen der *akut-eruptiven Form*, der *chronisch-stabilen Form* und der *abheilenden Psoriasis* zu differenzieren:

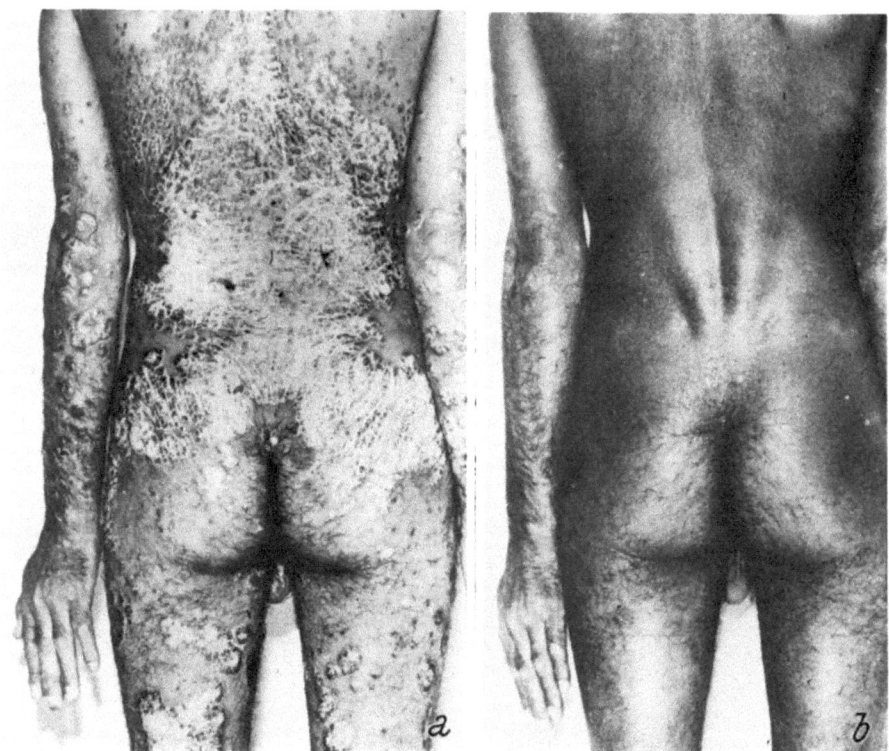

Abb. 31. *a* Psoriasis vulgaris. Ausgedehnte, derb infiltrierte Form vor Beginn der Photochemotherapie; *b* derselbe Patient wie *a* nach PUVA (16 Expositionen; total: 82 Joules/cm²)

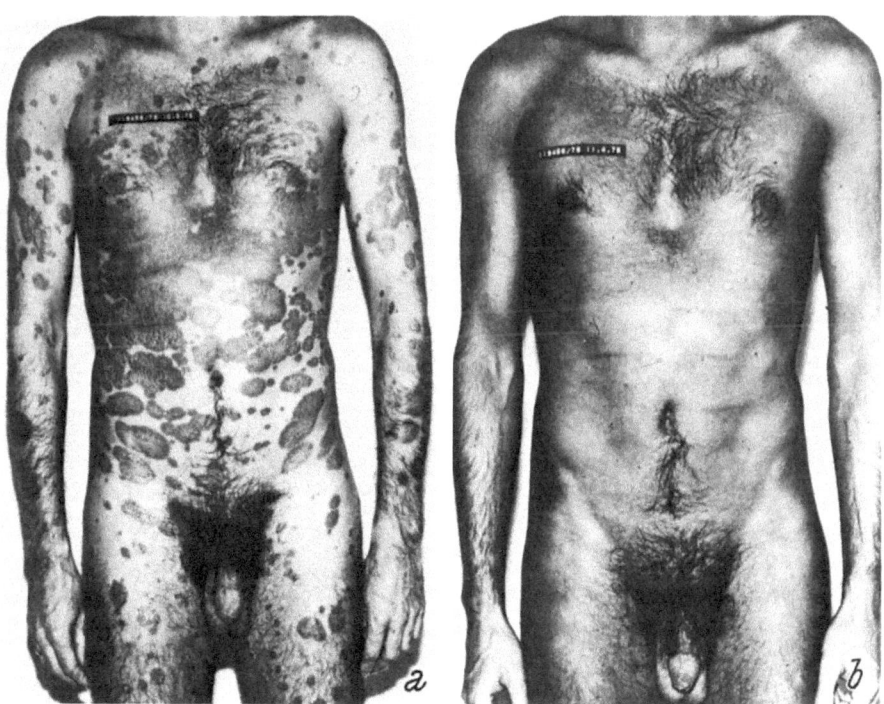

Abb. 32. *a* Psoriasis vulgaris. Relativ gering schuppende, aber ausgedehnte Herde vor Beginn der
PUVA-Therapie; *b* derselbe Patient wie *a* nach PUVA (14 Expositionen; total: 64 Joules/cm²)

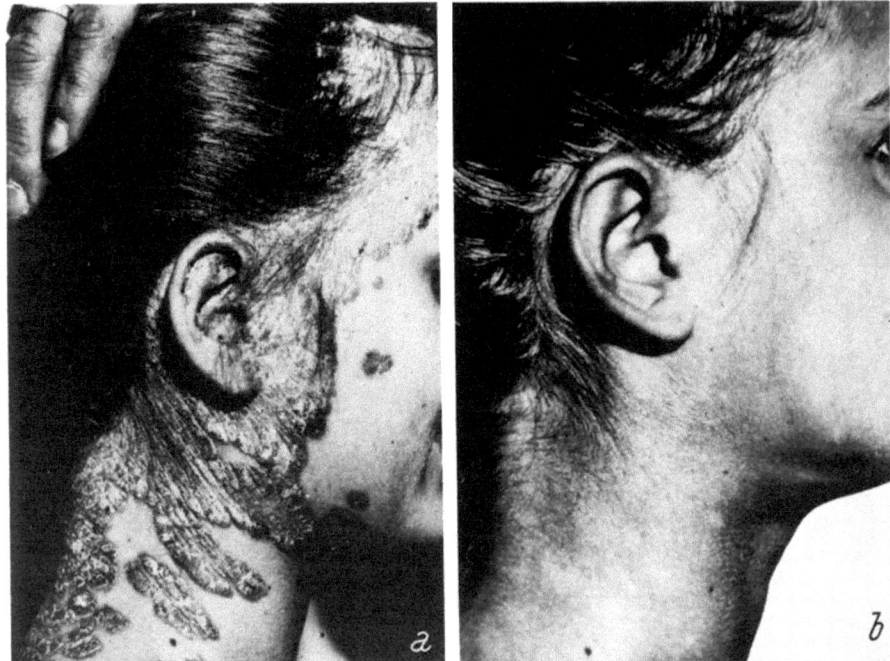

Abb. 33. *a* Psoriasis vulgaris am Hals, Ohr, hineinreichend ins Kapillitium vor Beginn der Photochemotherapie; *b* dieselbe Patientin wie *a* nach PUVA (15 Expositionen; total: 62 Joules/cm²)

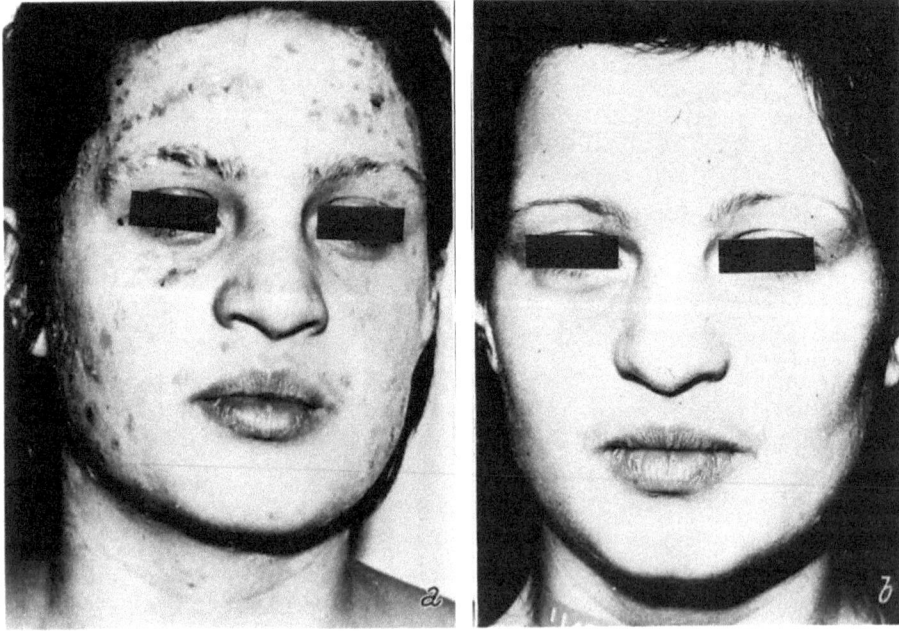

Abb. 34. *a* Psoriasis vulgaris. Seltene Lokalisation im Gesicht. Vor Beginn der Photochemotherapie; *b* dieselbe Patientin wie *a* nach PUVA (17 Expositionen; total: 61,5 Joules/cm²)

Die *akut-eruptive Form* weist wesentlich stärkere entzündliche Erscheinungen auf; als Ausdruck dessen findet sich um die eigentliche psoriatische Effloreszenz ein roter Saum.

Die *chronisch-stabile Form* zeigt diesen entzündlichen Randsaum nicht; das psoriatisch veränderte schuppende Areal grenzt scharf gegen die klinisch normale Haut.

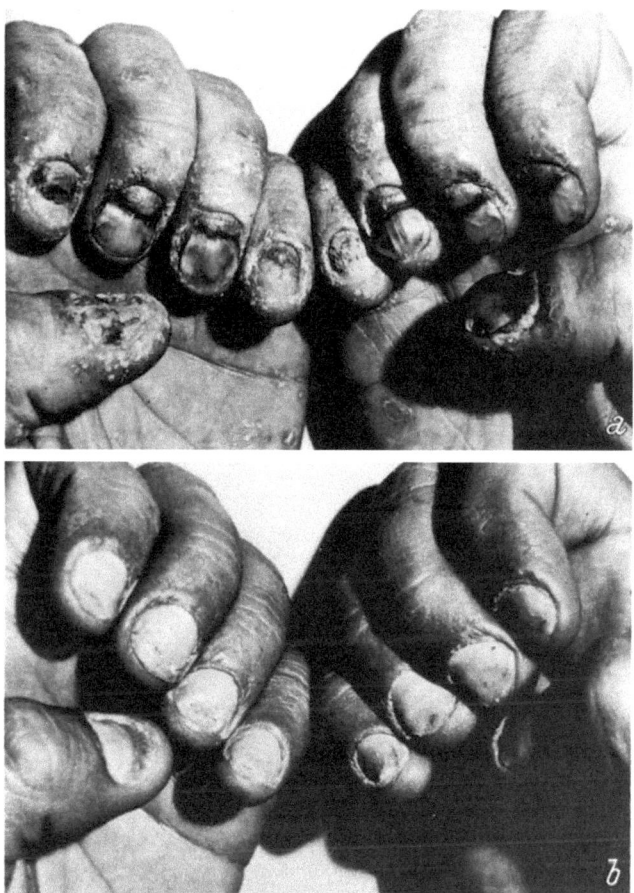

Abb. 35. *a* Psoriasis periungualis und psoriatischer Befall der Nagelplatten vor Photochemotherapie
b derselbe Patient wie *a* nach 48 PUVA-Expositionen (total: 228 Joules/cm²)

Die *abheilende Psoriasis* läßt häufig einen weißen Randsaum erkennen.

Die akut-eruptive Form wird durch antipsoriatische Therapiemaßnahmen, auch durch die Photochemotherapie, rasch beeinflußt, heilt in relativ kurzer Zeit ab, neigt allerdings zum frühzeitigen Rezidiv. Die chronisch-stabile Form ist meist wesentlich stärker infiltriert, die Therapie benötigt bis zum Abheilen längere Zeit, die Rezidivhäufigkeit ist allerdings wesentlich geringer.

Das *Auspitzphänomen* („punktförmige Basisblutung", „Phänomen des blutigen Taues") wird als Hilfe zur Diagnosestellung bei Psoriasis angeführt: Kratzt man an einer frischen Läsion vorsichtig mit dem Fingernagel die Schuppen ab, kommt es spontan aus der Basis der Läsion zu kleinsten, punktförmigen Blutungen. Die Ursache dieses Phänomens, das für die Psoriasis recht charakteristisch ist, liegt im histologischen Aufbau der Effloreszenz (Akanthose, Papillomatose, dichtes, direkt subepidermal gelegenes Gefäßnetz).

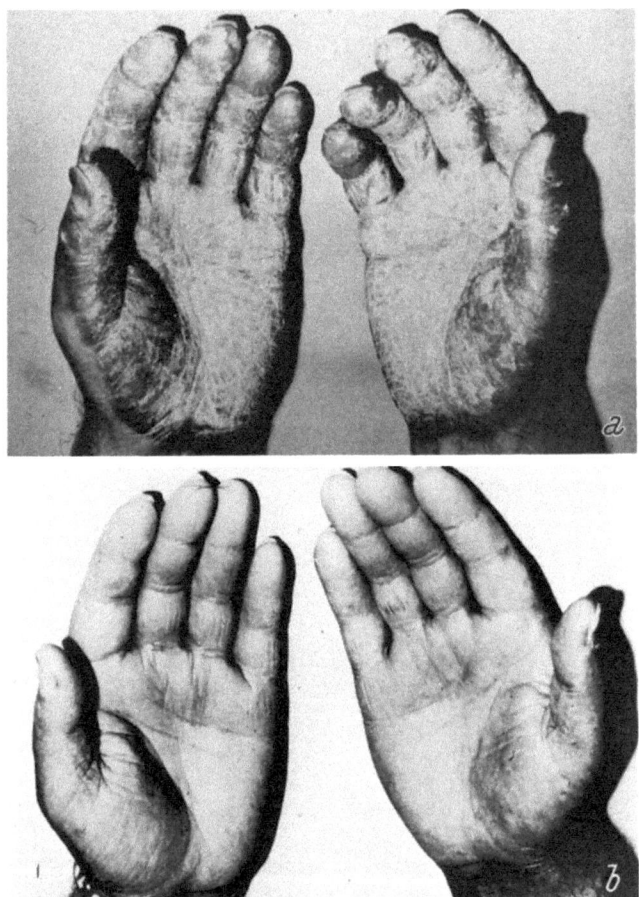

Abb. 36. *a* Psoriasis palmarum vor Photochemotherapie; *b* derselbe Patient wie *a* nach 17 PUVA-Expositionen (total: 136 Joules/cm^2)

Unter *Koebner-Phänomen* („isomorpher Reizeffekt") versteht man das Entstehen psoriatischer Herde an akut oder chronisch beanspruchten Hautstellen (z. B. in Verbrennungsarealen, in schrumpfenden Narben). Durch diesen „isomorphen Reizeffekt" erklären sich zum Teil auch die *Prädilektionsstellen* der Erkrankung (Ellbögen, Knie, Sakralregion).

Typisch und häufig ist die *Psoriasis des Capillitiums*. Durch die verstärkte Talgproduktion an der Kopfhaut nehmen die sonst weißen, trockenen Schuppen einen eher gelblichen Farbton an. Die Psoriasis capillitii überschreitet die

Stirn-Haar-Grenze kaum; psoriatische Herde im Gesicht (Abb. 33a, 34a) sind somit selten.

Etwa bei jedem zweiten Psoriatiker findet man einen *Befall der Nägel,* der insbesondere im Bereich der Finger (Abb. 35a) kosmetisch stört.

Psoriasis punctata: kleinste punktförmige Auspunzungen der Nagelplatte, die allerdings auch beim Hautgesunden sowie bei periungualen Ekzemen vorkommen.

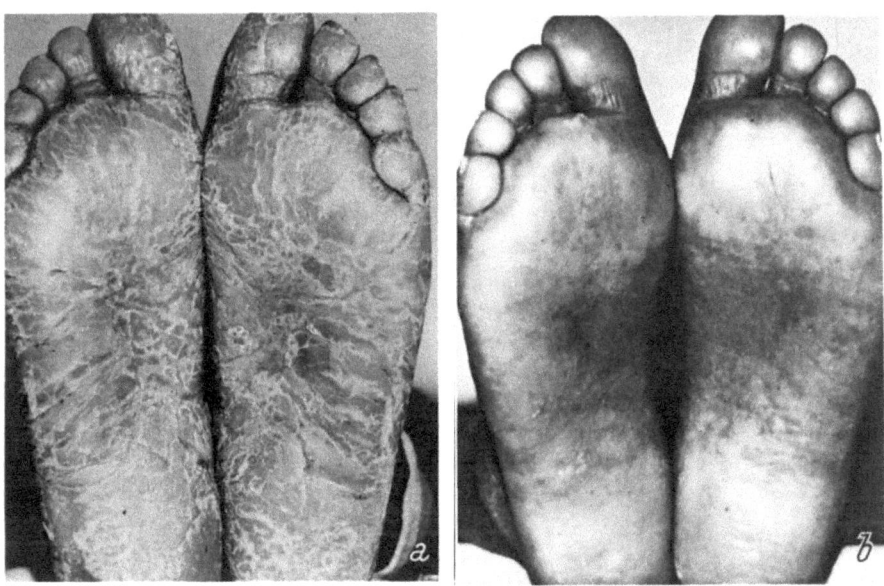

Abb. 37. *a* Psoriasis plantarum vor Photochemotherapie; *b* derselbe Patient wie *a* nach 21 PUVA-Expositionen (total: 168 Joules/cm²)

Subunguale Keratosen entstehen durch die subungual beschleunigte Epidermopoese, beginnen meist an den distalen Anteilen der Nagelplatte und schreiten nach proximal fort. Entstehen derartige Veränderungen in der Mitte der Nagelplatte, bildet sich eine bräunliche Verfärbung, die auch als *„psoriatischer Ölfleck"* bezeichnet wurde.

Seltener befällt die Psoriasis intertriginöse Areale *(Psoriasis intertriginosa)* sowie Handflächen und Fußsohlen *(Psoriasis palmoplantarum)* (Abb. 36a, 37a). Tritt die Schuppenflechte bei einem Patienten bevorzugt an diesen sonst eher selten betroffenen Arealen auf, spricht man auch von *Typus inversus.*

Psoriasis vulgaris an der Schleimhaut kommt sehr selten vor [468], häufiger allerdings bei Psoriasis pustulosa [15].

Der seborrhoische Psoriasistyp („Seborrhiasis") ist für die Photochemotherapie insofern von Bedeutung, als bei dieser milden, wenig infiltrierten und nur zart schuppenden Variante das therapeutische Ansprechen aus noch nicht geklärten Gründen verzögert ist.

7.1.3.2. Psoriasis-Erythrodermie

Der Befall des gesamten Integumentes mit Psoriasis führt zu einer universell geröteten, infiltrierten und schuppenden Haut, die als Psoriasis-Erythrodermie oder Psoriasis universalis bezeichnet wird.

Dieses Krankheitsbild ist nicht einfach nur eine Variante der Psoriasis vulgaris, sondern stellt ein wichtiges somatisch-medizinisches Problem dar: Der Patient fühlt sich bei hohem Fieber stark krank und bildet eine beträchtliche Leukozytose aus. Die universell gestörte Barrierefunktion der Haut führt zu einem Wasserverlust, der häufig eine gezielte Infusionstherapie notwendig macht. Umgekehrt wird diese Haut von außen aufgebrachte Medikamente vehement resorbieren, und Salizylatvergiftungen nach Applikation salizylhaltiger Salben wurden beschrieben.

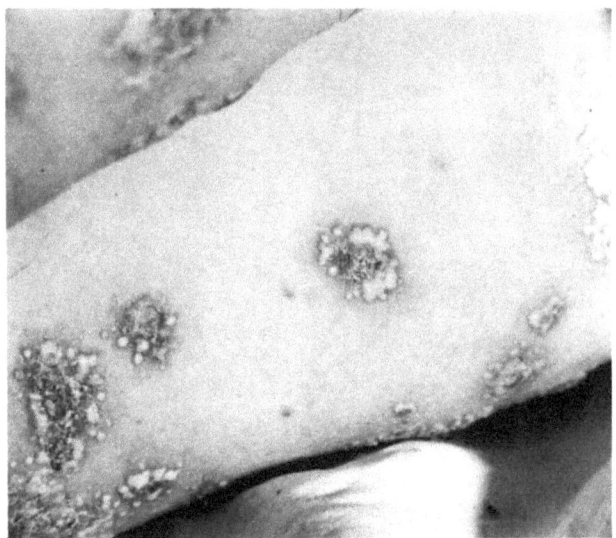

Abb. 38. Psoriasis pustulosa Zumbusch. Beginnende Eruption dichtgelagerter, gruppierter Pusteln

Der Patient mit psoriatischer Erythrodermie verliert täglich mehr als 50 g Schuppen [115] und damit Körpereiweiß und Eisen, wodurch sich Hypoproteinämie und Eisenmangelanämie einstellen können. Die Therapie dieses Krankheitsbildes erfordert neben der Behandlung der Haut somit zusätzliche Maßnahmen.

7.1.3.3. Psoriasis pustulosa Zumbusch

Die generalisierte Psoriasis pustulosa Zumbusch ist das schwerste, ja lebensbedrohliche, glücklicherweise allerdings seltene Zustandsbild aus der Gruppe der Psoriasiserkrankungen [247, 369, 370]. Aus einer Psoriasis vulgaris oder auch de novo aus scheinbar gesunder Haut entsteht eine akute Eruption dichtgelagerter kleiner Pusteln (Abb. 38) mit gleichzeitigem Einsetzen eines hochtoxischen, fieberhaften Zustandsbildes mit extremer Leukozytose (bis 40.000/m³). Auf stark schmerzenden, hellrot entzündeten Hautarealen bilden sich in der Folge oft in Gruppen stehende Pusteln aus (Abb. 38), die später zu großen

Eiterseen konfluieren (Abb. 39a). Die sterilen Pusteln platzen schließlich, das Krankheitsbild mündet in eine exfolierende Erythrodermie (Abb. 40a) mit Flüssigkeitsverlusten, die der Verbrennungskrankheit vergleichbar sind. Die bei generalisierter Psoriasis pustulosa sehr erfolgreiche Photochemotherapie hat daher

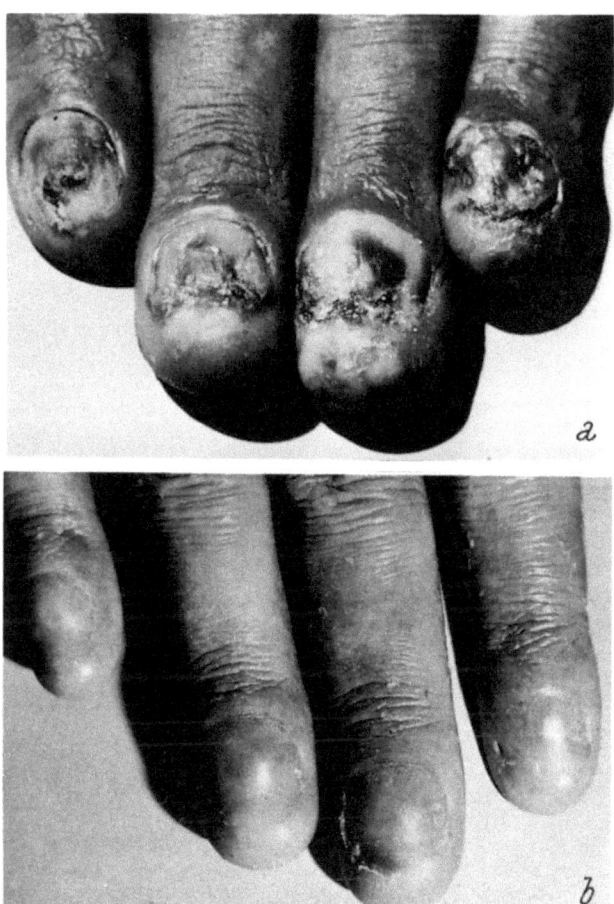

Abb. 39. *a* Nagelbefall bei Psoriasis pustulosa Zumbusch. Eiterseen im periungualen Raum. Vor der Photochemotherapie; *b* derselbe Patient wie *a* nach 15 PUVA-Expositionen (total: 31 Joules/cm²)

von flankierenden Maßnahmen (Flüssigkeits- und Elektrolytersatz, Antipyretika, antibiotische Abschirmung, Analgetika usw.) begleitet zu werden.

Die Ursache der Psoriasis pustulosa ist unbekannt. Sicher ist [369, 370], daß die Erkrankung häufig nach Absetzen einer systemischen Kortikoidtherapie der Psoriasis vulgaris auftritt. (Systemisch verabreichte Kortikosteroide sollten heute für die Behandlung der Psoriasis nicht mehr eingesetzt werden.)

7.1.3.4. Psoriasis pustulosa palmaris et plantaris

Die Psoriasis pustulosa palmaris et plantaris präsentiert sich meist im Bereich von Thenar, Hypothenar und Hand- bzw. Fußteller. Auf geröteter, infiltrierter Haut, die scharf gegen die gesunde Umgebung abgegrenzt ist, finden sich flache, bis zu linsengroße sterile Pusteln. Diese äußerst chronische und gegen lokale Salbenbehandlung sehr therapieresistente Eruption ist häufig mit Läsionen einer Psoriasis an anderen Hautstellen und auch mit einer psoriatischen Arthropathie sowie Nagelveränderungen kombiniert [115].

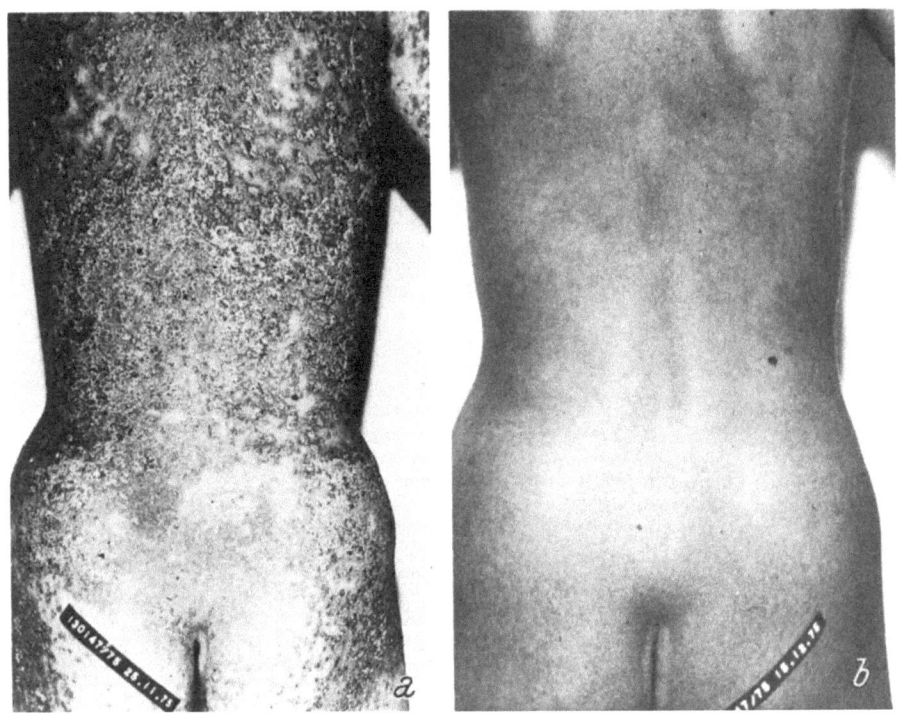

Abb. 40. *a* Psoriasis pustulosa Zumbusch. Exfoliierende Erythrodermie, hochtoxisches Zustandsbild. Vor der Photochemotherapie; *b* dieselbe Patientin wie *a* nach 12 PUVA-Expositionen (total: 47 Joules/cm²)

Die Psoriasis pustulosa palmaris et plantaris kommt allerdings auch vollständig isoliert, d. h. ohne gleichzeitiges Vorhandensein anderer Manifestationen der Schuppenflechte, vor. Diese klinische Variante wurde früher als das *Andrewssche Bakterid* bezeichnet [336], und es wurde angenommen, daß Fokalherde (Zähne, Tonsillen, Appendix usw.) für diese Eruption verantwortlich sein könnten. Es setzt sich heute mehr und mehr die Anschauung durch, das sogenannte Andrewssche Bakterid und die Psoriasis pustulosa palmaris et plantaris als identische Krankheitsbilder aufzufassen [115].

7.1.3.5. Arthropathia psoriatica

Die psoriatische Arthropathie ist im Rahmen der Photochemotherapie von geringerer Bedeutung und wird daher an dieser Stelle nur kurz und der Vollständigkeit halber besprochen.

Die Symptomatik beginnt vor allem in den kleinen Gelenken der Hände und Füße, seltener und in fortgeschrittenen Fällen sind auch große Gelenke (Knie, Ellbogen) [24] erkrankt, häufig ist das Sakroiliakalgelenk betroffen. In der überwiegenden Mehrzahl der Fälle bestehen lange vor den ersten Gelenksbeschwerden typische psoriatische Hautveränderungen, in Ausnahmefällen allerdings kommt die psoriatische Arthropathie auch ohne Befall des Integumentes vor.

Der Patient klagt zu Beginn der Erkrankung am häufigsten über Schmerzen bei Bewegungen und über Morgensteifigkeit. Später nehmen mit den subjektiven Beschwerden auch die Gelenksschwellungen zu, die letztlich mit beträchtlichen Deformitäten enden können (Arthritis psoriatica mutilans).

Die klinisch wichtige Abgrenzung der psoriatischen Arthropathie von der chronischen Polyarthritis zeigt Tab. 7.

Tabelle 7. *Differentialdiagnose psoriatische Arthropathie – chronische Polyarthritis*

	Psoriatische Arthropathie	Chronische Polyarthritis
Geschlechtsverteilung Frauen : Männer	1 : 1	3 : 1
Befallene Gelenke	kleine Gelenke, asymmetrisch, distale Finger und Zehengelenke häufig betroffen. Ileosakralgelenke frühzeitig und häufig befallen.	kleine Gelenke, symmetrisch, distale Finger und Zehengelenke selten betroffen. Befall der Ileosakralgelenke sehr selten.
Ulnare Deviation	fehlt	stets
Rheumafaktor	negativ	positiv in über 80%

Die Differentialdiagnose der chronischen und schleichend beginnenden psoriatischen Arthropathie gegen die perakute Arthritis gonorrhoica ist meist einfach, gegen die Reitersche Erkrankung bisweilen schwierig. Die übrigen Symptome der Reiterschen Trias (Urethritis, Arthritis, Konjunktivitis) erlauben eine klinische Abgrenzung.

7.1.4. Histologie

Das histologische Bild der *Psoriasis vulgaris* ist im wesentlichen durch die folgenden Veränderungen gekennzeichnet:
• *Parakeratose und Hyperkeratose:* Durch die überstürzte Zellteilung verdickt sich das Stratum corneum, wobei die Hornzellen nicht mehr imstande sind, auszureifen, d. h. die Zellkerne zu verlieren. Das parakeratotisch verhornende Stratum corneum ist somit kernhältig.

- *Akanthose:* Verbreiterung der Epidermis in ihrer Gesamtheit.
- *Verstärkte mitotische Aktivität* im Stratum basale der Epidermis.
- *Munrosche Mikroabszesse:* Neutrophile Granulozyten aggregieren stellenweise in der Epidermis subkorneal und formen im Extremfall der Psoriasis pustulosa Zumbusch die „spongiforme Pustel" nach Kogoj.
- *Papillomatose:* Das Stratum papillare des Corium ist verbreitert, die Papillen sind hochgezogen bis zu den oberflächlichen Schichten der Epidermis.
- *Perivaskuläres entzündliches Infiltrat:* Dieses besteht vorwiegend aus Rundzellen (Makrophagen und Monozyten, weniger Lymphozyten) [33, 34] und findet sich insbesondere um die Gefäße der subepidermalen Schichten.

Die Ausprägung der genannten histologischen Parameter ist je nach dem klinischen Erscheinungsbild unterschiedlich [33, 34]: So stehen z. B. bei der pustulösen Psoriasis die epidermalen Leukozyten im Vordergrund, bei chronischer Plaquepsoriasis die Akanthose, bei der Erythrodermie die dermale Entzündung.

7.1.5. Laborparameter

Der Patient mit Psoriasis vulgaris zeigt meist eine geringfügige *Leukozytose,* die bei der pustulösen Variante beträchtlich ausgeprägt sein kann. *Erhöhte Harnsäurewerte* sind bei allen Formen der Psoriasis häufig [42, 159]; als Ursache wurde früher die gesteigerte epidermale Zellerneuerung angenommen [96], heute ist geklärt, daß in diesem Zusammenhang genetische Faktoren, eventuell auch die Hyperalimentation, eine Rolle spielen [42, 159].

7.1.6. Diagnose

Die Diagnose der Psoriasis ist durch das klassische, pathognomonisch-klinische Bild in den allermeisten Fällen einfach. Eine histologische Untersuchung wird allenfalls bei der psoriatrischen Erythrodermie zur Abgrenzung gegen andere Erythrodermien und bei der Psoriasis pustulosa Zumbusch, z. B. zur Differentialdiagnose gegen die subkorneale Pustulose, notwendig.

7.1.7. Ätiologie und Pathophysiologie

Die Ursache(n) der Psoriasis und die pathophysiologischen Vorgänge sind nach wie vor nicht geklärt. Eine Reihe von Vorstellungen allerdings existieren [32, 78, 165, 198, 449–451], die versuchen, die ungeheure Fülle der wissenschaftlichen Einzelinformationen zu einem gemeinsamen Konzept der Pathogenese zusammenzufügen.

Bei der Psoriasis liegen sowohl epidermale als auch dermale Veränderungen vor, wobei derzeit noch nicht vollständig geklärt ist, ob die pathologischen Vorgänge im Epithel der Haut oder im Bindegewebe beginnen: Es wird heute allgemein angenommen [78], daß Epidermis und Dermis miteinander integriert reagieren und die psoriatische Läsion durch ein Wechselspiel endogener und exogener Faktoren ausgelöst wird [32].

Die Störung der epidermalen Zellkinetik ist durch eine Reihe autoradiographischer Untersuchungen [144, 465] bekannt: Der Zellzyklus des Keratinozyten läuft 5- bis 7mal rascher ab als der einer normalen Epidermalzelle, und seine

Wanderung vom Stratum basale der Epidermis bis zur Hautoberfläche ist entsprechend beschleunigt. Ein interessantes, bisher allerdings noch unbestätigtes Konzept [138] besagt, daß in der psoriatischen Haut eine gewisse Zellpopulation, die sich normalerweise im Ruhezustand befindet (den Zellzyklus also nicht mitmacht), aktiviert ist. Dies würde bedeuten [138], daß nicht so sehr die Beschleunigung des Zellzyklus der Epidermalzelle an sich die wesentliche Rolle spielt, sondern daß sich quantitativ mehr Zellen am Prozeß der Keratinisierung beteiligen.

Die Genetik spielt in der Ätiologie der Psoriasis eine entscheidende Rolle. Es ist bekannt, daß sich in etwa einem Drittel aller Patienten mit Schuppenflechte eine entsprechende Familienanamnese erheben läßt. Der Vererbungsmodus ist multifaktoriell [115] und die Penetranz äußerst variabel [2].

Zahlreiche Studien haben die Verbindung der Schuppenflechte zu dem genetischen Markierungssystem der HLA (= Human leucocyte antigens) aufgezeigt [45, 209, 223, 272, 368, 407]. HLA B 13 und BW 17 kommen bei psoriatischen Patienten wesentlich häufiger vor als in der Normalbevölkerung, HLA B 7 und B 8 seltener. Neuere Untersuchungen [45, 209, 272, 422] zeigen eine enge Assoziation zum HLA-C- und -D-Locus. Die psoriatische Arthropathie ist mit HLA B 27 vergesellschaftet.

Die zyklischen Nukleotide, zyklisches Adenosinmonophosphat (c-AMP) und zyklisches Guanosinmonophosphat (c-GMP), und ihr Einfluß auf die Zellproliferation wurden in den vergangenen Jahren intensiv untersucht [449–451]. Eine Erhöhung des Verhältnisses c-GMP/c-AMP dürfte eine wesentliche pathogenetische Rolle in der psoriatischen Epidermis spielen und könnte als biochemischer „Starter" für die gesteigerte Zellproliferation verantwortlich sein.

Die Prostaglandine, insbesondere das Prostaglandin E_2 (PGE_2) wurden in psoriatisch befallener Haut in höheren Konzentrationen gefunden [335], und da PGE_2 neben zahlreichen anderen Funktionen (Erweiterung kutaner Gefäße; Auslösung von Entzündungsreaktionen) auch zu einer Erhöhung des c-AMP-Spiegels im Gewebe durch Aktivierung des Enzyms Adenylzyklase führt [169, 335] könnte PGE_2 bei der Auslösung der psoriatischen Läsion sowohl im Rahmen der epidermalen Proliferation als auch der dermalen Entzündung von Bedeutung sein.

Die Polyamine Putrescin, Spermin und Spermidin wurden sowohl in befallener als auch in nichtbefallener Haut und auch im Harn von Patienten mit Psoriasis in erhöhten Spiegeln gefunden [352, 449]. Ein Einfluß der Polyamine auf die gesteigerte epidermale Proliferation wird angenommen: Die Bildung dieser Substanzen hängt eng mit der zellulären DNA-Syntheserate [117, 266], möglicherweise wieder über eine Beeinflussung des c-AMP [295] zusammen.

Zahlreiche Studien demonstrieren profunde *funktionelle Veränderungen verschiedener Zellsysteme* im Organismus des Psoriatikers: Monozyten und Makrophagen reagieren verstärkt auf das Mitogen Concanavalin A [16], und die Fähigkeit dieser Zellen für Phagozytose und Bakterizidie ist verstärkt [16, 78, 221]. Die physiologischen Funktionen zirkulierender Leukozyten – wie Chemotaxis und Phagozytose – sind gesteigert [385, 454] und die Oberfläche neutrophiler Granulozyten erscheint „klebriger" zu sein als bei Zellen gesunder Personen [379]. Von besonderer Relevanz sind neuere Befunde [233] über das vermehrte Vorhandensein des Enzyms Serinproteinase in psoriatischen Herden. Dieses Enzym aktiviert die fünfte Komplementkomponente und wirkt somit als Leukotaxin. Die Munroschen Mikroabszesse bei Psoriasis sind so erklärbar [81, 412]. Darüber hinaus spielt diese Proteinase aber auch bei der Zellteilung und somit bei der epidermalen Kinetik eine gewisse Rolle [234].

Jüngste Ergebnisse deuten auf mögliche *immunologische Mechanismen* in der Auslösung der psoriatischen Läsion hin: Cormane et al. [74—76] entdeckten immunfluoreszenzoptisch IgG und komplementtragende Zellen verstreut in der Epidermis und eluierten antinukleäre Antikörper aus zirkulierenden Leukozyten, die direkt gegen die Kerne des Stratum basale gerichtet sind. Anti-IgG-Aktivität an der Oberfläche peripherer Lymphozyten und zirkulierende Immunkomplexe bei Psoriasis und psoriatischer Arthropathie sind beschrieben [208].

Auf dem Gebiet der zellulären Immunität wurde eine Verminderung der Zahl zirkulierender T-Lymphozyten festgestellt [68, 141], die möglicherweise mit der klinisch beobachteten, meist schwächer ausgeprägten, zellulären Immunreaktion des Psoriatikers [149] korreliert. Neueste Befunde sprechen für eine signifikante Aktivitätsverminderung der T-Suppressor-Lymphozyten [373], wodurch es möglicherweise zur Enthemmung des Immunsystems mit Ausbildung antiepidermaler Antikörper kommt. Die in der Epidermis ablaufende Antigen-Antikörper-Komplexbildung könnte die Komplementkaskade aktivieren, damit Chemotaxis und im weiteren epidermale Hyperplasie (wobei wiederum c-AMP und c-GMP, Polyamine usw. eine Rolle spielen) auslösen [373].

7.1.8. Konventionelle Therapie

Zur Behandlung der Psoriasis existieren verschiedene Möglichkeiten lokaler und systemischer Therapiemaßnahmen. Um die Vorteile der Photochemotherapie abzuschätzen und die Indikationen zur PUVA-Behandlung korrekt stellen zu können, ist es notwendig, die anderen Therapiemöglichkeiten der Psoriasis zu kennen. Diese werden daher in der Folge, soweit es für das Verständnis der Photochemotherapie relevant ist, besprochen.

7.1.8.1. Ultraviolettes Licht

Seit langem ist bekannt, daß intensive Bestrahlung mit UV-Licht psoriatische Herde günstig beeinflußt [431, 432]. Dieses Wissen wird seit langem in der „*Klimatherapie*" der Psoriasis, z. B. am Toten Meer oder an der Nordsee, ausgenützt [11]. Etwa 3- bis 4wöchige Kuraufenthalte führen in den meisten Fällen zu einer wesentlichen Besserung der Hauterscheinungen. Der entscheidende Nachteil dieser Behandlungsform liegt darin, daß in der Regel die klinische Erscheinungsfreiheit nicht ständig anhält, aus ökonomischen Gründen eine neuerliche „Klimatherapie" nicht möglich ist und somit das Rezidiv mit Therapiemaßnahmen angegangen werden muß, die auch im Heimatort des Patienten zur Verfügung stehen.

Aus diesen Gründen hat man bereits frühzeitig versucht, künstliche UV-Strahlungsquellen bei der Psoriasis zum Einsatz zu bringen, woraus sich die sogenannte *Phototherapie* entwickelt hat. Es wird allgemein angenommen, daß die UV-Behandlung der Schuppenflechte mit künstlichen Strahlenquellen der Wirkung der natürlichen Sonne unterlegen ist [115]. PUVA- und Phototherapie werden in einem späteren Kapitel gegenübergestellt.

7.1.8.2. Kortikosteroide

Die systemische Verabreichung von Kortikosteroiden sollte vermieden werden, da die bekannten Nebenwirkungen eine längere Anwendung bei einer so chronischen Erkrankung, wie es die Psoriasis ist, verbieten. Darüber hinaus reagiert die Schuppenflechte bei einer Dosisreduktion bzw. beim Absetzen des Medikaments mit dem bekannten Rebound-Effekt: Die unterdrückte Erkrankung eruptiert plötzlich in einem stärkeren Ausmaß, als es vor Beginn der Therapie bestand. Nicht selten werden hierdurch auch schwerste pustulöse Schübe ausgelöst [15].

Lokal angewendete Kortikosteroide beeinflussen besonders wenig infiltrierte Formen sehr günstig, wobei sich der Effekt durch die Okklusivverbandtechnik (allerdings gemeinsam mit den Nebenwirkungen) steigern läßt. Vorteilhaft wirkt sich die Farb- und Geruchlosigkeit von Kortikosteroidsalben aus. Einer Dauerbehandlung der Psoriasis mit lokal applizierten Kortikosteroiden stehen allerdings gewichtige Nachteile gegenüber: Kortikosteroide führen zu einer Reihe lokaler Nebenwirkungen (Follikulitis, Hautatrophie, Entwicklung von Teleangiektasien, Striae usw.); sie verlieren nach einiger Zeit ihre Wirksamkeit [94]; bei großflächiger Anwendung werden Mengen resorbiert, die genügen, um die Funktion der Hypophyse zu beeinträchtigen; und außerdem sind Kortikosteroide teuer.

7.1.8.3. Anthralin (Dithranol; Cignolin; 1,8,9-Dihydroxyanthracen)

Anthralin, 0,1- bis 4%ig in einer Salbengrundlage mit oder ohne Zusatz von Salizylsäure (5–10%), wird seit Jahrzehnten zur Therapie der Psoriasis eingesetzt. Diese Art der Lokaltherapie ist dem Erfahrenen vorbehalten, führt bisweilen zu beträchtlichen Hautreizungen und benötigt wegen der Möglichkeit einer Nierentoxizität eine Überwachung der Nierenfunktion (Harnbefund). Die Anthralintherapie wird aus diesen Gründen fast ausschließlich unter stationären Bedingungen im Krankenhaus durchgeführt [113].

Nimmt man stärkere Hautreizungen in Kauf, lassen sich mit Anthralin relativ schnell Remissionen erzielen, Rezidive treten meist nicht so rasch ein wie nach lokaler Kortikosteroidtherapie. Die Psoriasis heilt unter Anthralin in der Regel mit einem Pseudoleukoderm ab, die umgebende Haut ist in stärkerem Kontrast durch längere Zeit hyperpigmentiert, sodaß der Patient zwar psoriasisfrei, jedoch durch die therapieinduzierten Hautveränderungen kosmetisch stark beeinträchtigt ist.

7.1.8.4. Teer

2–5% Teer (z. B. Steinkohlenteer – Pix lithanthracis) in Salbengrundlagen mit oder ohne Salizylsäure (5–10%) ist ein seit langer Zeit bekanntes Antipsoriatikum [151, 152], das allerdings ebenfalls nur unter Überwachung der Nierenfunktion (Harnbefund) angewendet werden sollte. In den meisten Fällen verbietet der unangenehme Geruch eine ambulante Behandlung, sodaß der Teer ebenfalls vor allem im Krankenhaus verwendet wird.

Die Kombination von Teerapplikationen und Bestrahlung mit ultraviolettem Licht wurde erstmals von Goeckermann angegeben und ist in den U.S.A. zur stationären, aber auch ambulanten Therapie in sogenannten „Day care centers" [78] verbreitet. Die *Goeckermann-Behandlung* beruht wahrscheinlich auf einer Hemmung der DNA-Synthese der epidermalen Zellen [327, 402] und wurde seit ihrer Entdeckung vielfach modifiziert. Neuere Berichte [132, 204, 246, 338, 339] zeigen, daß sich UV-B-Licht zur Goeckermann-Behandlung besser eignet als UV-A-Licht, daß eine 10%ige Teerapplikation gleiche Resultate ergibt wie höhere Konzentrationen und daß der Teer vor der Bestrahlung entfernt werden soll, um eine maximale Penetration des UV-B zu erlauben. Die klinischen Erfolge der Goeckermann-Therapie sind zweifellos gut [78], ihre praktische Durchführung allerdings durch die zeitlich aufwendigen Teerapplikationen, Bäder und Bestrahlungen schwierig.

7.1.8.5. Retinoide

Retinoide sind synthetisch hergestellte Derivate des Vitamin A bzw. der Vitamin-A-Säure. Weltweit werden seit mehreren Jahren zahlreiche experimentelle und klinische Untersuchungen mit einem aromatischen Retinoid durchgeführt [97, 98, 128, 129, 133, 306–311, 342, 346, 403, 452].

Etretinate (Ro 10-9359) übt einen profunden Einfluß auf die Kinetik und die Differenzierung verschiedener Epithelien aus und hat sich bisher unter den bekannten Retinoiden als das geeignetste Medikament zur Behandlung der Psoriasis erwiesen. In einer Dosierung von zirka 1 mg pro Kilogramm Körpergewicht führte es bei etwa der Hälfte aller damit behandelten Patienten mit Schuppenflechte zu einer wesentlichen Besserung der Hauterscheinungen, selten allerdings verschwinden die Herde spurlos.

Nach den bisherigen Erfahrungen ergeben sich die größten Nachteile der Retinoide aus den möglichen Nebenwirkungen [98, 128, 129, 306–311]: Obligat stellt sich Cheilitis ein, häufig sind Pruritus, Konjunktivitis, Nasenbluten, Abhäuten der Handflächen und Fußsohlen, seltener werden Haarausfall und vorübergehende Erhöhung von Transaminasen (SGOT, SGPT) beobachtet. Ein stärkerer Grund zur Besorgnis liegt in einer Erhöhung der Plasma-Triglyceridspiegel sowie der Konzentration der Plasmalipoproteine mit sehr niedriger Dichte („Very low-density lipoproteins") [334]. Aromatische Retinoide könnten daher möglicherweise ein erhöhtes Risiko für die Myokardinfarkterkrankung darstellen [276]. Darüber hinaus wurden Retinoide als teratogen erkannt. Während und für einen Zeitraum von etwa 3 Monaten nach der Retinoidtherapie sollen geeignete antikonzeptive Maßnahmen ergriffen werden.

Das wichtigste Anwendungsgebiet für orale Retinoide in der Behandlung der Psoriasis liegt möglicherweise in der Kombination mit Photochemotherapie. In einem späteren Kapitel wird über ermutigende Ergebnisse dieser Kombinationstherapie berichtet.

7.1.8.6. Zytostatika

Zytostatika bremsen (bei der Psoriasistherapie meist durch Hemmung der DNA-Synthese) den Zellzyklus der Epidermalzellen und führen somit zu einem

Abheilen psoriatischer Herde. Obwohl eine Reihe von Antimetaboliten zur Behandlung der Schuppenflechte versucht wurden (z. B. Hydroxyharnstoff; Azathioprin; Mycophenolsäure usw.), hat sich ausschließlich das Methotrexate bewährt [361, 464].

Methotrexate führt in einer Dosierung von zirka 15 mg pro Woche – ein Therapieschema, das auf die epidermale Kinetik abgestimmt ist [464] – innerhalb relativ kurzer Zeit zum Abheilen psoriatischer Hautveränderungen und ist das zur Zeit wirksamste Mittel in der Behandlung der schweren psoriatischen Arthritis. Bei Psoriasis pustulosa Zumbusch ist das Medikament von geringem Wert.

Methotrexate ist ausschließlich der Behandlung schwerster Fälle von Psoriasis vulgaris vorbehalten, die sich gegenüber wiederholten Versuchen mit allen anderen Möglichkeiten antipsoriatischer Therapie als resistent erwiesen. Durch den Einfluß auf die Gonaden [406] und wegen des teratogenen Effektes verbietet sich die Anwendung von Methotrexate während der Zeit der Geschlechtsreife. Prospektive Studien [354] erbrachten eine gesteigerte Häufigkeit (bis 5%) von Leberzirrhose bei Methotrexate-behandelten Psoriatikern. Selten wurden interstitielle Lungenfibrose [207], Nierentoxizität [73] sowie schwere hämatologische Nebenwirkungen beobachtet. Bisher liegen keine Hinweise für eine Kanzerogenität des Methotrexate vor [14].

Der Wert des Methotrexate für die Therapie der Psoriasis ist durch die nur selten gegebenen Voraussetzungen und Indikationen für diese Behandlung gering, und die Bedeutung dieses Medikaments hat sich durch die Photochemotherapie weiter verringert [160].

Tabelle 8. *Konventionelle Therapieformen der Psoriasis*

Therapieform	Vorteile	Nachteile
Ultraviolettes Licht	einfache Anwendung, gut wirksam	in Form der „Klimatherapie" sehr aufwendig; karzinogen?
Kortikosteroide	relativ sauber in der Anwendung	systemische Anwendung kontraindiziert; Nebenwirkungen auch bei lokaler Applikation; abnehmender Effekt bei längerem Gebrauch
Anthralen	gut wirksam	stark hautreizend; kosmetisch ungünstiges Ergebnis; Behandlung meist nur stationär möglich; nephrotoxisch?
Teer	in Kombination mit UV gut wirksam	kosmetisch ungünstig; Behandlung meist nur stationär möglich; nephrotoxisch?
Retinoide	einfache Handhabung (orale Applikation)	Psoriasis verschwindet bei Retinoid-Monotherapie nicht vollständig; zahlreiche Nebenwirkungen
Zytostatika	einfache Handhabung (orale Applikation)	beträchtliche Nebenwirkungen; Einsatz kaum noch gerechtfertigt

7.1.8.7. Dialyse

Zufällige Beobachtungen abheilender Psoriasisherde bei Patienten, die aus renalen Indikationen dialysiert wurden, führte zur experimentellen Erprobung der Peritonealdialyse [54, 303] und Hämodialyse [126] zur Behandlung der Schuppenflechte. Zur Zeit werden gut kontrollierte Studien erst durchgeführt, sodaß ein endgültiges Urteil über den Wert dieses Verfahrens nicht abgegeben werden kann. Sicher ist jedenfalls, daß diese Form der Therapie – zumindest mit den derzeit zur Verfügung stehenden Methoden – zu aufwendig ist; die Erforschung der Psoriasis könnte davon allerdings profitieren.

7.1.9. Photochemotherapie der Psoriasis

7.1.9.1. Photochemotherapie der Psoriasis vulgaris

Die Photochemotherapie der Psoriasis mit 8-Methoxypsoralen hat sich seit den ersten klinischen Versuchen [319, 475, 476] weltweit durchgesetzt und ist derzeit die effizienteste Methode zur Behandlung der schweren Schuppenflechte [471, 473–479]. Sie weist gegenüber allen anderen Therapiemöglichkeiten eine Reihe von Vorteilen auf, die PUVA für Patient und Arzt gleichermaßen attraktiv machen. Die Photochemotherapie ist

- hoch effizient,
- sauber,
- einfach durchzuführen,
- billig,
- mit relativ geringen Nebenwirkungen belastet und
- bei Einhaltung der Dosimetrie sicher.

Die Wirksamkeit der PUVA-Therapie bei Psoriasis ist in zahlreichen Studien belegt worden [48, 153, 160, 185, 186, 212, 229, 360, 362, 384, 410, 426, 467, 473–479]. Von wesentlich stärkerer Aussagekraft, als sie Einzelarbeiten enthalten, sind die Ergebnisse zweier großer multizentrischer Studien, die in den Vereinigten Staaten [275] und in Europa [180] durchgeführt wurden. Im folgenden beziehen wir uns vor allem auf die europäischen Ergebnisse, die sich auf ein Krankengut stützen, das mit 3175 PUVA-behandelten Patienten fast 3mal so groß ist wie das amerikanische. Interessant und auch für die praktischen Belange besonders aufschlußreich ist ein Vergleich beider Multicenter-Studien.

7.1.9.1.1. Die Initialphase

Als Initialphase wird der Zeitraum vom Beginn der Behandlung bis zur Erzielung der kompletten klinischen Erscheinungsfreiheit bezeichnet (Abb. 31a, b; 32a, b; 33a, b).

Tab. 9 gibt einen Überblick über die Resultate der Initialphase, wie sie an 18 europäischen PUVA-Zentren im Durchschnitt erzielt wurden.

Bei 3136 Patienten, die nach einem einheitlichen Schema behandelt worden waren, wurde eine Erfolgsquote von 88,8% mit durchschnittlich 20 Behandlungssitzungen innerhalb von etwa 5 Wochen erzielt. Die dafür benötigte UV-A-Energie betrug 96 Joules/cm^2.

Tabelle 9. *Photochemotherapie der Psoriasis: Resultate der Initialphase* [180]

Anzahl der Patienten	3136	
Behandlungserfolg größer als „deutliche Besserung"	2785	(= 88,8%)
Anzahl der PUVA-Expositionen bis zur Abheilung	20	
Dauer der PUVA-Behandlung bis zur kompletten Abheilung (Wochen)	5,3	
Gesamtenergiemenge an UV-Strahlung bis zur kompletten Abheilung (J/cm²)	96	

Diese Erfahrungen entsprechen absolut jenen, wie sie im täglichen Routinebetrieb (auch in der freien Praxis) unter Anwendung der in einem früheren Kapitel angegebenen Richtlinien für Phototestung und Dosimetrie beobachtet werden.

Während der Behandlung reagieren die psoriatischen Herde zu Beginn relativ langsam und verschwinden meist rasch bei Erreichen des gerade sichtbaren Erythems in der unbefallenen Haut. Die Abheilung erfolgt in der Regel ohne Hinterlassung einer sichtbaren Spur des ursprünglichen Herdes, nur ausnahmsweise stellt sich Hypo- oder Hyperpigmentierung ein. Die Zeitdauer bis zum kompletten Abheilen der Dermatose ist bei den verschiedenen Formen der Psoriasis vulgaris etwa gleich [180], die wenig infiltrierte Psoriasis guttata benötigt allerdings für die Remission weniger UV-A-Energie als die dickeren Herde der Psoriasis en plaque. Meist sprechen die Herde am Stamm rascher an als jene der Extremitäten.

Die Technik der Photochemotherapie in der Initialphase entspricht den in früheren Kapiteln angegebenen Richtlinien. Für die Zwecke der Praxis hat es sich bewährt, die *Psoriasisherde vor der Behandlung* zu *entschuppen*. Ein Schmierseifenbad, das der Patient morgens oder am besten kurz vor der Behandlung durchführt, ist für diese Zwecke am geeignetsten. Die Photochemotherapie der Psoriasis wird grundsätzlich ambulant durchgeführt; bei stationärer Aufnahme können auch salizylsäure- oder schwefelsäurehaltige Salben zur Entschuppung herangezogen werden. Nach Sistieren der Schuppenbildung können diese Maßnahmen unterbleiben.

Für die Rückfettung der meist trockenen Haut des Psoriatikers hat sich eine wirkstofffreie Salbengrundlage bewährt, die während der PUVA-Therapie vom Patienten meist gewünscht und als angenehm empfunden wird.

Ein vorsichtiges Vorgehen ist bei jenen Psoriasisformen geboten, die sich in akuter Propagation befinden, weil PUVA-Überdosierungen zur Auslösung des Köbner-Phänomens führen können. Dieses Ereignis ist allerdings selten [153].

Von besonderer Wichtigkeit und großem Interesse ist ein Vergleich der Ergebnisse der multizentrischen Studien in den U.S.A. [275] und in Europa [180]. In den U.S.A. wurde (bei etwa gleicher Zahl der Bestrahlungen) nahezu die doppelte Zeit bis zum Abheilen der Dermatose benötigt und die hierfür aufgewendete UV-A-Energiemenge ist mit durchschnittlich 249 Joules/cm² fast doppelt so hoch.

Die Erklärung für diese gravierenden Unterschiede liegt in der Verschiedenartigkeit der Behandlungsmethoden. In den europäischen Zentren wurden die

Dosierungsparameter (wie sie in einem früheren Kapitel beschrieben sind) nach der Phototestung strikte und konsequent angewendet, woraus eine dynamische Methode der Behandlung mit vier Bestrahlungen pro Woche resultiert. Das Bestreben ist hierbei, durch individuell festgelegte UV-A-Dosen bis knapp an die phototoxische Grenze (+Erythem) heranzugehen, um somit die Abheilung der Psoriasis in Gang zu bringen, *bevor* eine starke Pigmententwicklung einsetzt, die eine unverhältnismäßig hohe Steigerung der UV-A-Dosis nötig macht. In den U.S.A. [275] wurde demgegenüber ein eher starres Schema ohne Phototestung und mit einer geringeren Anzahl von Bestrahlungen pro Woche angewendet.

Für die tägliche Praxis bedeutet dies, daß der zeitliche Aufwand für die Phototestung sowie die nötige genaue Überwachung des Patienten bei der dynamischen Art der Behandlung bei weitem durch die raschere Abheilung und die geringe UV-A-Belastung wettgemacht wird. Darüber hinaus sind mögliche hypothetische Langzeitnebenwirkungen der PUVA-Behandlung nach dem derzeitigen Stand des Wissens bei höherer Gesamt-UV-A-Einstrahlung wahrscheinlicher. Auch aus diesem Grund ist ein Behandlungsschema, das mit weniger UV-A-Energie den gleichen Effekt erreicht, vorzuziehen.

Die Lokalisation des psoriatischen Herdes ist für den Erfolg der Photochemotherapie kaum von Bedeutung, allerdings werden unter Umständen besondere Bestrahlungstechniken notwendig (Abb. 34a, b).

Die intertriginöse Psoriasis (z. B. submammäre oder inguinale Psoriasis) erfordert eine besondere Lagerung des Patienten, die geeignet ist, eine Bestrahlung des Herdes zu ermöglichen. Liegegeräte sind in diesen Fällen vorteilhaft.

Die Psoriasis capillitii ist nur dann mit PUVA behandelbar, wenn nicht ein dichtes Haarkleid die Penetration der UV-A-Strahlen zum Ort der Wirkung behindert. Es hat sich in manchen Fällen bewährt, vor der Bestrahlung die Haare anzufeuchten. Die dadurch entstehenden groben Strähnen lassen das Licht besser zum Haarboden durchdringen. Trotz der grundsätzlichen Möglichkeit, die Psoriasis capillitii mit PUVA zu behandeln, wird man auf die konservative Öl-Salizylat- bzw. lokale Kortikosteroidtherapie nicht verzichten können.

Zur Behandlung der Kopfhaut sind Stehkabinen ungeeignet, Liegegeräte vorteilhafter. Besonders günstig sind Kleinanlagen, die eine selektive Bestrahlung der Kopfhaut ermöglichen (Abb. 28).

Die Nagelpsoriasis bessert sich unter einer längerdauernden Photochemotherapie in etwa 50% der Fälle [188, 269] (Abb. 35a, b), wobei subunguale Keratosen und Ölflecken rascher ansprechen als die Psoriasis punctata unguium. Sehr gut sind die Ergebnisse bei der PUVA-Therapie einer Psoriasis des Paronychiums.

Mit Ausnahme besonders gelagerter Fälle dürfte die Nagelpsoriasis per se keine Indikation zur Photochemotherapie darstellen. Hofmann et al. [188] erzielten allerdings gute Erfolge mit lokaler Verabreichung einer Methoxalen-Lösung von 0,15% und sehr hochenergetischen UV-A-,,Punkt''-Bestrahlungen [240–400 mW/cm²).

Die PUVA-Therapie der *Psoriasis palmaris et plantaris* erfordert eine besondere Lagerung des Patienten, um eine exakte Ausleuchtung der zu behandelnden

Flächen zu gewährleisten. Spezielle Kleinbestrahlungsgeräte (Abb. 28) erleichtern die Therapie erheblich.

Die Behandlungsergebnisse [153] sind ausgezeichnet (Abb. 36a, b; 37a, b); mit Gesamt-UV-A-Energien, die nur unwesentlich höher liegen als bei der Therapie der Körperpsoriasis lassen sich die oft millimeterdicken Hornschichtauflagerungen beseitigen, die nicht nur aus kosmetischen Gründen stark belasten, sondern in bestimmten Fällen (z. B. Klavierspieler, Feinmechaniker) auch zur Berufsunfähigkeit führen können. Eine Kombinationstherapie mit Vitamin-A-Säure-Derivaten (Chemo-Photochemotherapie; siehe später) ist in diesen Fällen besonders günstig.

Die palmoplantare Pustulose ist charakterisiert durch chronisch-rezidivierende sterile Pustulationen an Handflächen und Fußsohlen, deren Ätiologie nicht völlig geklärt ist, die jedoch zumindest klinisch und histologisch einer pustulösen Psoriasis nahestehen. Die konservative Behandlung dieser Erkrankung ist schwierig und unbefriedigend. PUVA führt in etwa der Hälfte der behandelten Fälle zu guten Therapieresultaten [282, 294].

7.1.9.1.2. Die Intervallphase

Ein entscheidender Fortschritt, der durch PUVA in der Behandlung der chronisch rezidivierenden Psoriasiserkrankung erzielt wurde, ist die Erhaltung der klinischen Erscheinungsfreiheit [474, 475] durch sogenannte „*Intervalltherapie*". Als „Intervallphase" wird der Zeitraum vom Ende der Initialphase, d. h. vom Erreichen der klinischen Erscheinungsfreiheit an, bezeichnet. Nach der ursprünglichen Therapieempfehlung [475] wurden nach Beendigung der Initialphase 1−2 Bestrahlungen pro Woche weiter gegeben und im Laufe der Zeit die Bestrahlungsfrequenz langsam bis auf einmal pro Monat gesenkt. Die UV-A-Dosis während der Intervallphase entspricht jener, wie sie zuletzt bei der Initialphase verwendet wurde. Bei Auftreten auch eines geringfügigen Rezidivs wurde die Frequenz der Intervallbehandlungen so lange angehoben (z. B. 2- bis 4mal pro Woche), bis neuerlich Erscheinungsfreiheit eintrat. Mit dieser Methode war es möglich, mehr als 80% der Patienten über lange Zeiträume hinweg erscheinungsfrei zu halten [153, 442, 475].

Dieses Verfahren schließt allerdings mehrere gewichtige Nachteile mit ein [473]:

a) „Erkauft" sich der Patient seine klinische Erscheinungsfreiheit durch eine ständige Bindung an seinen behandelnden Arzt. Diese Abhängigkeit wird von den meisten Patienten als unangenehm und psychisch belastend empfunden.

b) Patienten mit geringer Neigung zu Rezidiven werden zu oft behandelt und somit sinnlos mit UV-A belastet.

c) Bei konsequenter Durchführung dieser Form der Intervalltherapie ist ein PUVA-Bestrahlungsgerät bereits nach kurzer Zeit ausgelastet, sodaß neue Patienten der Therapie nicht mehr zugeführt werden können.

Seit Einführung der PUVA-Behandlung werden daher Untersuchungen mit dem Ziel angestellt, mit einem möglichst kleinen therapeutischen Aufwand und geringer zeitlicher Inanspruchnahme von Arzt und Patient sowie einem Minimum an potentiellen Nebenwirkungen ein Maximum an Rezidivfreiheit für den Patienten zu erreichen.

Im Unterschied zu der oben geschilderten „individuell" gesteuerten Intervallbehandlung wurden im Rahmen der europäischen PUVA-Studie [180] 3 starre Intervalltherapieschemata erprobt:

a) eine Bestrahlung pro Woche,
b) eine Bestrahlung pro 2 Wochen,
c) keine Bestrahlung.

Überraschenderweise ergab sich unter diesen Bedingungen, daß die Chance eines Patienten, nach Beendigung der Initialtherapie für 80 Wochen erscheinungsfrei zu bleiben, mit oder ohne Intervalltherapie gleich ist. Dieses statistisch gesicherte Ergebnis deutet somit darauf hin, daß ein starres Schema einer Intervallbehandlung offensichtlich auf die Rezidivrate der Psoriasis keinen Einfluß hat und somit die Indikation zur Durchführung einer prophylaktischen Behandlung der Schuppenflechte neu zu überdenken ist: PUVA könnte möglicherweise bereits am Ende der Initialbehandlung mit dem Abheilen der Hautveränderungen abgesetzt werden, wodurch eine beträchtliche Reduktion der eingestrahlten Gesamt-UV-A-Menge erfolgen würde [180].

Die derzeit geübte Methode der Intervalltherapie bei Psoriasis vulgaris [473] vereint die Vorteile relativ geringer UV-A-Einstrahlung und nur geringer Belastung des Patienten und der PUVA-Bestrahlungseinheit mit hoher Effektivität und langen erscheinungsfreien Intervallen.

Nach Beendigung der Initialphase, d. h. nach Erreichen der vollständigen Erscheinungsfreiheit, nimmt die Zahl der Patienten, die ohne Rezidiv bleiben, im Verlauf der nächsten 8 Monate linear ab, wobei allerdings die meisten Rezidive 2 Monate nach Beendigung der Initialtherapie auftreten [473]. Wird an die Initialtherapie keine Intervallbehandlung angeschlossen, sind nach 56 Wochen nur noch 11% der Patienten erscheinungsfrei; werden die Patienten hingegen nach der Initialbehandlung einer mit 3 Monaten limitierten Intervalltherapie unterzogen, bleiben nach 33 Wochen 68% aller Patienten auch ohne ständige prophylaktische Weiterbehandlung hautgesund [473].

Zur Zeit erweist es sich somit als optimal, 2–3 Monate nach der Initialtherapie 1- bis 2mal pro Woche weiterzubehandeln. Bleibt der Patient während dieser Zeit erscheinungsfrei, wird die Behandlung abgesetzt, und die Chance ist hoch, daß die Rezidivfreiheit (abgesehen von Minimalerscheinungen) auch ohne PUVA 6–12 Monate anhält. Aus diesem Vorgehen resultiert eine Entlastung der Bestrahlungseinheit ebenso wie eine geringere kumulative UV-Behandlung des Patienten.

Bei Auftreten eines Rezidivs wird eine neue Initialphase mit der MPD als erster therapeutischer Dosis eingeleitet, wobei auf die klinischen Erfahrungen mit dem Patienten im Rahmen der Erstbehandlung zurückgegriffen werden kann. Meist ist somit eine neuerliche Phototestung nicht nötig, vorausgesetzt der Pigmentierungsgrad und das Körpergewicht haben sich nicht verändert.

7.1.9.1.3. Kombination von PUVA mit anderen Antipsoriatika

Kombinationen von PUVA mit anderen lokalen, aber auch systemisch applizierten Antipsoriatika wurden mehrfach mit dem Ziel erprobt, die Effektivität der Photochemotherapie weiter zu steigern.

Lokale Kortikosteroide [145, 170, 378], auch in der Okklusivverbandstechnik angewendet, beschleunigen zweifellos die Abheilung der psoriatischen Herde und bewirken somit in der Initialphase eine Reduktion der Anzahl nötiger Bestrahlungen und damit der kumulativen Gesamt-UV-A-Dosis. Morison et al. [289] beobachteten im Unterschied zu anderen [170, 378] eine deutliche Erhöhung der Rezidivrate nach Absetzen der Lokaltherapie. Auch die eigenen Erfahrungen sprechen aus demselben Grund gegen eine routinemäßige Kombination lokaler Kortikosteroide und PUVA; Erfolge lassen sich jedoch in ausgewählten Fällen (z. B. bei resistenten Plaques an den Ellbögen oder Knien) durch kurzfristige Anwendung von Kortikosteroiden im Okklusivverband erreichen.

Anthralen (Dithranol, Cignolin) steigert die Effizienz der Photochemotherapie in der Initialphase [289, 442], in der Intervallphase ist das Verhalten der Psoriasis unter diesen Voraussetzungen noch relativ wenig untersucht. Sicher ist jedenfalls, daß durch die Kombination PUVA + Dithranol die Photochemotherapie einige ihrer Vorteile verliert: Die Behandlung ist ambulant nur mehr schwer möglich, sie ist mit höheren Nebenwirkungen belastet, führt zu einem kosmetisch nicht so günstigen Resultat und wird wegen der umständlichen Cignolintherapie vom Patienten wenig goutiert. Darüber hinaus treten nach Dithranol-induzierten Hautreizungen nicht selten ausgedehnte Köbner-Phänomene auf [289], wodurch die Behandlung verlängert und auch die kumulative Gesamt-UV-Dosis gesteigert wird.

Nach den eigenen Erfahrungen ist eine Kombinationstherapie Dithranol-Photochemotherapie selten indiziert und nur bei sehr PUVA-resistenten Plaques an Lokalisationen, wo Kortikosteroid-Okklusivverbände technisch kaum möglich sind (z. B. Sakralregion), sinnvoll. In diesen Fällen empfiehlt es sich, mit geringen Konzentrationen (z. B. 0,1% Dithranol) vorsichtig zu beginnen, um ein Köbner-Phänomen zu vermeiden.

Teer und PUVA wurden selten kombiniert. Die bisherigen Erfahrungen [289] ergaben, daß Teerapplikationen die Wirkung der Photochemotherapie nicht steigern, wohl aber infolge der zusätzlichen Photosensibilisierung möglicherweise zu einer Vermehrung der Nebenwirkungen führen. Die lokale Anwendung von Teer ist für den Patienten unangenehm und praktisch ausschließlich unter stationären Bedingungen möglich. Nach den ungünstigen Erfahrungen verwenden wir Teer + PUVA nicht mehr.

Die Goeckermann-Behandlung wurde von einer Arbeitsgruppe zur Initialtherapie der Psoriasis verwendet, wobei anschließend eine Intervallbehandlung mit PUVA durchgeführt wurde. Die klinischen Erfolge dieser Methode werden als gut angegeben, die Patienten blieben unter der PUVA-Intervallbehandlung durch lange Zeiträume erscheinungsfrei.

Diese Art der Kombinationstherapie ist sicher ein interessantes Experiment, für praktische Belange allerdings bietet eine Initialbehandlung mittels Goeckermann-Therapie keine Vorteile; im Gegenteil ist die Teerapplikation mit nachfolgender UV-Bestrahlung aufwendig und meistens nur während eines Spitalsaufenthalts durchführbar.

Chemo-Photochemotherapie. Auf den Erfahrungen der oralen Retinoidtherapie der Psoriasis [131, 166, 306, 367] basierend, wurde 1978 erstmals versucht [128, 129], die PUVA-Behandlung mit oraler Applikation eines *aromati-*

schen Retinoids (Ro 10-9359) zu kombinieren. Diese Kombinationstherapie erwies sich als außerordentlich erfolgreich. Es war möglich, die für die Initialphase nötige Gesamt-UV-A-Menge bis zu 50% zu reduzieren und selbst PUVA-Therapie-resistente psoriatische Herde zur Abheilung zu bringen. Das Ansprechen der Schuppenflechte auf die Behandlung ist enorm rasch und übertrifft bei weitem die alleinige Wirkung des aromatischen Retinoids bzw. der Photochemotherapie.

In mehreren Versuchsanordnungen erwies es sich als vorteilhaft, das Retinoid in einer Dosis von 1 mg pro Kilogramm Körpergewicht 1 Woche bzw. 10 Tage vor dem PUVA-Behandlungsbeginn zu verabreichen, am Beginn der Initialphase beide Therapiemaßnahmen (Retinoid + PUVA) durchzuführen und schließlich die Intervallbehandlung, wie üblich, mit PUVA allein zu bestreiten. Die Patienten zeigten hierbei in einer 2 Jahre dauernden Nachbeobachtungszeit die gleiche Rezidivquote wie (Kontroll-)Patienten, die von Beginn an mit PUVA allein behandelt worden waren. Diese Ergebnisse sind in der Zwischenzeit von anderen Arbeitsgruppen bestätigt worden [177, 277, 309].

Der bedeutendste Vorteil der Chemo-Photochemotherapie liegt nicht so sehr in der zeitlich verkürzten Initialphase als in den wesentlich verringerten Gesamt-UV-A-Dosen: Die Psoriasis ist meist bereits abgeheilt, bevor eine tiefe Hautbräunung eine starke Steigerung der UV-A-Energie notwendig macht; der Patient kann daher auch in der Intervallphase mit vergleichsweise niedrigen Lichtdosen behandelt werden [128, 129].

Potentielle Langzeitnebenwirkungen von PUVA (siehe späteres Kapitel) könnten mit der kumulativen Gesamt-UV-A-Dosis in Beziehung stehen. Die Chemo-Photochemotherapie erlaubt, diese auf ein Minimum zu reduzieren. Andererseits allerdings werden bei der Chemo-Photochemotherapie 2 therapeutische Prinzipien kombiniert, deren Wirkungsmechanismus keineswegs geklärt ist und die beide die mitotische Aktivität von Zellen beeinflussen. Im Unterschied zur klassischen Photochemotherapie liegen mit der Chemo-Photochemotherapie relativ wenig Erfahrungen und keine Langzeitstudien vor, sodaß zur Zeit diese Behandlung als experimentell angesehen werden muß und nur von Therapiezentren geübt werden sollte, die nach einem einheitlichen Protokoll Langzeitbeobachtungen durchführen.

Histologische Untersuchungen psoriatischer Herde unter Chemo-Photochemotherapie im Abheilungsstadium [177] ergaben eine Intensivierung des feingeweblichen Bildes der Schuppenflechte: massive Exoserose, gesteigerte Migration neutrophiler Granulozyten und Verlust der Hornschichte. Aus diesen Befunden lassen sich mehrere theoretische Überlegungen zum Wirkungsmechanismus der Chemo-Photochemotherapie ableiten [177]. Der Verlust der Schuppung durch die Retinoid-Vorbehandlung könnte die Penetrationsfähigkeit des UV-A-Lichtes verbessern. Da PUVA einen profunden Einfluß auf die Leukotaxis in der Haut besitzt [228], könnte die nach oraler Retinoidgabe beobachtete Steigerung der Leukotaxis die Wirkung von 8-MOP + UV-A bei der Psoriasistherapie verstärken. Die massive Exoserose wiederum könnte über eine gesteigerte „Durchsaftung" der Epidermis zu höheren 8-MOP-Spiegeln im psoriatischen Plaque führen. Eine Steigerung der Lichtempfindlichkeit der Haut durch Retinoidgabe wurde ausgeschlossen [195].

Die Verbesserung der PUVA-Wirkung durch orale Vorbehandlung mit einem Retinoid ist auch bei der Behandlung der Mycosis fungoides und des Lichen ruber planus beobachtet worden und scheint daher nicht spezifisch für die Psoriasis zu sein [177].

7.1.9.2. Photochemotherapie der Psoriasis pustulosa Zumbusch

Die generalisierte Psoriasis pustulosa Zumbusch ist ein extrem schwieriges therapeutisches Problem. Die systemische Verabreichung von Kortikosteroiden und/oder zytotoxischen Substanzen war bis vor relativ kurzer Zeit die einzige Möglichkeit, den akuten, bisweilen lebensbedrohlichen Schub der Erkrankung unter Kontrolle zu bringen. Die notwendige Langzeitbehandlung mit diesen Substanzen ist allerdings durch das Auftreten schwerer Nebenwirkungen belastet. Ryan und Baker [369, 370] wiesen nach, daß die Letalität bei Patienten, die durch längere Zeit mit systemischen Kortikosteroiden und/oder Zytostatika behandelt worden waren, größer ist als bei jenen Fällen, die nur Externa erhielten.

Oral verabreichte Retinoide [308] sind zwar geeignet, den akuten Schub der Erkrankung rasch abzufangen, eine Dauertherapie ist aber auch hier durch die Nebenwirkungen des Medikaments problematisch.

PUVA erwies sich bei der Psoriasis pustulosa Zumbusch als hoch effizient [190] (Abb. 29, 30): Bei nicht vorbehandelten Patienten führen nur wenige Bestrahlungen und eine geringe Gesamt-UV-A-Menge innerhalb von 1–2 Wochen zum Abtrocknen der Pusteln und über ein Zwischenstadium, das morphologisch der Psoriasis vulgaris gleicht, zur kompletten Abheilung (Abb. 40a, b).

Bei Patienten, die mit Kortikosteroiden und/oder zytotoxischen Substanzen vorbehandelt sind, tritt nach dem Absetzen dieser Medikamente meist ein sehr starker Krankheitsschub ein (Rebound-Phänomen), wodurch meist bis zur kompletten Abheilung wesentlich längere Zeit benötigt wird.

Mit dem Beginn des Austrocknens der Herde bessert sich das Allgemeinbefinden des Patienten oft in dramatischer Weise, die Entfieberung setzt rasch ein, und gleichzeitig verschwindet die Leukozytose.

Die Intervalltherapie gestattet, die Erkrankung über lange Zeiträume hinweg in Remission zu halten, wobei diese, ähnlich wie bei Psoriasis vulgaris, versuchsweise nach 2–3 Monaten abgesetzt werden kann. Es hat sich allerdings gezeigt, daß die Aktivität der pustulösen Psoriasis meist höher ist als bei Psoriasis vulgaris und somit eine regelmäßige Bestrahlungsbehandlung mit etwa einer Exposition pro Woche notwendig wird, um die Remission zu erhalten. Die Intervallphase des Patienten mit Psoriasis pustulosa Zumbusch erfordert jedenfalls eine genaue Überwachung und ein individuelles therapeutisches Vorgehen.

Die Technik der Photochemotherapie ist grundsätzlich gleich wie bei der Psoriasis vulgaris, benötigt allerdings eine gewisse Erfahrung: Der meist sehr ausgedehnte Hautbefall, die perakuten entzündlichen Veränderungen und das stets wechselnde morphologische Bild machen die Beurteilung der Phototestareale und der PUVA-induzierten Erythemreaktion sehr schwierig. Ein zu vorsichtiges therapeutisches Vorgehen bringt keinen klinischen Effekt, eine Überdosierung kann im Sinne des Köbner-Phänomens zu einer Verschlechterung des Krankheitsbildes führen. Als Hilfsmittel zur Beurteilung der durch PUVA hervorgerufenen Hautrötung hat es sich bewährt, ein Kontrollareal bei der PUVA-Exposition stets abgedeckt zu lassen. Dieses bietet die Möglichkeit, das therapiebedingte Erythem von einer durch die Erkrankung selbst verursachten Hautrötung zu unterscheiden.

7.1.9.3. Photochemotherapie der erythrodermischen Psoriasis

Die erythrodermische Psoriasis läßt sich durch konservative antipsoriatische Behandlung mit Salben in den meisten Fällen zwar etwas bessern, komplette Remissionen sind allerdings mit diesen Maßnahmen kaum zu erzielen, und die Rezidivquote ist hoch. Zu diesen Schwierigkeiten kommt noch die durch den großflächigen Befall des Integumentes bedingte Gefahr der Resorption externer Medikamente, wodurch sich Salizylate, Anthralen und Teerpräparationen verbieten. Schwere Formen der psoriatischen Erythrodermie erfordern somit häufig den Einsatz zytostatischer Medikamente (z. B. Methotrexate).

Grundsätzlich ist auch die schwere generalisierte Psoriasis der Photochemotherapie zugänglich. Diese erfordert allerdings einige Erfahrung, da bei der Erythrodermie naturgemäß keine normale, unbefallene Haut zur Beurteilung von Erythem- und Pigmentreaktion zur Verfügung steht und somit auch eine exakte Phototestung nicht möglich ist. Bei Beachtung der folgenden Richtlinien kann aber auch in diesen Fällen eine risikoarme und letztlich effiziente PUVA-Behandlung durchgeführt werden:

a) Stationäre Aufnahme ist unbedingt erforderlich!

b) Die Initialdosis soll 1,5 Joule/cm² bei Hauttyp I/II und 3,0 Joules/cm² bei Hauttyp III/IV nicht überschreiten.

c) Bei jeder PUVA-Exposition soll ein Kontrollareal (z. B. eine Gesäßbacke) abgedeckt bleiben. Dies ermöglicht eine Unterscheidung eines therapieinduzierten Erythems von der genuinen Hautrötung der Dermatose und gestattet außerdem eine objektive Beurteilung des Therapieerfolges. Gegen Ende der Initialphase wird auch das Kontrollareal bestrahlt und somit nachbehandelt.

d) Ist im Vergleich zum Kontrollareal kein Erythem eingetreten, kann nach den üblichen Richtlinien der PUVA-Dosimetrie die UV-A-Energie gesteigert werden, bis eine leichte Hautrötung und/oder Abheilung einsetzt.

Die Photochemotherapie der erythrodermischen Psoriasis erfordert Geduld; in den meisten Fällen ist die Initialphase im Vergleich zur Psoriasis vulgaris wesentlich verlängert. Mit der Chemo-Photochemotherapie ist ein rascheres Ansprechen zu erzielen.

Die Technik der *Intervallphase* entspricht jener der Psoriasis vulgaris.

7.1.9.4. Photochemotherapie bei Psoriasis arthropathica

Derzeit existieren keine gut kontrollierten Untersuchungen über einen Einfluß von PUVA auf die Psoriasis arthropathica. Immerhin besteht bei vielen Patienten der Eindruck, daß die Gelenkschmerzen unter PUVA nach anfänglicher Verschlechterung besser zu werden scheinen [473]. Es muß allerdings erst bewiesen werden, ob es sich hierbei um einen echten Behandlungs- oder einen Plazeboeffekt handelt.

7.1.9.5. Sind Zytostatika in der Behandlung der Psoriasis heute noch indiziert?

Gschnait et al. [160] untersuchten den Effekt der Photochemotherapie an 34 schwersten Psoriasisfällen, die nur durch die Anwendung systemisch verabreichter Kortikosteroide und/oder zytotoxischer Substanzen einigermaßen unter Kontrolle gehalten werden konnten. Die Medikamente wurden vor Beginn der PUVA-Behandlung abgesetzt, wobei es in 54% der Fälle zu einem schweren Krankheitsschub (Rebound-Phänomen) kam. Die Schübe waren durch besonders rasches Auftreten stark exsudativer, teilweise pustulöser Herde gekennzeichnet. In allen Fällen konnte durch Photochemotherapie eine Rückbildung der Psoriasis bis zur Erscheinungsfreiheit erreicht werden. Während des 2jährigen Zeitraumes der Nachbeobachtung wurden 80% der früher mit Kortikosteroiden und/oder Zytostatika behandelten Patienten durch Intervalltherapie in kompletter Remission gehalten, die restlichen Patienten waren zu 70–90% gebessert.

Die nicht beherrschbare psoriatische Erythrodermie, die pustulierende Psoriasis, ausgedehnte und rasch rezidivierende Psoriasisformen sowie die oft verzweifelte psychische Situation des Psoriatikers waren Indiktationen, systemische Zytostatika bei dieser Erkrankung einzusetzen. PUVA und die Chemo-Photochemotherapie bieten sich in diesen verzweifelten Fällen nicht nur als Alternative an, machen oft den Einsatz zytotoxischer Substanzen überflüssig und sind diesen insbesondere aufgrund ihrer Effektivität und der geringen Nebenwirkungen überlegen [160].

Zytostatika sollen bei der Behandlung der Psoriasis grundsätzlich nur dann angewendet werden, wenn alle anderen Therapiemaßnahmen sich als ineffizient erwiesen haben. Da die Versagerquote der (Chemo-)Photochemotherapie zweifellos gering ist, wird die Anwendung zytotoxischer Substanzen bei der Schuppenflechte auf nur sehr wenige Fälle beschränkt bleiben (Tab. 10).

Tabelle 10. *Frühere Indikationen zur zytostatischen Behandlung bestimmter Psoriasisformen können heute mit gutem Erfolg alternativ mit PUVA behandelt werden*

Indikation	Alternative durch PUVA
Psoriasis pustulosa	Mit PUVA rasch und sicher zu behandeln.
Psoriatische Erythrodermie	Mit PUVA in den meisten Fällen sicher zu behandeln. Initialphase dauert allerdings lange.
Exsudative rezidivierende Psoriasis	Mit PUVA meist sicher zu behandeln.
Psoriatische Arthritis	Einfluß von PUVA ist nicht gesichert und eher unwahrscheinlich.

Solange die Ungefährlichkeit einer PUVA-Langzeitbehandlung nicht außerhalb des Zweifels steht, sind Patienten, die nach einer zytostatischen Therapie auf PUVA umgestellt werden, ganz besonders sorgfältig nachzukontrollieren, weil über eine (ko-)karzinogene Eigenschaft einer Photochemotherapie nach Zytostatikabehandlung bisher nur sehr wenig bekannt ist. Es erscheint allerdings zweifellos günstiger und entspricht allgemein medizinischen Regeln, Patienten von einer systemischen zytostatischen Behandlung abzusetzen, wenn andere Therapiemodalitäten zur Verfügung stehen.

Eine Kombination von Zytostatika (z. B. Methotrexate) und Photochemotherapie ist bisher nicht versucht worden, erscheint auch nicht sinnvoll, da jedes Verfahren für sich allein einen zufriedenstellenden therapeutischen Effekt bewirkt.

7.2. Die polymorphe Lichtdermatose

7.2.1. Definition

Die polymorphe Lichtdermatose (PLD) ist eine idiopathische Erkrankung, charakterisiert durch eine Unverträglichkeit von Sonnenlicht. Sie tritt in verschiedenartigen Erscheinungsbildern auf, wobei jedoch bei einem bestimmten Patienten stets die gleiche Morphe vorliegt. Die Hautausschläge entstehen meist am Brustausschnitt und an den oberen Extremitäten nach mehrstündiger Sonnenexposition und quälen den Betroffenen durch massiven Juckreiz. Manche Patienten sind nur im Urlaub in sonnenreichen Gegenden gestört, anderen wird bereits das tägliche Leben in gemäßigten Klimazonen zur Qual. Die polymorphe Lichtdermatose ist bei Frauen wesentlich häufiger als bei Männern, beginnt erstmals meist im 2. und 3. Lebensjahrzehnt [321] und bleibt zumindest viele Jahre, oft lebenslänglich, bestehen.

7.2.2. Klinik

Als „polymorph" wurde die polymorphe Lichtdermatose bezeichnet, weil sie bei verschiedenen Patienten sehr unterschiedlich in Erscheinung treten kann. Bei einem bestimmten Fall allerdings ist das Bild durchaus monomorph.

Der Ausschlag beginnt in typischer Weise mehrere Stunden nach der Sonnenexposition, meist am Abend eines sonnenreichen Tages. Das Latenzintervall kann aber auch mehrere Tage betragen. Wird eine weitere Besonnung der Haut infolge der quälenden subjektiven Symptome, wie Brennen und Juckreiz, vermieden, verschwinden die Effloreszenzen nur sehr zögernd im Verlauf mehrerer Tage und heilen schließlich mit Restitutio ad integrum ab (Ausnahme: vesikulöse Form). Am häufigsten ist die Haut des Brustausschnittes betroffen, seltener die Oberarme und Handrücken. Gesicht und Rücken bleiben meist frei.

Die ersten Erscheinungen der polymorphen Lichtdermatose entstehen typischerweise während der ersten sonnigen Frühjahrstage. Bei manchen Patienten (vor allem bei jenen, die sich trotz der Symptome weiter der Sonne aussetzen und somit eine Hautbräunung entwickeln) tritt während der Sommerzeit eine gewisse „Abhärtung" und damit Besserung der Erscheinungen ein, die meist im Spätsommer und Herbst wieder voll aufflammen.

Die papulöse Form (Abb. 41) ist charakterisiert durch disseminierte, manchmal auch in Gruppen stehende, hellrote, linsen- bis erbsengroße Papeln, die nach einigen Tagen Sekundäreffloreszenzen, wie Exkoreationen, Krusten und Schuppen, aufweisen können. Bei häufig rezidivierenden Formen stellt sich eine Lichenifikation ein.

Die vesikulöse Form findet sich häufig im Gesicht (Nasenrücken und Wangen) und führt zu stecknadelkopf- bis erbsengroßen Bläschen, die meist brennen

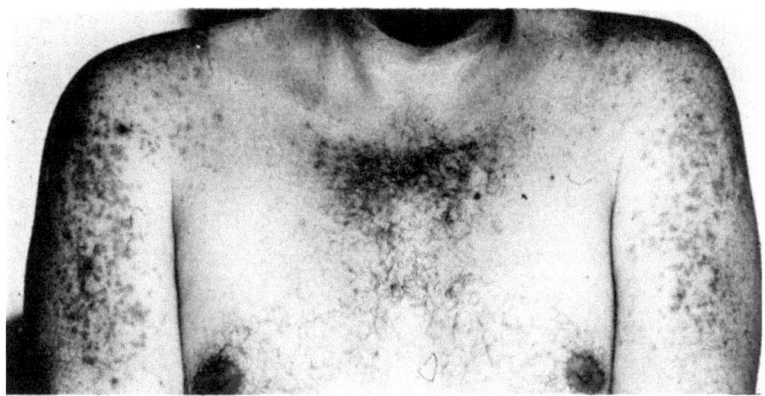

Abb. 41. Papulöse Form der polymorphen Lichtdermatose

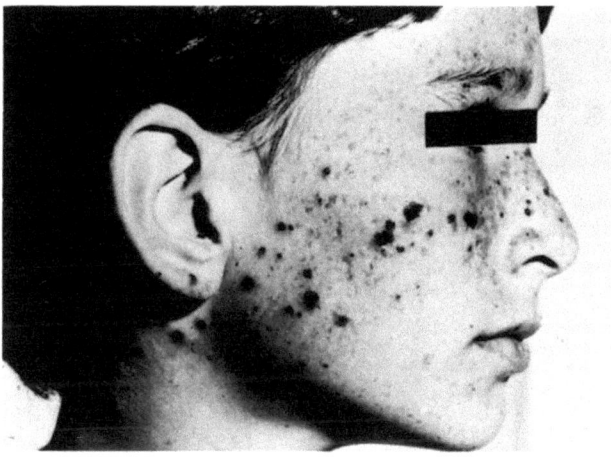

Abb. 42. Hydroa vacciniforme. Diese Lichtdermatose kann klinisch mit der erythropoetischen Protoporphyrie verwechselt werden; sie wird meist der Gruppe der polymorphen Lichtdermatosen zu-
gerechnet

und jucken, später oft narbig abheilen. Das Krankheitsbild der *Hydroa vacciniforme* (Abb. 42) könnte man als Maximalvariante der vesikulösen polymorphen
Lichtdermatose auffassen: Während der Sommermonate treten schwere Bläs-
cheneruptionen im Gesicht auf, die mit tiefen, später entstellenden pocken-
artigen Narben abheilen. Die Hydroa vacciniforme ist wesentlich seltener als die
papulöse Form, und es ist derzeit noch zu wenig geklärt, ob dieses Krankheitsbild tatsächlich in den Formenkreis der polymorphen Lichtdermatose einzube-
ziehen ist. Die Diagnose der Hydroa vacciniforme ist klinisch bisweilen schwierig und die Differentialdiagnose gegen die erythropoetische Protoporphyrie von
größter Bedeutung, weil die zuletzt genannte Erkrankung, zumindest nach dem
bisherigen Wissen, eine Kontraindikation gegen die Photochemotherapie darstellt.

6*

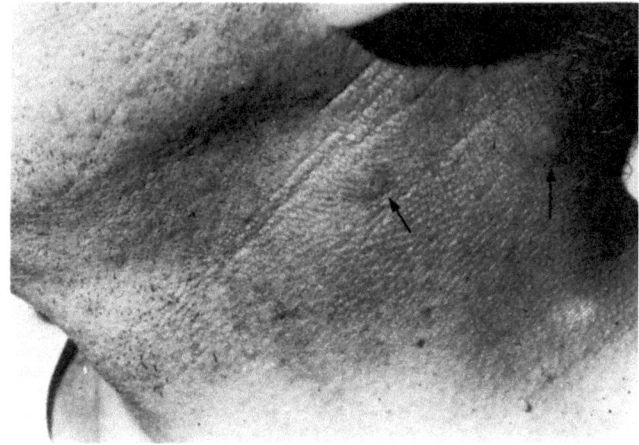

Abb. 43. Plaqueform der polymorphen Lichtdermatose (Pfeile)

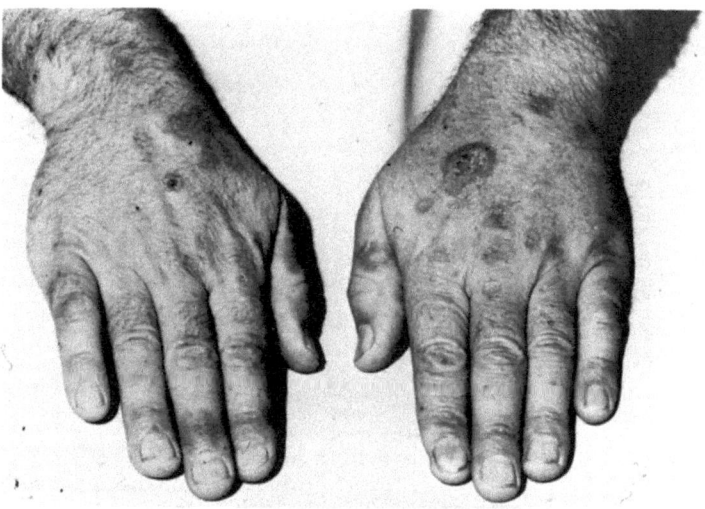

Abb. 44. Multiforme-artige Variante der polymorphen Lichtdermatose

Die Plaque-Form (Abb. 43) ist klinisch durch etwa münzgroße, erhabene, gerötete Plaques gekennzeichnet, die meistens im Gesicht und vor allem am Hals auftreten, jucken und selbst unter Sonnenkarenz nur sehr zögernd abheilen. Diese Variante kann unter Umständen mit einem Lupus erythematodes verwechselt werden. Da auch der Lupus erythematodes eine Kontraindikation gegen die PUVA-Behandlung darstellt, ist diese Differentialdiagnose von größter Bedeutung, woraus sich meistens die Notwendigkeit einer Biopsie und anschließenden histologischen bzw. immunfluoreszenzoptischen Untersuchung ergibt.

Die multiformeartige Variante (Abb. 44) entspricht mit größter Wahrscheinlichkeit dem Typus annuus des Erythema exsudativum multiforme, findet sich vorwiegend an Handrücken und im Gesicht und ist rein morphologisch von einem echten Erythema exsudativum multiforme nicht zu unterscheiden. Der jährlich sich wiederholende Verlauf und die Auslösbarkeit der Erscheinungen durch Sonnenlicht leiten zur Diagnose.

7.2.3. Histopathologie

Die histologischen Veränderungen sind typisch, allerdings nicht pathognomonisch [103, 104, 279]. Die Epidermis entwickelt intra- und interzelluläres Ödem, Spongiose, milde hydrope Degeneration der Basalzellenschichte und bisweilen Bläschen. Ein vorwiegend lymphozytäres Infiltrat mit wenigen neutrophilen und eosinophilen Granulozyten in perivaskulärer Anordnung kennzeichnet die dermalen Veränderungen.

Die histologische Abgrenzung zum Lupus erythematodes fällt bisweilen schwer, allerdings fehlen die Zeichen der Vaskulitis mit Erythrozytenextravasaten und die Lokalisation des entzündlichen Infiltrates um die Hautanhangsgebilde. In Zweifelsfällen erlaubt der bei polymorpher Lichtdermatose negative Immunfluoreszenzbefunde eine eindeutige Differentialdiagnose [118].

7.2.4. Aktionsspektrum

Zahlreiche Untersuchungen beschäftigen sich mit der Frage, welcher Anteil des Sonnenspektrums für die Auslösung der polymorphen Lichtdermatose verantwortlich ist [103, 104, 123, 263]. Bis vor wenigen Jahren nahm man an, daß ausschließlich das kurzwellige UV-B [290–310 nm) die Erkrankung bewirkt; heute ist das UV-A (310–400 nm) wesentlich stärker in den Mittelpunkt des Interesses gerückt [263, 364, 365, 411], da die Zahl der Patienten, die langwelliges UV-Licht nicht vertragen, zunimmt und darüber hinaus für diesen Anteil des Sonnenlichtes noch keine wirksamen externen Sonnenschutzmittel zur Verfügung stehen. In einigen wenigen Fällen wurde auch das auf der Erdoberfläche unter natürlichen Bedingungen gar nicht vorkommende UV-C (< 290 nm) als experimenteller Trigger für die polymorphe Lichtdermatose erkannt [103, 104].

Die *Bestimmung des Aktionsspektrums* der polymorphen Lichtdermatose ist äußerst schwierig und gelingt selbst unter Verwendung eines Monochromators nur in wenigen Fällen. Die genaue Kenntnis des Aktionsspektrums der Dermatose ist für praktische Zwecke allerdings nur von untergeordneter Bedeutung. Wichtig hingegen ist zu wissen, ob der Patient UV-B- oder UV-A-Licht nicht verträgt, da für das UV-B-Licht meistens ein ausreichender Schutz durch externe Sonnenschutzmittel geboten werden kann, während dies für UV-A nicht möglich ist. Die Indikation für Photochemotherapie liegt somit vor allem bei der UV-A-induzierten polymorphen Lichtdermatose.

7.2.5. Diagnose

Die Diagnostik der polymorphen Lichtdermatose kann zweckentsprechend in 4 Schritten vorgenommen werden:
a) *Morphologie,*
b) *Anamnese,*
c) *Histologie und Immunfluoreszenz,*
d) *Phototestung.*

Die *Diagnose nach rein morphologischen Kriterien* ist schwierig, da die Erkrankung in verschiedenen klinischen Erscheinungsbildern, an variablen Prädilektionsstellen auftritt und nicht jedes lichtexponierte Areal auch tatsächlich Effloreszenzen entwickelt. Die *Anamnese* wird meist entscheidend weiterhelfen: Der Patient schildert oft spontan den Zusammenhang mit Sonnenbestrahlung, interpretiert die Hauterscheinungen allerdings nicht selten als Unverträglichkeit gegenüber dem verwendeten Sonnenschutzmittel. Meist hat der Patient in vergangenen Jahren bereits ähnliche Eruptionen mitgemacht, die typischerweise im Frühjahr am stärksten auftreten. Eine familiäre Disposition besteht nicht.

Gezielte Fragen können das Aktionsspektrum der Dermatose bereits einengen. Für die Auslösung durch UV-A-Licht spricht die völlige Wirkungslosigkeit herkömmlicher Sonnenschutzmittel auch mit hohen Sonnenschutzfaktoren; das Auftreten von Eruptionen auch im Schatten unter leichter Kleidung oder bei Besonnung hinter Fensterglas.

Klinik und Anamnese führen meist zur Diagnose. *Biopsie* und nachfolgende *histologische und immunfluoreszenzoptische Untersuchung* sind nur selten zur Differentialdiagnose gegenüber einem Lupus erythematodes, einem Granuloma faciale oder einem Lymphozytom nötig. Besteht allerdings nur der geringste Zweifel in der Abgrenzung gegen einen Lupus erythematodes, so ist eine immunfluoreszenzoptische Untersuchung vor Einleitung der Photochemotherapie von ausschlaggebender Bedeutung, da PUVA möglicherweise zur Induktion eines systemischen Lupus erythematodes bei Vorliegen einer rein kutanen Form führen könnte.

Die trichterförmig eingezogenen Narben der Hydroa vacciniforme können unter Umständen mit den flachen Narben einer anderen Lichterkrankung der Haut, der erythropoetischen Protoporphyrie, verwechselt werden. Zum Unterschied von der Hydroa vacciniforme ist die erythropoetische Protoporphyrie allerdings eine genetisch bedingte Erkrankung (dominanter Erbgang). Brennen und Juckreiz an der Haut stellen sich unmittelbar, meist noch während der Besonnung, ein, alle lichtexponierten Anteile der Haut schwellen massiv an, und es stellen sich neben Bläschen, auch Ödem, Purpura und Krustenbildung ein. Im Zweifelsfall wird eine Untersuchung der roten Blutkörperchen auf Rotfluoreszenz oder die quantitative Bestimmung des Erythrozytenprotoporphyrins notwendig [163]. Nach dem bisherigen Wissen stellt die erythropoetische Protoporphyrie eine Kontraindikation zur PUVA-Behandlung dar, weil sie durch UV-A ausgelöst ist und die photosensibilisierenden Eigenschaften des Porphyrins wahrscheinlich jene von Psoralenen übertreffen. Es käme somit bei den Patienten unter dem PUVA-Bestrahlungsgerät zur schweren Eruption seiner Erkrankung.

Die Bestimmung des Aktionsspektrums der Dermatose durch *Phototestung* hat meist akademisches Interesse, weil die Erkrankung durch künstliche Lichtquellen nur schwer reproduziert werden kann. Manchmal gelingt die Auslösung durch wiederholte, mehrere Tage hindurch erfolgende Bestrahlungen jenes Hautareals, in dem die Effloreszenzen üblicherweise auftreten [103, 104]. Ein positiver Phototest liegt nur dann vor, wenn es gelingt, die spezifische, individuelle Morphe des Patienten (z. B. Plaques) zu reproduzieren.

Für praktische Zwecke genügt es festzustellen, ob ein Schutz des Patienten durch herkömmliche Sonnenschutzmittel (UV-B-Filter) mit hohen Sonnenschutzfaktoren erreicht werden kann. Ist dies nicht der Fall, liegt das Aktionsspektrum mit großer Wahrscheinlichkeit im langwelligen UV-A-Bereich, und damit kann eine PUVA-Behandlung ins Auge gefaßt werden.

7.2.6. Ätiologie und Pathogenese

Die Ursache(n) und die pathogenetischen Mechanismen, die zum klinischen Bild der polymorphen Lichtdermatose führen, sind unbekannt. Es sind bisher keine endogenen oder exogenen Photosensibilisatoren als auslösend erkannt worden. Das Latenzintervall zwischen Bestrahlung und Eintreten der klinischen Erscheinungen sowie das histologische Bild mit den dichten dermalen Rundzelleninfiltraten könnten für eine allergische Reaktion vom verzögerten Typ sprechen [321]. Es ist derzeit allerdings noch keineswegs geklärt, ob die klinisch so verschiedenen morphologischen Bilder der polymorphen Lichtdermatose eine Entität darstellen und ihnen tatsächlich ein gemeinsamer ätiologischer Faktor zugrunde liegt.

7.2.7. Konventionelle Therapie

Da die Ätiologie und Pathogenese der polymorphen Lichtdermatose nicht bekannt sind, ist eine ursächliche Therapie nicht möglich, und die Behandlung muß sich somit darauf beschränken, den Patienten vor zumindest einem der auslösenden Faktoren – dem ultravioletten Licht – zu schützen. Die Behandlung der polymorphen Lichtdermatose stellt somit eher eine Prophylaxe als Therapie dar.

Lichtschutz durch ständigen *Aufenthalt in geschlossenen Räumen oder durch dichte Kleidung* ist dem Patienten besonders während der warmen Jahreszeit aus verständlichen Gründen kaum zuzumuten. *Externe Sonnenschutzmittel,* besonders sogenannte Sunblocker mit Lichtschutzfaktoren von 15 und mehr, haben sich bei jenen Fällen von polymorpher Lichtdermatose bewährt, die durch UV-B ausgelöst werden. Wird die Erkrankung allerdings – wie dies in den letzten Jahren immer häufiger der Fall zu sein scheint – durch das langwellige UV-A mediiert, versagen die derzeit erhältlichen Sonnenschutzmittel völlig, da extern anzuwendende, wirksame, gut verträgliche und auf der Haut unsichtbare UV-A-Filter noch nicht bekannt sind. *Zinkoxyd oder Titanoxyd enthaltende Sonnenschutzmittel* verhindern zwar das Eindringen auch von UV-A-Licht, sie bilden aber eine pastenartige Schichte auf der Haut, die in der Regel den Patienten so stark stört, daß er das Mittel nicht weiterverwendet. In verzweifelten Fällen hat es sich allerdings bewährt, den Patienten gut abdeckende kosmetische *Make-up-Präparate* zu verschreiben, da diese aus der Sicht des Patienten tragbar erscheinen und durch ihre völlig dichte Abdeckung der Haut zu einem therapeutischen Effekt führen.

Große Anstrengungen werden seit längerer Zeit unternommen, um *orale Sonnenschutzmittel* zu entwickeln. *Betakarotin* [270, 411, 419], obwohl bei einer anderen Photodermatose, der erythropoetischen Protoporphyrie, mit großem Erfolg eingesetzt, hat sich zur Prophylaxe der polymorphen Lichtdermatose als ziemlich wirkungslos erwiesen. Diese Tatsache ist auch nicht weiter

verwunderlich, da Betakarotin bei der erythropoetischen Protoporphyrie wahrscheinlich infolge seiner reduzierenden Eigenschaften als Elektronenquencher
wirkt und dieser Mechanismus bei der polymorphen Lichtdermatose keine Rolle
spielt. Dies erklärt auch die Tatsache, daß Betakarotin zur Verhinderung des
normalen Sonnenbrandes nicht eingesetzt werden kann.

Antimalariamittel (Chloroquin und Oxychloroquin) haben bei polymorpher
Lichtdermatose ebenfalls einen eher geringen therapeutischen Wert, und ihre
ophthalmologischen Nebenwirkungen (Retinopathie; korneale Ablagerungen)
limitieren weiter ihren Nutzen [55, 353].

Thalidomid wurde mit gutem Erfolg eingesetzt [253]. Einer routinemäßigen
Anwendung dieses Medikaments stehen allerdings seine bekannten teratogenen
Eigenschaften entgegen.

Eine prophylaktische photoprotektive Behandlung bei UV-A-induzierter polymorpher Lichtdermatose war somit bisher kaum möglich, und man mußte sich
darauf beschränken, nach erfolgter Eruption der Erkrankung die Symptome zu
lindern und den Krankheitsverlauf abzukürzen. Hierfür stehen systemisch und
lokal verabreichte Kortikosteroide und Antihistaminika zur Verfügung. Es sei in
diesem Zusammenhang jedoch ausdrücklich vor der prophylaktischen Verabreichung von Depotkortikosteroiden während der lichtstarken Jahreszeit gewarnt,
weil dadurch fast während der Hälfte des Jahres unphysiologisch hohe Kortiko-
steroidspiegel erreicht werden und somit die bekannten Kortikosteroidnebenwirkungen eintreten. Kortikosteroide sollten bei der polymorphen Lichtdermatose nur als Mittel der letzten Wahl zur Blockade einer bereits eingetretenen
Eruption angewendet werden.

7.2.8. Photochemotherapie der polymorphen Lichtdermatose

7.2.8.1. Grundlagen

Schutzmechanismen der Haut gegen ultraviolette Strahlung umfassen [43]
Reflexion und Absorption der einfallenden Strahlung durch die Hornschichte
der Epidermis, Streuung der einzelnen Wellenlängenbereiche an Grenzflächen
innerhalb der Epidermis und Absorption durch das epidermale Melanin [43,
331]. Ein attraktiver und vor allem natürlicher Weg, einen ausreichenden Schutz
zu erreichen, wäre der Aufbau eines UV-Filters in den oberflächlichsten Schichten der Haut selbst, durch den eine Passage von Photonen in die tiefergelegenen
Gewebsabschnitte verhindert werden könnte. Da das natürliche, von den Melanozyten gebildete Pigment Melanin hervorragende licht- und UV-absorbierende
Eigenschaften, damit also exzellente Filterqualitäten, besitzt und dieses Pigment
in den epidermalen Zellen abgelagert wird, könnte man sich von einer künstlich
gesteigerten Melaninpigmentierung einen derartigen optimalen UV-Schutz erwarten [321].

Das Prinzip des Schutzes der Haut vor einem Übermaß an UV-Strahlung
durch Hautbräunung mittels UV-Licht wurde bereits 1930 von Miescher [279]
sowie später auch von anderen [363, 437] zur Verhinderung von Sonnenschäden
bei Hautgesunden und bei Patienten mit polymorpher Lichtdermatose versucht.
Eine Steigerung des Melaningehalts der Haut durch Bestrahlung mit UV-A-
Licht (320–400 nm) nach Photosensiblisierung mit Psoralen erscheint jedoch

vorteilhafter als die einfache Sonnenbestrahlung, da ein stärkerer Effekt mittels geringerer UV-A-Dosen bei einer geringeren Zahl von Expositionen erreicht wird und die Hautbräunung wesentlich länger, etwa 6–12 Wochen, anhält [84, 85, 100, 156].

Es wurde bereits 1959 gezeigt [194], daß eine Hautbräunung durch Photosensibilisierung mit Psoralenen und anschließender Sonnenbestrahlung zu erhöhter Toleranz der Haut gegen UV-Licht führt. Dieses Prinzip konnte jedoch damals nicht weiterverfolgt werden, da durch die inkonstante Energieeinstrahlung der Sonne eine exakte Dosierung des UV-Lichtes bei Psoralen-UV-A-Exposition nicht möglich war. Erst die Entwicklung moderner UV-A-Bestrahlungsanlagen für die Photochemotherapie sowie die Ausarbeitung exakter Dosierungsparameter geben nun die Möglichkeit, die Melaninproduktion der Haut durch 8-MOP-UV-A-Behandlung sicher, reproduzierbar und mit einem Minimum an Nebenwirkungen zu steigern.

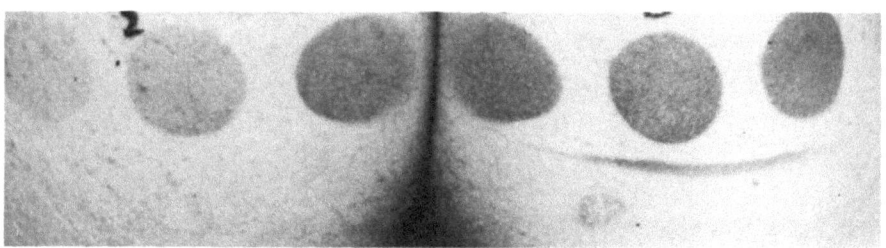

Abb. 45. Gesäßhaut 120 Stunden nach Phototestung. Es hat sich eine tiefe Hautbräunung in den Testarealen entwickelt, die vor der Entstehung eines Sonnenbrandes schützt (vgl. Abb. 46)

In mehreren Arbeiten konnten Gschnait et al. [156, 157] auf experimentellen Grundlagen dieses neuartige photoprotektive Prinzip untersuchen und nachweisen, daß die durch 8-MOP-UV-A induzierte Hautbräunung nicht nur klinisch, sondern auch auf zellulärer und subzellulärer Ebene vor dem Entstehen eines Sonnenbrandes schützt:

Klinisch ist mit wenigen 8-MOP-UV-A-Expositionen eine Steigerung der Eigenschutzzeit der Haut um einen Faktor von 5–6 möglich (Abb. 45); das bedeutet, daß die Hautpigmentierung ähnliche photoprotektive Eigenschaften aufweist wie ein Sonnenschutzmittel mit einem Sonnenschutzfaktor von 5–6.

Histologische Untersuchungen (Abb. 46) der Sonnenbrandreaktion [156, 157] haben bewiesen, daß sich dieser Schutz auch auf zellulärer Ebene manifestiert, und schließlich konnte in *autoradiographischen Experimenten* gezeigt werden, daß nach Induktion von Hautpigmentierung durch 8-MOP-UV-A eine definierte Dosis sonnenähnlichen Lichtes von weniger Reparaturaktivität gefolgt ist und damit offenbar weniger Thymin-Dimere und damit DNA-Schädigung hervorruft als vor der Behandlung. Die Hautpigmentierung durch 8-MOP-UV-A-Behandlung scheint somit einen Schutzeffekt auch auf molekularer Ebene auszuüben und könnte somit eventuell als „DNA-Schild" wirken.

Es wäre allerdings verfrüht, in der 8-MOP-UV-A-Pigmentierung ein mögliches prophylaktisches Prinzip zur Verhinderung aktinisch induzierter Tumoren der Haut zu sehen, da es durch die Interaktion von 8-MOP und UV-A selbst zu Reaktionen auf der Ebene der DNA kommt. Es müssen daher künftige Studien entscheiden, ob das volle solare Spektrum oder 8-MOP-UV-A eine höhere Onkogenität aufweisen. Eine unkontrollierte Anwendung von PUVA zum Zweck des UV-Schutzes am Hautgesunden halten wir nach wie vor für verfrüht und nicht gerechtfertigt [156, 157].

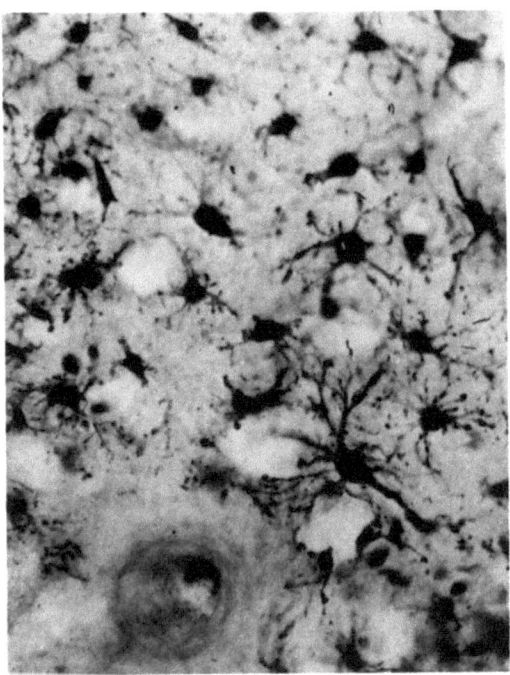

Abb. 46. PUVA-bestrahlte Haut während der Hyperpigmentierung; die Melanozyten sind zahlreich, ihre Fortsätze (Dendriten) elongiert. Sheet-preparation. DOPA-Färbung

Anders stellt sich jedoch die Situation bei Überlegungen dar, ob eine prophylaktische 8-MOP-UV-A-Pigmentierung bei polymorpher Lichtdermatose eingesetzt werden kann und als photoprotektiv-therapeutisches Prinzip gerechtfertigt ist. Aus unseren Untersuchungen geht eindeutig hervor, daß eine 8-MOP-UV-A-induzierte Melaninpigmentierung der Haut einen hohen Prozentsatz von Patienten mit schwerer polymorpher Lichtdermatose vor einfallendem UV-Licht schützt, daß sich dieser Schutz auch auf den langwelligen UV-A-Bereich erstreckt und daß dieser ausreichend lange, nämlich 6–12 Wochen, erhalten bleibt. Es ist dabei interessant, daß auch Patienten mit UV-A-induzierter polymorpher Lichtdermatose durch das während der Bräunungstherapie verabreichte UV-A-Licht zu einer Eruption der polymorphen Lichtdermatose gebracht werden. Wie wir früher zeigen konnten, beruht dies darauf, daß für die Auslösung einer Eruption der polymorphen Lichtdermatose eine etwa 5- bis 10mal höhere UV-A-Dosis als für die Pigmentinduktion nötig ist.

Die polymorphe Lichtdermatose ist eine in der lichtstarken Jahreszeit quälende Hautkrankheit, die dem Betroffenen einen Aufenthalt im Freien nicht nur während der Freizeit unmöglich machen kann, sondern auch die Ausübung bestimmter Berufe behindert. Zur Erreichung eines wirksamen und lange Zeit anhaltenden Schutzes von Patienten mit polymorpher Lichtdermatose sind nur wenige 8-MOP-UV-A-Expositionen nötig. Darüber hinaus ist die Anwendung der 8-MOP-UV-A-Behandlung zur Prophylaxe der polymorphen Lichtdermatose naturgemäß auf die lichtstarke Jahreszeit beschränkt. Die kumulative therapeutische UV-A-Dosis, die die Haut des Patienten erreicht, ist somit um ein Vielfaches geringer als bei Photochemotherapie.

Da ein Schutz durch herkömmliche Sonnenschutzmittel nur in einem relativ kleinen Prozentsatz von Patienten erfolgreich ist und die 8-MOP-UV-A-Behandlung somit die einzige Alternative gegenüber einem Lichtschutz durch dichte, UV-undurchlässige Kleidung darstellt, halten wir die prophylaktische photoprotektive Behandlung der polymorphen Lichtdermatose mit 8-MOP-UV-A unter jenen strengen Voraussetzungen für vertretbar, die für den therapeutischen Einsatz von 8-MOP und UV-A unter Photochemotherapiebedingungen gefordert werden [153, 475, 476].

7.2.8.2. Technik

Die technischen Voraussetzungen für die Photochemotherapie der polymorphen Lichtdermatose sind die gleichen wie bei der Behandlung der Schuppenflechte [153, 476], die Phototestung ist von etwa 4–10 Behandlungen gefolgt, die zweckmäßigerweise und je nach der Intensität der Erkrankung kurz vor Beginn der lichtstarken Jahreszeit bzw. vor einem Urlaub in sonnenreichen Gegenden gegeben werden. Die Behandlungsserie kann beendet werden, wenn keine Verstärkung der Hautbräunung mehr eintritt. Sehr hellhäutige Individuen (rotblonder Typ) werden naturgemäß auch unter PUVA nur relativ geringfügig Pigment entwickeln. Es hat sich aber auch in diesen Fällen als günstig erwiesen, vor der lichtstarken Jahreszeit eine prophylaktische Behandlung durchzuführen. Bei gleichzeitiger Anwendung starker externer Sonnenschutzmittel ist auch bei diesen Problempatienten in der Regel eine Verhinderung der Eruption der Erkrankung möglich.

Obwohl zur Auslösung der polymorphen Lichtdermatose meist wesentlich höhere UV-A-Dosen notwendig sind, als sie bei der PUVA-Behandlung für die Pigmentinduktion benötigt werden, kann in besonders gelagerten Fällen dennoch am Beginn der Behandlung eine geringfügige Eruption der Erkrankung auftreten, die aber meist durch lokale Anwendung kortikosteroidhaltiger Cremes beherrscht werden kann.

Die Hautpigmentierung und damit der Schutz halten meist 8–12 Wochen an; der Patient soll angewiesen werden, sich nach Beendigung der PUVA-Behandlung häufig der natürlichen Sonne zu exponieren, um den Effekt lange zu erhalten. Dieses neuartige photoprotektive prophylaktische Prinzip hat sich bewährt und ist der oralen Betakarotintherapie eindeutig überlegen [320]. Die eigenen günstigen Ergebnisse [156, 157] sind in der Zwischenzeit von anderen Arbeitsgruppen bestätigt worden [320, 341].

7.2.8.3. Wirkungsmechanismus

Der Wirkungsmechanismus der PUVA-Behandlung als Prophylaxe der polymorphen Lichtdermatose beruht zweifellos, zumindest teilweise oder auch ganz, auf der *UV-Filter-Wirkung des* vermehrt gebildeten und bis in die oberen Epidermisschichten abgelagerten *Melanins.* Hierfür spricht, daß die Schutzwirkung mit Einsetzen der Hautbräunung beginnt, mit der Rückbildung der Pigmentierung endet und bei stark pigmentierenden Patienten (Hauttyp III/IV) stets stärker ausgeprägt ist als bei Personen mit Hauttyp I/II. Möglicherweise könnte PUVA auch hypothetische immunologische Parameter beeinflussen [320].

7.3. Mycosis fungoides

7.3.1. Definition

Die Mycosis fungoides ist ein T-Zellen-Lymphom, das vor allem und meist primär in der Haut auftritt, einen chronischen, oft über viele Jahre andauernden Verlauf nimmt und während dieser Zeit verschiedene klinisch-morphologische Stadien durchläuft.

7.3.2. Klinik

Die Mycosis fungoides ist relativ selten: Es wird geschätzt, daß etwa 1% aller Todesfälle an Lymphomen auf diese Erkrankung zurückzuführen sind [52]. Die ersten klinischen Erscheinungen treten am häufigsten im 4. Lebensjahrzehnt auf, oft wird die Diagnose aber erst wesentlich später gestellt. Die Mycosis fungoides kommt nicht familiär und bei Männern häufiger vor als bei Frauen (Verhältnis der Geschlechter: 2:1).

Eine *Einteilung in klinische Stadien* hat sich als Hilfsmittel zur Indikationsstellung therapeutischer Maßnahmen als günstig erwiesen [175, 438].

Stadium 0: Prämaligne Läsionen,
Stadium 1: Erythematöse Plaques oder generalisiertes Erythem,
Stadium 2: Indurierte Plaques oder exfoliative Erythrodermie,
Stadium 3: Tumoren oder Knoten,
Stadium 4: Lymphknotenbefall,
Stadium 5: Viszeraler Befall.

Im *Stadium 0* finden sich morphologisch äußerst unspezifische ekzemartige Veränderungen, die oft jahrelang als solche fehlinterpretiert und -behandelt werden. Die Herde sind kaum infiltriert und finden sich in streifiger Anordnung seitlich am Stamm (Abb. 47), sie haben eine rote bis rotgelbe Farbe und sind oft von kleienartigen Schuppen bedeckt. Infolge einer gewissen Ähnlichkeit zur Psoriasis vulgaris hat man diese Veränderungen auch als *Parapsoriasis en plaque disséminée (Brocq)* bezeichnet, von der man heute weiß, daß sie ein Vorstadium zur Mycosis fungoides darstellt. Die Brocqsche Parapsoriasis wird daher auch als *Prämykose* benannt.

Der Ausdruck Prämykose darf jedoch nicht dazu verleiten anzunehmen, daß dieses Krankheitsbild stets und immer in eine Mycosis fungoides übergehen muß. Das Zeitintervall zwischen dem Auftreten der Prämykose und der Entste-

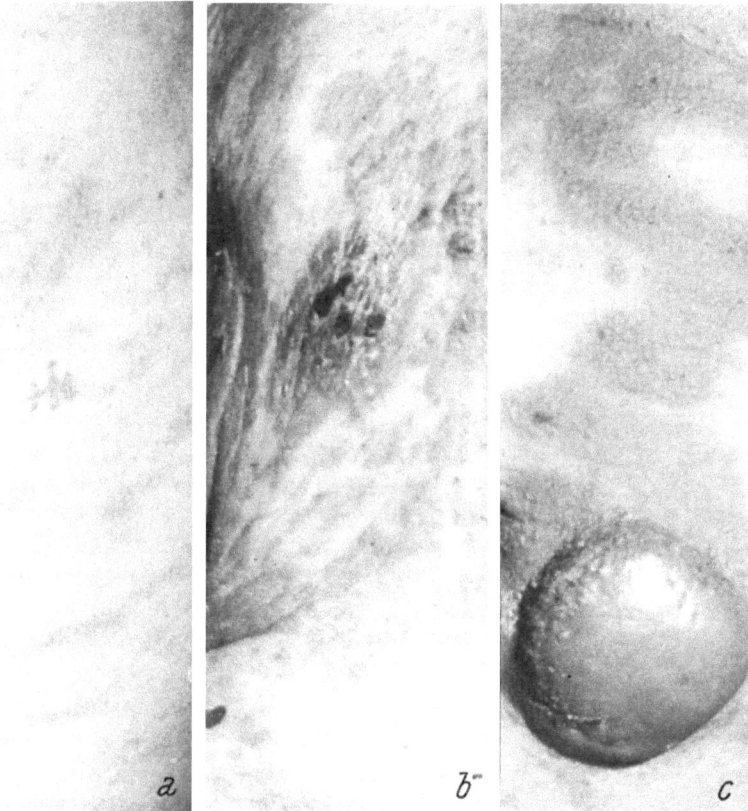

Abb. 47. Klinik der verschiedenen Stadien der Mycosis fungoides an der Haut: *a* streifige Erytheme
am Stamm (Prämykose), *b* indurierte Plaques, *c* „Tomaten"-Tumor

hung der Mycosis fungoides ist äußerst variabel und umfaßt bisweilen viele
Jahrzehnte, sodaß man annehmen darf, daß manche Patienten die Ausbildung
des echten Malignoms, der Mycosis fungoides, gar nicht mehr erleben. Mit anderen Worten bedeutet dies, daß nicht jeder Fall von Prämykose tatsächlich in
das echte maligne Lymphom, die Mycosis fungoides, übergehen muß.

So atypisch die klinischen Erscheinungen der Prämykose sind, so ist doch
die Anamnese meist klassisch: chronisch rezidivierende Hautveränderungen am
Stamm werden meist seit Monaten bis Jahren mit verschiedenen kortikosteroid-
haltigen Salben, ultraviolettem Licht, Bucky-Bestrahlungen usw. mit geringem
Erfolg behandelt. Die Erkrankung verläuft dabei in spontanen Remissionen und
Exazerbationen; die sonnenreiche Sommerzeit bringt häufig eine deutliche Besserung.

Nach Jahren, bisweilen erst nach Jahrzehnten, kann die Erkrankung in das
Stadium 2 übergehen (Abb. 47), das durch deutlich infiltrierte Plaques gekennzeichnet ist, die nun nicht mehr banalen Dermatosen ähnlich sind. Die Erkrankung kann in diesem Stadium verschiedene morphologische Bilder entwickeln
(großflächige Infiltrate; plaqueartige Infiltrate; psoriasiforme Infiltrate usw.),

und es kommen mitunter Spontanremissionen vor, wobei die Haut atrophisch bleibt und später eine scheckige Hyperpigmentierung (Poikilodermie) an den Ort des Infiltrates erinnert. Zentrale Abheilung führt mitunter zu anulären und zirzinären Formen. Das gleichzeitige Vorkommen einer Mucinosis follicularis ist in diesem Stadium häufig.

Im Verlauf der Zeit nehmen die Infiltrate an Dicke zu, und es entstehen vorerst kleine, erbsengroße Knötchen, die schließlich – als Ausdruck des *Stadiums 3* – zu großen Tumoren heranwachsen, die wegen ihrer meist kugelrunden Form und roten Farbe auch als *Tomatentumoren* (Abb. 47) bekannt sind.

Vidal und Brocq [445] beschrieben Fälle von Mycosis fungoides, in denen als erstes Zeichen der Erkrankung bereits Tumoren entstanden. Diese *Mycosis fungoides d'emblée* wird heute bezweifelt, und es wird angenommen [175], daß in diesen Fällen andere T- oder B-Zellen-Lymphome vorliegen.

Die Tumoren finden sich häufig im Gesicht und vor allem an den Augenbrauen, wodurch die klassische *Facies leonina* entsteht. Der klinische Befall der Lymphknoten *(Stadium 4)* leitet meist rasch zum *Stadium 5* mit dem Betroffensein innerer Organe über, womit sich – häufig erst in höherem und hohem Lebensalter – der fatale Ausgang der Erkrankung einstellt. In diesem letzten Abschnitt der Mycosis fungoides besteht nicht selten eine mäßiggradige Hepatosplenomegalie sowie eine Neigung zu verschiedenen (viralen, bakteriellen, mykotischen) Infektionen. Der Tod tritt häufiger infolge einer Sepsis als wegen hämatologischer Komplikationen ein [176].

Das *Sezary-Syndrom* [40, 492] ist klinisch durch die Trias Erythrodermie, unstillbarer, quälender Juckreiz und generalisierte Lymphknotenvergrößerung charakterisiert. Diffuser Haarausfall und Deformitäten der Nägel kommen vor. Das Sezary-Syndrom ist eine *leukämische Variante der Mycosis fungoides,* die Tumorzelle ist auch hier ein T-Lymphozyt [260, 261], wahrscheinlich eine sogenannte „Helfer-Zelle" [49]. Der klinische Verlauf ist durch Remissionen und Exazerbationen gekennzeichnet, wobei ein letaler Ausgang früher als bei der Mycosis fungoides zu erwarten ist.

Die *Woringer-Koloppsche Erkrankung* [36] oder die sogenannte „*Pagetoide Retikulose*" ist als kutanes T-Zellen-Lymphom der Mycosis fungoides verwandt, klinisch durch kleine plaque- und ekzemartige Herde charakterisiert und histologisch durch besonders stark ausgeprägten Epidermotropismus der auffallend hellen Tumorzellen gekennzeichnet. Die Erkrankung hat eine relativ gute Prognose, Todesfälle sind allerdings beschrieben [88].

7.3.3. Histologie

Im *prämykotischen Vorstadium* und auch im *Stadium 1* sind bisweilen Serienschnitte, ja sogar multiple Biopsien notwendig, da nicht in jedem Schnitt bzw. jeder Biopsie die wesentlichen Kriterien für die Diagnose zu finden sind. Das Vorkommen (unspezifischer) perivaskulärer Rundzelleninfiltrate muß mit einem Einwandern der Zellen in die Epidermis und Formierung intraepidermaler Abszesse (Pautrierscher Mikroabszesse) vergesellschaftet sein, um die histologische Diagnose Mycosis fungoides, Stadium 1, zu etablieren.

Mit dem Fortschreiten der Erkrankung wird das feingewebliche Bild typischer; das Infiltrat nimmt an Dichte zu, formiert sich zuerst subepidermal und breitet sich später auch in tiefere Koriumlagen aus. Einzelne Zellen mit großen, irregulären, zerebriform erscheinenden Kernen unterstützen die Diagnose Lymphom. Typisch, wenn auch nicht pathognomonisch, ist die Entwicklung intraepidermaler Ansammlungen von Rundzellen, die vorerst in den tiefen Epidermisschichten liegen, mit Fortschreiten der Erkrankung mehr in der Nähe des Stratum corneum gefunden werden. Diese sogenannten Pautrierschen Mikroabszesse bestehen aus abnormen T-Lymphozyten.

Mit zunehmender Häufigkeit werden in älteren Läsionen schließlich deutlich atypische Zellen im Infiltrat gefunden, die große, meist gelappte hyperchromatische Kerne, bisweilen auch pathologische Mitosen aufweisen. Daneben findet sich ein buntes Bild aus Histiozyten, kleinen Rundzellen und Granulozyten.

Elektronenoptisch ist die Tumorzelle der Mycosis fungoides eine große lymphoide Zelle mit einem sehr typischen, gelappten, zerebriformen Kern. Sie wird als Sezary-Zelle oder auch Lutzner-Zelle bezeichnet [259–261, 381].

7.3.4. Laborparameter

Derzeit existieren pathognomonische Laborparameter für die Mycosis fungoides nicht. Bisweilen findet sich im peripheren Blut eine geringfügige *Eosinophilie*. Im leukämischen Spätstadium und beim Sezary-Syndrom fallen *erhöhte Leukozytenzahlen* auf, die durch zahlreiche abnorme zirkulierende T-Zellen entstehen [49]. Insbesondere während therapeutischer Maßnahmen ist eine *Hyperurikämie* als Ausdruck des Zellzerfalls zu beobachten. Befall innerer Organe kann durch *organspezifische Untersuchungsmethoden* (z. B. Thoraxröntgen, Tomographie, EKG, EEG, Lymphknoten- und Leberbiopsie usw.) nachgewiesen werden.

7.3.5. Diagnose

Das klinische Bild allein führt in allen Stadien und klinischen Varianten der Erkrankung lediglich zur Vermutungsdiagnose Mycosis fungoides und muß stets durch eine oder auch mehrere histologische Untersuchungen abgesichert werden. Durch die gleichzeitige Beurteilung von klinischem Bild und Histologie fällt es in den meisten Fällen leicht, die Differentialdiagnose, z. B. gegenüber einer Hautleukämie, anderen Lymphomen oder der lymphomatoiden Papulose [162] zu treffen.

Die lymphomatöse Papulose (Abb. 48) ist klinisch durch das Auftreten braunrötlicher Papeln und Infiltrate charakterisiert, die meist exanthematisch an Stamm und Extremitäten lokalisiert sind und bald nach ihrer Entstehung exulzerieren, später unter Hinterlassung zarter Narben abheilen. Durch ständige Neueruptionen findet sich ein buntes Bild frischer und älterer abheilender Läsionen nebeneinander. Die lymphomatoide Papulose ist klinisch wahrscheinlich eine benigne Erkrankung, die allerdings durch eine äußerst bösartig erscheinende Histologie gekennzeichnet ist. Das feingewebliche Bild entspricht dem eines malignen Lymphoms. Die vorherrschende Zelle im Infiltrat der lymphomatoiden Papulose ist der T-Lymphozyt [62]. Photochemotherapie kann die Erkrankung unterdrücken und die Infiltrate für einige Zeit zum Verschwinden bringen [62].

In Fällen von Erythrodermie muß unter Umständen – besonders im Stadium akuter Exazerbation – auch der klinische Verlauf zur Abgrenzung gegen gutartige Erkrankungen, wie Psoriasis, Ekzem usw., herangezogen werden.

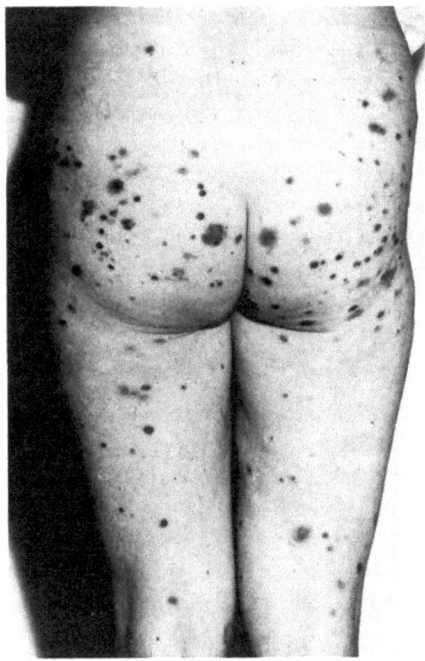

Abb. 48. Lymphomatoide Papulose

7.3.6. Ätiologie und Pathogenese

Die Mycosis fungoides ist als ein generalisierter Tumor der T-Lymphozyten erkannt worden. Nach dem derzeitigen Stand des Wissens allerdings können über die Mechanismen, welche zur Auslösung der blastomatösen T-Lymphozytenproliferation führen, nur Spekulationen angestellt werden [175]: So wird vermutet, daß T-Zellen-Lymphome als pathologisch überschießende zellulärimmunologische Maximalreaktionen auf unbekannte exogene oder endogene Antigene entstehen. Diese Annahme wurde in den letzten Jahren gestützt, als die pathologisch gezüchteten T-Lymphozyten als sogenannte „Helfer-Zellen" erkannt wurden. Die Funktion dieser Zellen liegt unter anderem in einer Auslösung der Differenzierung von B-Lymphozyten in reife Immunglobulin-produzierende Plasmazellen [49], somit in einer Induktion immunologischer Abwehrmechanismen.

7.3.7. Therapie (Tab. 11)

Die Therapie der Mycosis fungoides ist schwierig und richtet sich nach dem klinischen Stadium, in dem sich der Patient befindet. Voraussetzung für die

Wahl des Behandlungsverfahrens ist somit eine möglichst effiziente Diagnostik, vor allem um die Kardinalfrage eines Befalles innerer Organe zu beantworten. Wie weit und invasiv diese Untersuchungen sein sollen, wird derzeit diskutiert [135, 439]. Als sichere therapeutische Empfehlung gilt derzeit [175]: Ist ein Befall von Lymphknoten bzw. inneren Organen ausgeschlossen, soll sich die Therapie auch ausschließlich auf die Haut und deren Befall konzentrieren. Im folgenden werden die lokalen Behandlungsmöglichkeiten der Mycosis fungoides unter bewußter Auslassung der systemischen Chemotherapie diskutiert, weil für die Beurteilung der Photochemotherapie in erster Linie die Kenntnis der anderen topischen therapeutischen Modalitäten notwendig ist. Eine systemische Chemotherapie [175, 176] wird dann notwendig sein, wenn

    a) ein Befall von Lymphknoten und/oder inneren Organen vorliegt,

.   b) lokale Therapie keine Besserung bringt oder

    c) der Hautzustand (z. B. nach Behandlung mit ionisierenden Strahlen) weitere Lokalmaßnahmen nicht erlaubt.

7.3.7.1. Ultraviolettes Licht

Es ist lange bekannt, daß Bestrahlungen mit natürlicher Sonne oder künstlichen UV-B- bzw. UV-B + UV-A-Strahlern besonders in den Vor- und Frühstadien der Mycosis fungoides einen günstigen Einfluß auf die Hauterscheinungen ausüben. Die therapeutische Wirksamkeit dieser Maßnahmen ist von Fall zu Fall verschieden und im Einzelfall nicht vorhersagbar, darüber hinaus lassen sich meist nur unvollständige und relativ kurz anhaltende Remissionen erzielen.

7.3.7.2. Kortikosteroide

Topische Kortikosteroide lösen in vielen Fällen eine Regression von Manifestationen des Vor- und Frühstadiums aus, wobei der Therapieerfolg mit der

Tabelle 11. *Konventionelle topische Therapie der Mycosis fungoides*

Therapieform	Vorteile	Nachteile
Ultraviolettes Licht	praktisch atoxisch; Behandlung wiederholbar; einfach anzuwenden	Wirkung unsicher und nur in den Vor- bzw. Frühstadien ausgeprägt
Kortikosteroide	praktisch atoxisch; Behandlung wiederholbar; einfach anzuwenden	Wirkung unsicher und nur in den Vor- bzw. Frühstadien ausgeprägt; Rebound-Effekt
Mechlorethamin	gut wirksam	führt in einem hohen Prozentsatz zur Sensibilisierung
Ionisierende Strahlen (besonders schnelle Elektronen)	hochwirksam; eventuell sogar in Frühstadien kurativ	Anwendung nur begrenzt wiederholbar; toxische lokale und allgemeine Nebenwirkungen; schnelle Elektronen stehen nicht überall zur Verfügung
Leukophorese	atoxisch; wiederholbar	sehr aufwendig; Behandlung noch wenig erforscht und steht nicht überall zur Verfügung

Gesamtmenge des verwendeten Kortikosteroids korrelieren dürfte [112]. Die zu erzielenden Remissionen sind ebenfalls meist unvollständig und von kurzer Dauer.

7.3.7.3. Mechlorethamin

Die lokale zytostatische Therapie mit Mechlorethamin hat im letzten Jahrzehnt in der Behandlung der Mycosis fungoides große Bedeutung erlangt [438]. Es lassen sich hiermit etwa 50% der behandelten Fälle in komplette Remission bringen, und etwa ein Sechstel der Patienten kann durch eine fortlaufende Intervallbehandlung (einmal pro Woche lokale Applikation von Mechlorethamin) auch erscheinungsfrei gehalten werden. Der Wert dieses Verfahrens wird allerdings entscheidend eingeschränkt durch eine sehr hohe Rate von kutanen Überempfindlichkeitsreaktionen [438]; auch Urtikaria und anaphylaktoide Reaktionen sind bekannt [86]. Klinische Versuche, eine Immuntoleranz durch intravenöse Gabe des Medikaments zu erzielen, erwiesen sich nicht immer als erfolgreich [350, 351]. Einige Patienten entwickeln nach längerdauernder Mechlorethaminbehandlung Hautkarzinome [350, 351, 446].

7.3.7.4. Schnelle Elektronen

Fuks et al. [135] konnten an über 50% der damit behandelten Fälle klinische Erscheinungsfreiheit erzielen, 10% der Patienten blieben länger als 2 Jahre in Remission. 2,5 MeV-Elektronen dringen bis zu 1,2 cm in die Haut ein; üblicherweise werden 3000 rad innerhalb eines Zeitraumes von 40 Tagen gegeben [135]. Die Nebenwirkungen dieser Therapieform, besonders die fast unvermeidliche Allgemeinsymptomatik, ferner Erythrodermien, Verlust der Haare und Nägel sind beträchtlich [214]. Ganzkörperbestrahlungen mit schnellen Elektronen sind naturgemäß auf jene Zentren beschränkt, die über die aufwendige technische Ausrüstung verfügen.

Eine Kombinationsbehandlung mit Mechlorethamin wurde versucht und scheint bei Rezidiven nach Ganzkörpertherapie mit schnellen Elektronen wirksam zu sein [351].

7.3.7.5. Andere ionisierende Strahlen

Bucky-Bestrahlungen sind ebenso wie Röntgenstrahlen zur Behandlung der Mycosis fungoides heute weitgehend verlassen worden, können aber in besonders gelagerten Fällen und bei wenigen, gering infiltrierten Herden eingesetzt werden [175].

7.3.7.6. Leukophorese

In der Behandlung des Sezary-Syndroms liegen einige erfolgversprechende Versuche vor, die zirkulierenden tumorösen T-Zellen durch Leukophorese zu entfernen. Bei dieser Methode werden durch differenziertes Zentrifugieren von Blutbestandteilen selektiv z. B. Leukozyten eliminiert. Eine Verlagerung von Tumorzellen aus der Haut bzw. aus inneren Organen in das periphere Blut ist die Folge, wo sie nun neuerlich einer Leukophorese zugänglich werden [95, 260]. Naturgemäß kann die Leukophorese nur bei leukämischen Formen eingesetzt werden. Die Methode ist sehr aufwendig und steht nur in wenigen Laboratorien zur Verfügung. Darüber hinaus liegen bisher nur geringe Erfahrungen, insbesondere über Langzeiterfolge, vor.

7.3.8. Photochemotherapie der Mycosis fungoides

7.3.8.1. Technik

Die technischen Voraussetzungen sowie die Phototestung und PUVA-Initialbehandlung sind gleich wie bei der Psoriasis vulgaris [140, 214]. Die Testung erfolgt auch hier in üblicherweise nicht lichtexponierter Gesäßhaut.

Während der Behandlung allerdings ist die klinische Reaktion – im Unterschied zur Psoriasis vulgaris – in der befallenen Haut meist stärker ausgeprägt als in der unbefallenen. Vorübergehende Erosionen in den Läsionen der Mycosis fungoides werden beobachtet und können eine Reduktion der UV-A-Dosis notwendig machen, heilen jedoch stets innerhalb von wenigen Tagen wieder ab. In manchen Fällen (Lokalisation der Veränderungen in intertriginösen Arealen, z. B. perigenital, interdigital) ist es notwendig, die Lagerung des Patienten im Bestrahlungsgerät zweckentsprechend so anzupassen, daß eine Ausleuchtung auch dieser Hautareale möglich wird. Erfahrungsgemäß eigenen sich zur Behandlung der Mycosis fungoides aus diesen Gründen Liegegeräte besser als Stehkabinen.

Die Initialphase wird auch bei der Mycosis fungoides mit 4 Bestrahlungen pro Woche bis zum Erreichen der klinischen Erscheinungsfreiheit durchgeführt. Es hat sich bewährt, daran eine 1 Monat dauernde Intervalltherapie mit 2 Bestrahlungen pro Woche anzuschließen und in der Folge den Patienten regelmäßig, etwa einmal pro Monat, zu kontrollieren. Beim Eintreten von Rezidiven wird neuerlich mit dem Schema der Initialphase behandelt.

Bei der erythrodermischen Mycosis fungoides bzw. beim Sezary-Syndrom ist, so wie bei der erythrodermischen Psoriasis, eine besondere Bestrahlungstechnik erforderlich: Eine Phototestung ist nicht möglich; statt dessen wird mit einer kleinen UV-A-Dosis die Behandlung eingeleitet und diese langsam bis zum Auftreten eines Erythems gesteigert. Die Entwicklung der Hautrötung kann nur anhand eines Testareals, welches stets abgedeckt bleibt, beurteilt werden.

Eine spezifische Lokaltherapie ist nicht notwendig, Hautpflege mit indifferenten Salben oder Cremes ist günstig. Allenfalls vor der PUVA-Therapie gegebene Kortikoide oder Zytostatika werden abgesetzt.

7.3.8.2. Ergebnisse

Gilchrest et al. [140] und Konrad, Gschnait et al. [214] waren die ersten Arbeitsgruppen, die Photochemotherapie bei Mycosis fungoides erprobten. Ihre Ergebnisse sind in der Zwischenzeit durch zahlreiche andere Autoren bestätigt worden [1, 94, 183, 184, 224, 359, 472].

PUVA führt bei nahezu 100% der Patienten in den Stadien 1 und 2 [438] zur kompletten klinischen Remission. Tab. 12 zeigt einige Daten [473]. Zur kompletten klinischen Erscheinungsfreiheit werden im Schnitt bis 20 Behandlungen, die innerhalb von etwa 1–2 Monaten verabreicht werden, benötigt. Ein zwar langsames, aber dennoch vollständiges Ansprechen wird überraschenderweise auch bei kleineren Tumoren im Stadium 3 beobachtet.

Tabelle 12. *PUVA bei Mycosis fungoides, Initialbehandlung (nach [473])*

Stadium	n / Patienten erscheinungsfrei	Zeitraum (Tage)	Behandlungen	J/cm²
1	14 von 14	31 ± 14	16 ± 7,5	78 ± 72
2	9 von 9	40 ± 33	20 ± 16	70 ± 72
3	6 von 6	34 ± 17*	19 ± 9*	171 ± 190**

* Schließt Tumoren nicht ein.
** Schließt Tumoren ein.

Während der Rückbildung der Mycosis fungoides kommt es zur Abflachung und zur völligen Angleichung der Herde an das Hautniveau, Sistieren der Schuppung, Abnahme des Erythems und Bräunung der befallenen Haut, wobei die befallenen Hautareale fast regelmäßig schneller und stärker pigmentieren als die Umgebung. Die daraus resultierende Scheckigkeit wird jedoch im weiteren Verlauf durch eine uniforme Bräunung ausgeglichen. Tumoren flachen unter der Behandlung ebenfalls bis zur Angleichung an das Hautniveau ab. Bei stärker infiltrierten Plaques und besonders bei weichen Knoten kommt es jedoch gelegentlich zur Anhebung der Epidermis und zu Erosionen. Bei Fortsetzung der Behandlung heilen Ulzera schnell und meist mit depigmentierten flachen Narben ab.

Die *Nachbeobachtung* eines mit PUVA behandelten Krankengutes zeigt, daß die hervorragenden therapeutischen Ergebnisse bei den frühen Stadien relativ lange anhalten; siehe Tab. 13 (nach [473]).

Tabelle 13. *PUVA bei Mycosis fungoides, Nachbeobachtung*

Stadium	1	2	3
Zahl der Patienten	14	9	6
Zeitraum der Nachbeobachtung (Monate)	3–49	8–49	10–36
Zahl der Patienten ohne Rezidiv	10	2	1
Zahl der Patienten mit Rezidiv	4	7	5
Zustand bei Nachkontrolle:			
frei	9	3	4
Mycosis fungoides vorhanden	1	2*	2
keine Kontrolle möglich	4	4**	0

* Bei 2 Patienten Übergang von Stadium 2 bzw. Stadium 3 in Stadium 4.
** 2 Patienten verstorben (andere Ursache).

Rezidive treten bevorzugt an Stellen auf, die aus technischen Gründen weniger intensiv dem UV-A-Licht ausgesetzt waren (z. B. seitliche Halspartien; Perianal-, Perigenitalregion; Kapillitium), und diese sprechen nach den bisherigen Erfahrungen auf eine neuerliche Behandlung ebenso gut an wie bei der ersten Therapie [140, 214]. Bislang wurden keine Zeichen einer Refrakterität der Infiltrate der Mycosis fungoides gegen Photochemotherapie festgestellt.

Der natürliche Verlauf der Mycosis fungoides läßt erwarten, daß Patienten in den Stadien 2 und 3 irgendwann in das Stadium 4 bzw. 5 eintreten [473]. Es ist allerdings nicht abzusehen, ob dieser Prozeß durch die Photochemotherapie aufgehalten oder verlangsamt wird. Mit Sicherheit kann das Gegenteil ausgeschlossen werden [473]. PUVA führt keinesfalls zu einer Beschleunigung der Progredienz der Erkrankung [359].

PUVA wurde auch bei Patienten mit Mycosis fungoides eingesetzt, die bereits mit schnellen Elektronen und/oder Mechlorethamin vorbehandelt waren und sich gegen diese therapeutischen Maßnahmen refraktär erwiesen hatten. Die Photochemotherapie führte auch in diesen verzweifelten Fällen zu außergewöhnlich guten Erfolgen [1].

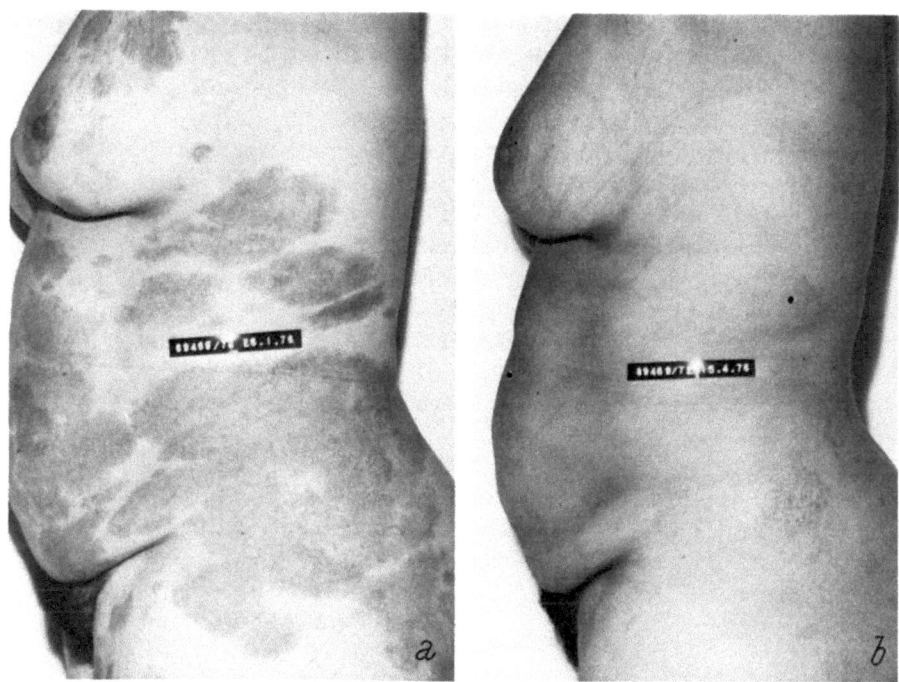

Abb. 49. Mycosis fungoides, Stadium II, *a* vor und *b* nach Photochemotherapie (17 Expositionen; total: 67 Joules/cm^2)

Darüber hinaus hat sich PUVA auch in der Behandlung der erythrodermischen Mycosis fungoides bewährt, wobei geringe UV-A-Dosen, über längere Zeiträume angewendet, die besten Erfolge bringen.

Histologische Untersuchungen [1, 184, 214] haben gezeigt, daß nach Abschluß der PUVA-Initialphase bei Patienten in den Stadien 1 und 2 ursprünglich befallene Haut keine für die Mycosis fungoides typischen feingeweblichen Zeichen mehr zeigt; es finden sich lediglich jene uncharakteristischen Veränderungen, wie sie für PUVA-bestrahlte Haut beschrieben sind [35, 164].

Bei stärker infiltrierten Herden allerdings bleibt in tieferen Koriumlagen oft noch eine Infiltration mit mononukleären Zellen bestehen, die andeuten mag, daß PUVA die Erkrankung eher unterdrückt als komplett abheilt [1].

7.3.8.3. Indikationsstellung

Die Vielzahl der Behandlungsmodalitäten für das Management des Patienten mit Mycosis fungoides läßt die therapeutische Unsicherheit auf diesem Gebiet und den Bedarf an neuen Wegen erkennen. Die bisher vorliegende weltweite Erfahrung mit Photochemotherapie bei Mycosis fungoides läßt folgende Feststellungen treffen:

1. PUVA bewirkt eine komplette und lang anhaltende Remission der Hautveränderungen in den Stadien 1 und 2. Im frühen Stadium 3 ist die Therapie ebenfalls wirksam; es kommt jedoch schnell zu Rezidiven.

2. Rezidive sprechen gleich gut auf eine erneute PUVA-Behandlung an. Die Behandlung kann prinzipiell unbegrenzt oft wiederholt werden und ist dadurch der Therapie mit Röntgenstrahlen überlegen.

3. Die PUVA-Behandlung ist effektiver als die konventionelle Höhensonnenbestrahlung (mit UV-B).

4. PUVA-Behandlung bei Mycosis fungoides ist weniger problematisch als eine systemische oder lokale Therapie mit Zytostatika.

5. PUVA-Behandlung ist für den Patienten nicht belastend, erfordert keine Lokalbehandlung, ist wenig aufwendig und ambulant durchführbar.

Demzufolge kann PUVA derzeit als Therapie der Wahl in den frühen Stadien der Mycosis fungoides gelten [214].

Darüber hinaus dürfte PUVA indiziert sein, wenn sich gegenüber anderen therapeutischen Maßnahmen (z. B. schnelle Elektronen) eine Refrakterität eingestellt hat oder die Dosierungsgrenzen der entsprechenden Behandlung erreicht wurden.

Nach dem derzeitigen Stand des Wissens ist eine Monotherapie mit PUVA *im Stadium 3* bei Vorliegen großer Tumoren nicht sinnvoll, in den *Stadien 4 und 5* mit großer Wahrscheinlichkeit abzulehnen, obwohl auch hier gewisse theoretische Überlegungen einen Effekt erwarten lassen könnten.

Therapeutische Erfolge – durch PUVA beim *Sezary-Syndrom* sind bekannt, allerdings liegen – bei diesem extrem seltenen Lymphom noch zu wenig Erfahrungen vor, um eine endgültige Aussage treffen zu können.

7.3.8.4. Wirkungsmechanismus

Der Wirkungsmechanismus von PUVA bei Mycosis fungoides ist ungeklärt, und bislang stehen nur hypothetische Denkmodelle zur Verfügung.

Die Photoadditionsprodukte von 8-Methoxypsoralen an die zelluläre DNA unter Ausbildung von DNA-Zwischenstrangbrücken können in den Infiltratzellen eine Hemmung der Proliferation abnormer T-Zellen in der Haut bewirken, wie dies in vivo für menschliche Epidermiszellen und Fibroblasten gezeigt wurde [13, 348, 458].

Manche Autoren nehmen an, daß die Mycosis fungoides als eine Folge chronischer Antigenpersistenz in der Haut entsteht [366, 414]. In diesem Zusammenhang könnte PUVA auf noch unbekannte Art und Weise zu einer Unterdrückung der hypothetischen antigenen Stimulierung führen. Die epidermale Langerhans-Zelle könnte in einem derartigen Wirkungsmechanismus eine bedeutende Rolle spielen, da diese Zelle

a) in der Pathogenese der Mycosis fungoides involviert ist [366],

b) im afferenten Schenkel der immunologischen Abwehrreaktion eine zentrale Stelle einnimmt [395, 396, 398],

c) durch PUVA möglicherweise angegriffen wird [3].

Nur rund 50% des eingestrahlten UV-A-Lichtes erreichen das obere Korium und damit die oberflächlichen Schichten des Infiltrates der Mycosis fungoides. Überraschend ist somit der Umstand, daß auch die tiefen, der UV-A-Strahlung nicht zugänglichen Anteile kleinknotiger Infiltrate auf die Behandlung ansprechen. Als Arbeitshypothese bietet sich an, daß es zur Zerstörung zuerst der oberflächlichen Infiltratschichten kommt. Bedingt durch den Epidermotropismus der Infiltratzellen rücken diese aus der Tiefe an die Oberfläche, wo sie nun neuerlich durch PUVA angreifbar werden.

Edelson [95] vertritt die Ansicht, daß die pathologischen T-Zellen bei Mycosis fungoides in den 3 Reservoirs, Haut, peripheres Blut und innere Organe, in einem wohlausgewogenen Equilibrium stehen und daß bei Entfernung von Zellen aus einem Kompartement neuerlich ein Gleichgewicht entsteht. Auf dieser Vorstellung beruht die therapeutische Wirkung der Leukophorese beim Sezary-Syndrom.

Unter Zugrundelegung der Vorstellung, daß bei den kutanen T-Zellen-Lymphomen zwischen T-Zellen der Haut, des Blutes und der lymphatischen Organe ein Gleichgewicht besteht, könnte durch eine derartige kontinuierliche, durch regelmäßige Photochemotherapie induzierte T-Zell-Störung in der Haut eine ständige zahlenmäßige Verringerung abnormer T-Zellen im Körper erreicht werden. Wenngleich spekulativ, hat diese Interpretation den faszinierenden Aspekt, daß der Photochemotherapie der Haut ein der Leukophorese des Blutes analoger Effekt zukommt. Ein solcher von uns [214] als „Dermatophorese" bezeichneter Effekt hätte bedeutende Konsequenzen.

7.4. Lichen ruber planus

7.4.1. Definition

Der Lichen ruber planus ist eine makroskopisch und histologisch wohldefinierte, pruriginöse Erkrankung, die an Haut und Schleimhäuten auftritt und einen chronischen, Monate bis Jahre dauernden Verlauf nimmt.

Neben dem Lichen ruber planus als Erkrankung sui generis existieren *Lichen-ruber-planus-artige Ausschläge,* die als Hautreaktion auf bekannte endogene oder exogene Reize auftreten.

7.4.2. Klinik

Die Erkrankung tritt meist im mittleren Lebensalter bei beiden Geschlechtern etwa gleich häufig auf [8] und ist bei Kindern und Greisen ausgesprochen selten.

Die *Morphologie der Einzelefflореszenz* ist typisch und erlaubt die klinische Diagnose: Die Dermatose besteht aus gruppiert angeordneten kleinsten polygonalen Knötchen von lividroter Farbe, die nach Art eines Pyramidenstumpfes abgeflacht sind und daher spiegelartig glänzen (Abb. 50a). Die Effloreszenzen sind meist von einem Netz feiner, weißlicher Linien durchzogen *(Wickhamsche Strei-fen)*, die besonders bei Anfeuchten des Herdes deutlich in Erscheinung treten.

Typischerweise tritt die Erkrankung in symmetrischer Ausbreitung an den *Prädilektionsstellen, Beugeseiten des Handgelenkes* und in der *Sakralregion* auf, kann in ihrer *exanthematisch-disseminierten Form* jedoch überall am Integument vorkommen. Ein Befall von Handflächen und Fußsohlen ist nicht selten. Ähnlich wie die Psoriasis, entstehen frische Herde an Stellen unspezifischer traumatischer Einflüsse (isomorpher Reizeffekt = Köbner-Phänomen).

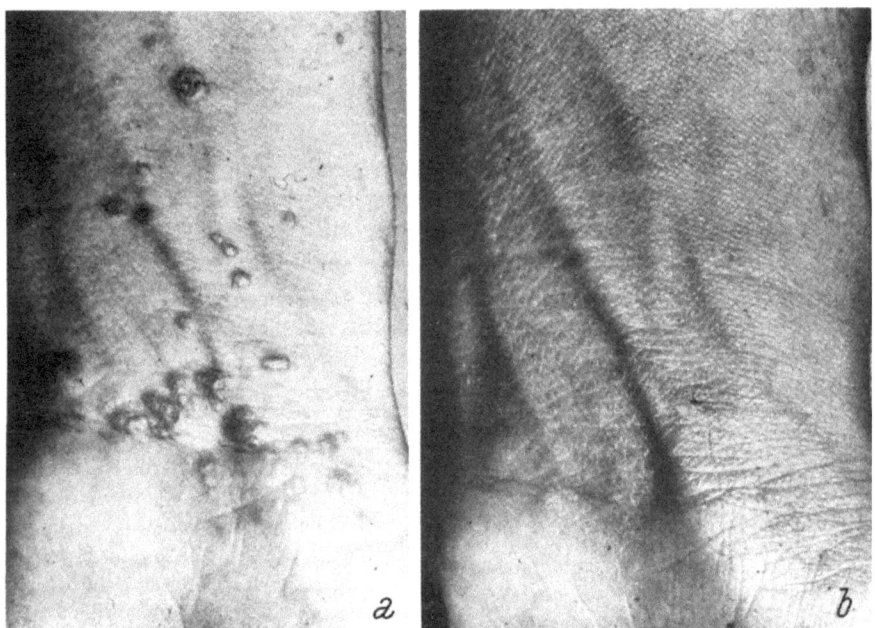

Abb. 50. *a* Lichen ruber planus vor Photochemotherapie; *b* derselbe Patient wie *a* nach 12 PUVA-Expositionen (total: 62 Joules/cm²)

Die Erkrankung beginnt in der Regel akut ohne erkennbare äußere Ursache, erreicht meist nach 1–2 Wochen ihre endgültige Ausprägung, bleibt oft unverändert, manchmal mit Remissionen und Exazerbationen durch Monate bis über mehrere Jahre bestehen und heilt schließlich spontan ab.

Subjektiv verursacht der Lichen ruber planus oft heftigen, den Patienten sehr störenden Juckreiz; Kratzeffloreszenzen sind allerdings kaum zu beobachten, da der Betroffene die juckenden Stellen mehr reibt als mit den Fingernägeln zerkratzt.

Schleimhäute sind in zwei Drittel der Fälle mitbeteiligt, in etwa 20% sind sie das einzige Symptom der Erkrankung [7]. An der Wangenschleimhaut findet man meist ein farnkrautartiges Netzwerk aus weißlichen Streifen und Linien, an der Zunge treten weißliche Plaques („Zuckerplätzchen") auf.

Eine Mitbeteiligung der *Nägel* findet sich in etwa 10%, wobei uncharakteristische Symptome, wie Längsrillen, Aufsplitterung und Braunverfärbung der Nagelplatte, vorhanden sind [371].

Am *Kapillitium* kommen relativ selten Veränderungen in Form kleinster fol-
likulärer Knötchen vor, die mit Narbenbildung abheilen und so zu einer perma-
nenten, zikatrisierenden Alopezie führen *(Graham-Little-Syndrom)*.

Von der beschriebenen klassischen Morphologie des Lichen ruber planus
abweichend, existiert eine Reihe von *klinischen Varianten:* Stark keratotische
Herde treten an der Streckseite der Unterschenkel auf (hypertrophe Form);
stark exsudative Formen führen zur Blasenbildung (vesikulöse oder bullöse
Form), die schließlich erosive und ulzeröse Defekte entstehen lassen.

Der *Lichen ruber planus actinicus* ist eine in unseren Breiten sehr selten vorkommende Varietät, deren Verwandtschaft zum echten Licher ruber planus
noch nicht völlig geklärt ist. Sie tritt im Mittleren und Fernen Osten auf und
kann durch Bestrahlung mit ultraviolettem Licht ausgelöst werden. In der Regel
ist der in Europa vorkommende Lichen ruber planus durch UV nicht induzier-
bar.

7.4.3. Histologie

Das histologische Bild ist für eine Erkrankung pathognomonisch und gekennzeichnet durch *Hyperkeratose, fokale Granulose* (Verdickung des Stratum
granulosum), hydrope *Degeneration der Basalzellenschichte* und durch ein
bandförmiges, den Konturen der Epidermis folgendes und an diese eng ange-
grenzendes, dichtes *lymphozytäres Infiltrat* [101]. In den unteren Epidermis-
und obersten Koriumschichten finden sich homogene eosinophile Körper, die
degenerierten Epidermalzellen entsprechen und als Kolloid- oder Hyalinkörper
bezeichnet werden.

Häufig zeigen sich Spalten an der Dermoepidermalgrenze, die im Extremfall
zum bullösen Lichen ruber führen.

Tabelle 14. *Substanzen, die Lichen-ruber-planus-ähnliche*
Eruptionen auslösen können

Chemische Substanzen	Hauptsächlicher Verwendungszweck
Kolloidales Gold	Antirheumatikum
Streptomycin Tetracyclin	Antibiotika
Arsen Jodverbindung	selten verwendet; früher Antisyphilitika
Chloroquin Quinidin Quinacrin	Antimalariamittel
Paraaminosalizylsäure (PAS)	Tuberkulostatikum

Phenothiazinderivate
  Metopromazine
  Levomepromazine
	Tranquilizer

Farbfilmentwickler	z. B. Paraphenylendiamin
(Hydro-)Chlorothiazid	Diuretika
Aminophenazole	Atmungsstimulans

7.4.4. Laborparameter

Pathognomonische Laborparameter existieren nicht. Es besteht meist eine geringfügige Leuko- und Lymphopenie [455].

7.4.5. Diagnose

Die Diagnose des Lichen ruber planus ist in den allermeisten Fällen bereits klinisch zu stellen, eine histologische Untersuchung wird nur in Zweifelsfällen notwendig sein.

Die Differentialdiagnose isolierter Schleimhautveränderungen gegen eine Leukoplakie, Candidiasis, den Lupus erythematodes oder auch gegen die sekundäre Syphilis kann Schwierigkeiten bereiten. Die Biopsie und eine direkte Immunfluoreszenzuntersuchung bringt auch in diesen Fällen die Klärung.

Von großer Bedeutung, besonders für die Indikationsstellung zur Photochemotherapie, ist die Abgrenzung gegen Lichen-ruber-planus-ähnliche, medikamentös induzierte Eruptionen (Tab. 14 gibt einen Überblick über möglicherweise auslösende Substanzen [8]).

7.4.6. Ätiologie und Pathogenese

Mehrere Theorien existieren zur noch immer unbekannten Ätiologie des Lichen ruber planus. Sicher ist, daß Ablagerungen von Immunglobulin, vor allem IgM, in Cytoid bodies an der Dermoepidermalgrenze immunfluoreszenzoptisch nachweisbar sind [455]. Diese finden sich zusammen mit Fibrinablagerungen regelmäßig in läsionaler Haut, in etwa der Hälfte der Fälle aber auch an unbefallenen Arealen. Dies und die Tatsache, daß bei Patienten mit Lichen ruber planus niedrige IgM- und IgA-Spiegel im zirkulierenden Blut vorkommen, sowie die klinische Beobachtung Lichen-ruber-planus-ähnlicher Dermatosen bei der Graft-versus-host-Reaktion [374] lassen an *immunologisch medüerte ätiologische Faktoren* denken.

Die Histokompatibilitätsantigene HLA A3 und A5 [255] finden sich beim Lichen ruber planus im Vergleich zu hautgesunden Kontrollpopulationen gehäuft. Ein *genetischer Faktor* könnte daher in der Ätiologie des Lichen ruber planus möglicherweise eine Rolle spielen.

Gelegentliche Beobachtungen eines Auftretens des Lichen ruber planus im Zusammenhang mit neurologischen Erkrankungen haben zu Spekulationen über eine *Verbindung Nervensystem–Lichen ruber planus* geführt, ohne daß diese Hypothese je bewiesen werden konnte [8]. Ebenso ist diese Dermatose nicht als klassische psychosomatische Erkrankung aufzufassen, obwohl der Lichen ruber bisweilen nach psychischen Traumen bzw. emotionalen Erregungszuständen auftritt [8].

7.4.7. Therapie

Es existiert kaum eine Hauterkrankung, deren Therapie so wenig standardisiert ist und so viel vom „Herumprobieren" abhängig ist wie die des Lichen ruber planus. Zahlreiche systemische und lokale Behandlungsmaßnahmen sind in der Vergangenheit geübt worden; großangelegte Studien haben allerdings bewiesen, daß keines dieser Medikamente einen entscheidenden Einfluß auf den Verlauf der Erkrankung genommen hat [6, 371, 424].

Die *Lokaltherapie* besteht heute vorwiegend in der Verabreichung von Kortikosteroiden, wenn möglich zumindest initial als Okklusivverband. Für die Läsionen an Schleimhäuten stehen spezielle galenische Zubereitungsformen zur Verfügung. Ein gutes Ansprechen zu Beginn der Therapie ist allerdings häufig vom Rezidiv gefolgt.

Die *intraläsionale Applikation von Kortikosteroiden* ist keine Routinemaßnahme, kann in Ausnahmefällen bei lokalisierten Herden (z. B. hypertrophe Formen an den Unterschenkeln) angewandt werden.

Systemische Therapieformen umfassen die Gabe von *Kortikosteroiden* über Zeiträume von mehreren Wochen. Diese Behandlung führt fast immer zu wesentlicher Besserung der Hauterscheinungen; allerdings sind die bekannten Kortikosteroidnebenwirkungen ebenso ins Kalkül zu ziehen wie die relativ hohe Rezidivhäufigkeit. Günstige Ergebnisse wurden in der letzten Zeit nach lokaler und oraler Verabreichung von *Retinoiden* erreicht. Behandlungen mit Arsen, Quecksilber, Wismut, Antibiotika, Kalzium usw. sind obsolet. *Bestrahlungen* mit Röntgen oder Bucky sind – wenn überhaupt – nur in Einzelfällen indiziert.

7.4.8. Photochemotherapie des Lichen ruber planus

Obwohl erst wenige Berichte zur Photochemotherapie des Lichen ruber planus zur Verfügung stehen [44, 314, 315], erscheint diese Behandlung bei richtiger Indikationsstellung sehr vielversprechend und in ihrer Wirkung anderen therapeutischen Maßnahmen nachweislich überlegen (Abb. 50a, b).

7.4.8.1. Technik

Die Technik der Phototestung und der Initialphase ist identisch mit jener bei der Behandlung der Psoriasis vulgaris. Zur Kontrolle des Therapieeffekts (für Arzt und Patient) kann ein kleines, etwa 10 : 10 cm messendes Hautareal (z. B. am Gesäß) während der Bestrahlungen abgedeckt bleiben.

Nach dem Erreichen der vollständigen klinischen Erscheinungsfreiheit soll die PUVA-Behandlung abgesetzt und eine 2wöchige Therapiepause eingeschaltet werden. Zeigen sich innerhalb dieser Zeit Anzeichen eines Rezidivs, kann der Patient noch mit 1–2 Bestrahlungen pro Woche weiterbehandelt werden, bis ein stabilerer Hautzustand erreicht ist. Bleibt der Patient hingegen rezidivfrei, wird keine weitere Behandlung angeschlossen und lediglich in regelmäßigen Abständen nachkontrolliert. Im Falle später auftretender Rezidive kann eine neue Initialtherapie mit 4 PUVA-Expositionen pro Woche begonnen werden.

Eine spezifische Lokalbehandlung (z. B. mit Kortikosteroiden) ist nicht notwendig und wegen der möglicherweise höheren Rezidivhäufigkeit eher ungünstig.

7.4.8.2. Ergebnisse

Die bisher publizierten Ergebnisse der Photochemotherapie des Lichen ruber planus sind sehr gut [44, 314, 315]. Im eigenen Material, das derzeit mehr als 40 Fälle umfaßt, zeigen sich folgende Resultate (Tab. 15):

Tabelle 15. *Ergebnisse der Photochemotherapie bei Lichen ruber planus*

Zahl der Patienten	Zahl der Expositionen bis zur Erscheinungsfreiheit	UV-A-Gesamtdosis	Dauer der Initialphase
41	$18,3 \pm 9,4$	$84,5 \pm 56,9$	$38,8 \pm 19,3$

Bei fast allen Patienten handelte es sich um eruptive, exanthematische, generalisierte Formen, die nicht wesentlich länger als 3 Monate bestanden. Die Patienten waren durchwegs mit Kortikosteroidsalben und fallweise mit systemisch verabreichtem ACTH ohne Erfolg vorbehandelt worden.

Von 45 behandelten Fällen konnten 41 (= 91%) zur klinischen Erscheinungsfreiheit gebracht werden. Die restlichen 4 Patienten zeigten ein ungenügendes Ansprechen.

Unter der Therapie werden die Herde langsam kontinuierlich flacher und entwickeln eine deutliche Hyperpigmentierung, die bis zur kompletten Abheilung bestehen bleibt, dann zögernd im Verlauf mehrer Monate verschwindet. Erwartungsgemäß bleiben Mundschleimhautläsionen sowie die Herde unter dem nichtbestrahlten Kontrollareal unverändert.

Rückfälle traten bei etwa einem Viertel der mit PUVA behandelten Patienten auf, wobei das Rezidiv genauso gut auf die Photochemotherapie anspricht wie die ursprünglich vorhandene Dermatose. Mehr als ein Rezidiv kommt nach der PUVA-Behandlung nur sehr selten vor.

7.4.8.3. Indikationsstellung

Nach den bisher vorliegenden Erfahrungen spricht der generalisierte, exanthematische Lichen ruber planus auf die Photochemotherapie am besten an. Die Indikation sollte daher frühzeitig gestellt werden, wobei die PUVA-Behandlung *nach* einem erfolglosen Behandlungsversuch mit Kortikosteroidsalben, aber sicher *vor* der Verabreichung systemischer Kortikosteroide oder Retinoide zum Einsatz kommen sollte.

Stark infiltrierte Herde (z. B. hypertropher Lichen ruber planus an den Unterschenkeln) eignen sich für PUVA weniger, benötigen lange Therapiezeiträume und beträchtliche kumulative UV-A-Dosen.

7.4.8.4. Wirkungsmechanismus

Der Wirkungsmechanismus von PUVA beim Lichen ruber planus ist unbekannt und durch die früher angenommene Bremsung der mitotischen Aktivität der Epidermis [458] allein nicht zu erklären. Da das dermale entzündliche Infiltrat einen wesentlichen Teil der Pathologie der Läsionen ausmacht, wurde ein Einfluß von PUVA auf das entzündliche Infiltrat der Dermis postuliert [477]. Gestützt wird diese Annahme durch die nachgewiesene Beeinflussung des funktionellen Verhaltens von Lymphozyten durch PUVA [74, 75, 376, 377]. Ortonne et al. [314] demonstrierten histologisch die quantitative Abnahme des entzündlichen Infiltrates während der Photochemotherapie und fanden elektronenoptisch nekrotische Lymphozyten. Ob allerdings der Schluß gerechtfertigt ist, daß PUVA einen therapeutischen Effekt bei Lichen ruber planus durch eine direkte Zerstörung von Entzündungszellen ausübt, ist fraglich.

7.5. Atopisches Ekzem

Das atopische Ekzem stellt nur beim Erwachsenen eine Indikation für die Photochemotherapie dar. Da die Abhandlung des Krankheitsbildes unter dem Gesichtspunkt des Verständnisses der PUVA-Behandlung erfolgt, wird vor allem auf die Gegebenheiten im Erwachsenenalter eingegangen.

7.5.1. Definition

Das atopische Ekzem wurde seit seiner Erstbeschreibung durch Besnier und Brocq (1885) wegen der variablen klinischen Erscheinungsbilder sowie den zahlreichen Theorien zur Ätiologie und Pathogenese mit verschiedenen Termini belegt: Prurigo, Neurodermitis, endogenes Ekzem, Eczema flexuarum usw. bezeichnen ein und dasselbe Krankheitsbild.

Das atopische Ekzem ist eine meist im Kindesalter beginnende, chronische, pruriginöse Erkrankung, die sich an der Haut, abhängig vom Lebensalter, sowie individuell verschiedenartig manifestiert und häufig mit anderen atopischen Erkrankungen (Rhinitis allergica und Asthma bronchiale) kombiniert ist.

7.5.2. Klinik

Das schwere atopische Ekzem des Erwachsenen ist eine häufige Dermatose. Wird für die Erkrankung im Kindesalter eine *Inzidenz* zwischen 1,1 und 3,1% angegeben [46, 457], sind diese Zahlen im Erwachsenenalter zirka um die Hälfte bis zwei Drittel niedriger.

Das *primäre Symptom* der Erkrankung dürfte ein subjektives sein: *Juckreiz;* die *objektiven Zeichen* der Dermatose sind als Folgeerscheinungen aufzufassen. Klinisch findet man meist generalisiert (Prädilektionsstellen sind die Beugen der Ellbogen- und Kniegelenke), die Haut abnorm trocken, infiltriert, gerötet und als Zeichen der Chronizität des Prozesses lichenifiziert (Vergröberung des natürlichen Hautreliefs). Die lateralen Anteile der Augenbrauen sind oft schütter oder fehlen *(Hertoghesches Zeichen),* die Nägel erscheinen durch das häufige Kratzen wie poliert, an der Haut sind oft strichförmige Erosionen (Kratzeffloreszenzen), Hyper- und Depigmentationen vorhanden.

Klinisch fällt bei dem Versuch, Dermatographismus aufzulösen, auf, daß anstelle der normalerweise roten Reaktionen eine helle Linie auftritt, deren ödematöse Schwellung nicht selten über das gekratzte Areal hinausreicht. Dieser sogenannte „*inverse*" oder „*weiße*" *Dermatographismus* ist für die Erkrankung zwar nicht spezifisch, tritt aber dennoch sehr häufig auf.

Im Unterschied zur Psoriasis ist der Patient nicht so sehr durch das bloße Vorhandensein der Erkrankung und die daraus folgenden kosmetischen Störungen gequält, sondern durch den fast ständig vorhandenen Juckreiz, der in schweren Fällen den Patienten zwingt, sein Leben und den Beruf nach der Hautkrankheit auszurichten.

Für die Durchführung der Photochemotherapie ist die Tatsache wichtig, daß mehr als 10% der Patienten mit atopischem Ekzem an Katarakten leiden [51], die besonders in jüngeren Jahren symptomlos bleiben, nur durch Spaltlampenuntersuchungen nachgewiesen werden können und erst im höheren Lebensalter klinisch in Erscheinung treten.

Die atopische Dermatitis ist eine zwar quälende, aber ungefährliche Erkrankung. *Komplikationen* sind relativ selten und bestehen in viralen, bakteriellen
oder Pilzinfektionen, die meist schwer verlaufen. Die Ursache hierfür mag in einer Störung der T-Zellen-Funktion liegen [203, 248, 316].

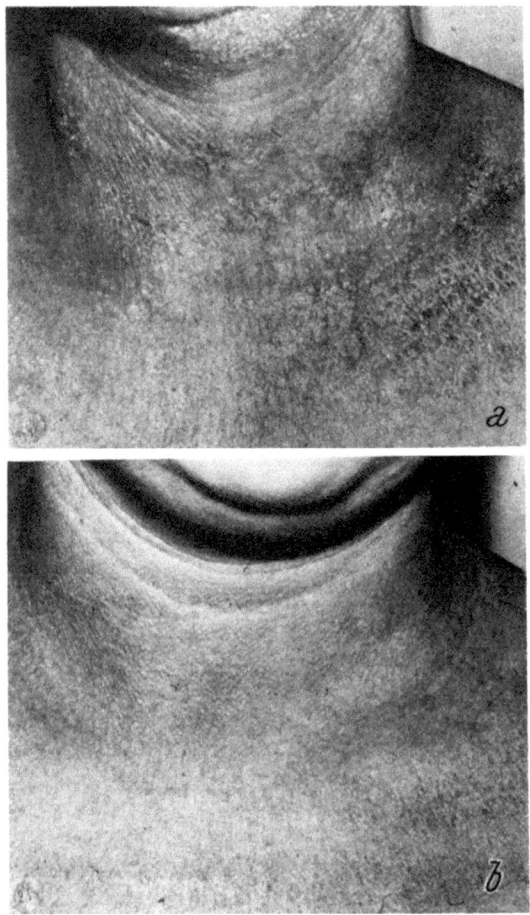

Abb. 51. *a* Atopisches Ekzem vor Photochemotherapie; *b* derselbe Patient wie *a* nach 14 PUVA-
Expositionen (total: 118 Joules/cm²)

7.5.3. Histologie

Das histologische Bild ist uncharakteristisch. Spongiose, inter- und intrazel-
luläres Ödem, Hyperkeratose, Parakeratose und Akanthose kennzeichnen die
epidermalen Veränderungen. In der Dermis findet sich ein mehr oder weniger
ausgeprägtes Rundzelleninfiltrat, das häufig von Mastzellen und eosinophilen
Granulozyten durchsetzt ist [382].

7.5.4. Laborwerte

Charakteristische Laborwerte existieren nicht. Häufig ist der IgE-Spiegel im Serum erhöht [67, 167, 201]; eine „flache" Glukose-Toleranzkurve [210], eine Erhöhung der Zahl eosinophiler Granulozyten [393] und grenzwertig niedrige Blutdruckwerte [46] sind beschrieben.

7.5.5. Diagnose

Die Diagnose des atopischen Ekzems beim Erwachsenen ist einfach. Die klinische Morphologie der Erkrankung, der massive Juckreiz, die lange Anamnese und der inverse Dermatographismus leiten zur Diagnose.

Bei erythrodermischem Befall kann eine Biopsie notwendig sein, um ein generalisiertes, seborrhoisches Ekzem oder ein Sezary-Syndrom auszuschließen.

7.5.6. Ätiologie und Pathogenese

Genetische Faktoren dürften in der Ätiologie eines atopischen Ekzems eine große Rolle spielen, der Vererbungsmodus ist allerdings unbekannt. Autosomal dominante als auch rezessive Erbgänge werden vermutet.

Die Pathogenese der Erkrankung ist besonders in den letzten Jahren intensiv untersucht worden, und es existieren zahlreiche Gedankenmodelle, die sich in allergische und biochemische Theorien unterteilen lassen.

Die *humorale Immunität* ist beim erwachsenen Atopiker in vielen Fällen durch deutlich erhöhte IgE-Spiegel im Serum gekennzeichnet [67, 167, 201], wobei extrem hohe Werte, besonders bei Patienten, die neben den Hauterscheinungen auch Asthma bronchiale und Heuschnupfen aufweisen, vorkommen [316]. Darüber hinaus wird auch der IgE-Gewebsspiegel in atopischer Haut eleviert [316]. Allerdings sprechen mehrere Tatsachen gegen einen direkten Einfluß des IgE auf das Krankheitsgeschehen: So sind z. B. nur bei 20–50% der Atopiker erhöhte IgE-Spiegel gefunden worden, während andererseits Patienten, die infolge einer Agammaglobulinämie kein IgE produzieren können, sehr wohl ein atopisches Ekzem entwickeln. Extrem hohe IgE-Spiegel kommen darüber hinaus auch bei anderen Erkrankungen, die keine Hauterscheinungen bewirken, vor [316].

Untersuchungen zur *zellulären Immunität* ergaben eine Störung der regulierenden Funktion der T-Lymphozyten [248, 316, 397], wobei die Suppressorfunktion gehemmt sein dürfte. Eine Enthemmung der humoralen Immunantwort mit Steigerung der IgE-Produktion könnte resultieren.

7.5.7. Therapie

Die Behandlung des atopischen Ekzems des Erwachsenen ist außerordentlich schwierig, weil die wahrscheinlich zugrundeliegenden immunologischen bzw. biochemischen Störungen noch nicht restlos aufgeklärt sind, somit ein spezifisches Therapeutikum fehlt und die wirksamen symptomatischen Maßnahmen wegen Nebenwirkungen nicht über längere Zeit eingesetzt werden können.

Die *lokale Behandlung* umfaßt in erster Linie die Anwendung von Kortikosteroiden in meist fetten Salbengrundlagen, um die oft extreme Trockenheit der Haut des Patienten zu kompensieren. Jahrelange Anwendung dieser Externa führt meist zur Atrophie, Teleangiektasien und bereits in jüngeren Jahren zu Spontansuffusionen („Purpura senilis").

Die *systemische Therapie* besteht in erster Linie in Verwendung hochdosierter Antihistaminika (H_1-Inhibitoren), die den Juckreiz des Patienten lindern sollen. Schwere Exazerbationen machen jedoch meist den Einsatz von systemisch verabreichten Kortikosteroiden und/oder ACTH notwendig, deren Anwendung auf das unbedingt notwendige Ausmaß beschränkt bleibt. Sekundäre Folgen, wie Pyodermien, erfordern lokale, bisweilen auch allgemeine antibiotische Abschirmung.

Unterstützende Maßnahmen, wie Klimaveränderungen, Karenz bestimmter Nahrungsmittel, die der Patient aus eigener Erfahrung ablehnt, die Anwendung menthol-, phenol-, benzocain- oder teerhaltiger Externa mögen über kürzere Zeit das Leiden des Patienten erleichtern, unterstreichen jedoch vor allem die beträchtliche therapeutische Unsicherheit auf diesem Gebiet.

7.5.8. Photochemotherapie des atopischen Ekzems

Wie im folgenden noch näher dargelegt wird, ist PUVA keineswegs die „Patentlösung" für das Problem atopisches Ekzem, bietet jedoch zweifellos eine wirksame Alternative in der Behandlung mit dem Ziel, Kortikosteroide einzusparen, und bereichert somit die Möglichkeit für das therapeutische Management des Patienten.

7.5.8.1. Technik

Die Methodik der Photochemotherapie bei atopischem Ekzem [158, 288] ist dieselbe wie bei der Behandlung der Psoriasis vulgaris. Nach Phototestung wird der Patient 4mal pro Woche unter Zugrundelegung der PUVA-Dosierungsparameter [476] bestrahlt, wobei es ganz besonders wichtig ist, die Behandlung dynamisch zu gestalten, um tatsächlich ein +Erythem zu erreichen. Üblicherweise bessern sich die Hauterscheinungen unter Photochemotherapie relativ rasch, der Juckreiz verschwindet, und die meistens bestehenden Kratzeffloreszenzen heilen mit Pigmentierung ab.

Während der Initialphase erhält der Patient lokal indifferente Hautcremes und Ölbäder. Nach Erreichen der klinischen Erscheinungsfreiheit ist eine intensive Beratung des Patienten nötig, um durch sorgfältige, regelmäßige und intensive Nachbehandlung und Pflege der Haut mit kortiosteroidfreien Externa den Behandlungserfolg über möglichst lange Zeit zu erhalten. Eine Intervallphase wird nicht durchgeführt.

7.5.8.2. Ergebnisse

Die bisher vorliegenden Veröffentlichungen [158, 288] und die über diese hinausgehenden eigenen, nun 4jährigen Erfahrungen zeigen übereinstimmend sehr gute Behandlungsresultate in der Initialphase (Abb. 51a, b): Bei etwa 90% der Patienten kommt es (mit Ausnahme bleibender Veränderungen der Haut, wie z. B. Lichenifikation) zum völligen Verschwinden der subjektiven und objektiven Krankheitssymptome. Der Therapieeffekt setzt meist mit der Entstehung des ersten Hauterythems ein und ist nach durchschnittlich 2–4 Wochen voll erreicht. Die Haut des Patienten wird zunehmend glatter und weniger entzündlich infiltriert, der Pruritus verschwindet und mit ihm die Kratzeffloreszenzen, wobei sich gleichzeitig die typische kosmetisch ansprechende Hautbräunung einstellt.

Die Vortäuschung eines günstigen Therapieeffekts durch die angenehme Hautpigmentierung wurde durch Kontrollareale sowie im Halbseitenversuch ausgeschlossen [158], wobei sich in der unbestrahlten Haut keinerlei Therapieeffekt zeigte. Weitere Halbseitenversuche mit PUVA versus UV-B-Bestrahlung ergaben eine eindeutige Überlegenheit der Photochemotherapie [288].

Versuche, den Patienten mit schwerem atopischem Ekzem durch PUVA-Intervalltherapie erscheinungsfrei zu halten, schlugen bisher fehl [158]. Bei fast allen Patienten kommt es bei der Verringerung der Bestrahlungsfrequenz zum Auftreten von Rezidiven, die schließlich ein dem vortherapeutischen Status ähnliches Bild mit Juckreiz, Kratzeffloreszenzen und Entzündungssymptomen ergeben. Eine PUVA-Intervallbehandlung erscheint somit nicht sinnvoll, bessere Ergebnisse sind durch eine strenge ärztliche Führung und Anleitung des Patienten zu intensiver Hautpflege zu erreichen.

7.5.8.3. Indikationsstellung

Die Indikation zur Photochemotherapie des atopischen Ekzems erscheint immer dann gegeben, wenn mit relativ einfachen Lokalmaßnahmen nicht sicher das Auslangen gefunden wird und eine systemische Applikation von Kortikosteroiden und/oder ACTH bevorsteht. Mit PUVA läßt sich dies in den allermeisten Fällen verhindern. Kortikosteroide werden eingespart, und die Zeit bis zur spontanen Besserung oder bis zur Möglichkeit einer Klimatherapie wird überbrückt.

7.5.8.4. Wirkungsmechanismus

Auch beim atopischen Ekzem muß man einen Einfluß der Photochemotherapie auf das entzündliche Infiltrat in der Dermis annehmen. Cormane konnte bei PUVA-behandelten Psoriatikern eine Verringerung der Zahl der peripheren T-Lymphozyten 3 Tage nach Therapiebeginn nachweisen [74]. Da in der Pathogenese des atopischen Ekzems eine hohe Suppressor-T-Zellen-Aktivität eine Rolle zu spielen scheint, ergibt sich aus dieser Beobachtung möglicherweise ein Ansatzpunkt zur Erklärung des therapeutischen Einflusses von PUVA bei dieser Erkrankung.

7.6. Vitiligo

7.6.1. Definition

Vitiligo ist eine erworbene, oft familiär auftretende, durch fokalen Verlust der Melanozyten hervorgerufene Pigmentstörung, die klinisch durch das Auftreten heller, depigmentierter Flecken charakterisiert ist.

7.6.2. Klinik

Vitiligo ist eine weltweit verbreitete Hauterkrankung, deren *Häufigkeit* mit 0,8–8,8% der Gesamtbevölkerung angegeben wird [292]; sie kann in jedem Lebensalter erstmals auftreten, bevorzugt allerdings im 10.–30. Lebensjahr.

Klinisch zeigen sich scharfbegrenzte helle Flecken (Abb. 52a) verschiedener Größe und Ausdehnung, die durch Konfluenz bizarre, landkartenähnliche Bilder entstehen lassen. Die Farbe der Vitiligoherde ist stets heller als die der umgebenden gesunden Haut, seltener auch bräunlich tingiert. Besonders frische Herde scheinen durch einen abnorm dunkel pigmentierten Hof umgeben. Abhängig von dem natürlichen Pigmentierungsgrad der Betroffenen, fallen die Areale dem Betrachter verschieden stark auf – bei dunklen Hauttypen ist der Kontrast stark, bei sehr hell pigmentierten Personen sind die Herde nur bei genauer Inspektion zu erkennen.

Vitiligo kann überall am Körper auftreten, häufig betroffen sind die Perioralregion, die Haut über den Ellbogen, Sakrum und Tibia sowie die Perianalregion und die Mamillen. Das Ausmaß des Befalles ist sehr variabel, von einem einzigen kleinen Fleck bis zur totalen, universellen Vitiligo sind alle Abstufungen möglich. Ist die Ausdehnung der Erkrankung besonders groß, und verbleiben nur mehr wenige gesunde Hautareale, ist die Unterscheidung einer Erkrankung mit ausgedehnter Depigmentierung von einer Dermatose mit geringfügiger Hyperpigmentierung oft schwierig. Bei Vitiligo haben die Reste verbliebener, normalgefärbter Haut stets konkave Ränder.

Etwa ein Drittel aller Patienten mit Vitiligo weist einen *Pigmentverlust der Haare* auf [93, 380], am Haupthaar bilden sich weiße Strähnen – die Poliosis. Eine Poliosis kann auch ohne gleichzeitigen Befall anderer Hautareale vorkommen.

Der Verlauf der Vitiligo ist sehr variabel und kann nicht vorhergesagt werden: Plötzliche Exazerbationen nach einem jahrelangen stationären Status kommen ebenso vor wie unerwartete Spontanremissionen. Die Regel ist allerdings ein rasches Auftreten und eine langsame, oft in Schüben verlaufende Progression. Gelegentliche Spontanremissionen einzelner Herde, besonders im Anschluß an Sonnenexposition, werden beobachtet [93, 241], führen allerdings fast nie zu einer kompletten Remission und sind daher für den Patienten bedeutungslos. Nach unspezifischen traumatischen Einflüssen auf die Haut (z. B. Sonnenbrand; Verbrennungen) treten oft Vergrößerungen der Herde auf (Köbner-Phänomen).

Seit langem sind *Assoziationen mit anderen Krankheitsbildern* bekannt: Vitiligo ist häufig mit Hyperthyreose, Thyreoiditis und Morbus Graves vergesellschaftet [292, 305]. Die Ursache des gemeinsamen Auftretens ist nicht geklärt; Antithyreoglobulin-Antikörper sind bei Patienten mit Vitiligo allerdings nicht selten nachweisbar [79, 312]. Vitiligo wurde weiters gehäuft zusammen mit Morbus Addison [196] und perniziöser Anämie [5] beobachtet. In letzterem Fall tritt die Vitiligo auffallend spät im Leben auf; das Vorhandensein von Antiparietalzellen-Antikörper wurde nachgewiesen [241]. Gesichert ist eine klinische Assoziation von Vitiligo und Alopecia areata [109, 241]; beide Erkrankungen sind darüber hinaus auch mit Schilddrüsenerkrankungen und multiplen Autoantikörpern kombiniert.

Psoriasis und Vitiligo kommen bei manchen Patienten gemeinsam vor, wahrscheinlich geht diese Inzidenz aber nicht über das statistisch zu erwartende Maß hinaus.

7.6.3. Histologie

Im Routine-Hämatoxylin und Eosinschnitt sind mit Ausnahme eines unspezifischen perivaskulären Rundzelleninfiltrates an den Rändern der Läsion keine Veränderungen nachweisbar. Im vollentwickelten Vitiligoherd ist die DOPA-Reaktion zur Darstellung von Melanozyten stets negativ, und auch elektronenmikroskopisch sind diese Zellen nicht vorhanden. Mehrere Arbeitsgruppen haben versucht, die Dynamik des Verschwindens der Melanozyten näher zu beleuchten [38, 197], genaues ist allerdings noch nicht bekannt.

7.6.4. Diagnose

Die Diagnose der Vitiligo ist anhand der morphologisch typischen, nicht angeborenen, sondern im Laufe des Lebens entstandenen weißen, depigmentierten Flecken in den allermeisten Fällen einfach und mit rein klinischen Mitteln möglich. Eine Biopsie und histochemische bzw. elektronenoptische Untersuchung wird nur selten notwenig sein. Bei differentialdiagnostischen Schwierigkeiten (z. B. bei der Abgrenzung gegen eine Pityriasis versicolor alba) hilft die Inspektion primär besonders dunkel pigmentierter Hautareale, z. B. der Perianalregion. Depigmentierungen sind an diesen Stellen bei Vitiligo besonders häufig. Bisweilen müssen auch seltene Erkrankungen, wie das Waardenburg- und Vogt-Koyanagi-Syndrom, der Piebaldismus und die ,,Guttate hypomelanosis" in die differentialdiagnostischen Überlegungen eingeschlossen werden. Einzelstehende Vitiligoherde können an die Depigmentationen bei tuberöser Hirnsklerose im Rahmen eines Adenoma sebaceum erinnern; segmental auftretende Herde sind mit der Incontinentia pigmenti achromians (Hypomelanosis von Ito) zu verwechseln.

7.6.5. Ätiologie und Pathogenese

Zahlreiche faszinierende, letztlich jedoch noch unbewiesene Theorien existieren zur Erklärung der Ätiologie und Pathogenese der Vitiligo. Klinische Beobachtungen, daß der Ausbruch der Erkrankung bisweilen mit extremen Streßsituationen koinzidiert, periphere Nervenläsionen zur Vitiligo führen können und Azetylcholin bei manchen Fällen das Auftreten neuer Herde induziert, führten zu *neurogenen Hypothesen* [240–242, 302, 304, 383], die derzeit allerdings mehr und mehr verlassen werden.

Immunologische Theorien nehmen eine Zerstörung der Melanozyten durch Autoantikörper an, die möglicherweise nach Schädigung gesunder Melanozyten entstehen oder auch als Reaktion auf Tumorzellen (Melanomzellen) gebildet werden [292]. Das mononukleäre Infiltrat im depigmentierten Teil des Halo-Nävus wurde als natürliches Modell gewertet, Vitiligo durch zelluläre immunologische Faktoren zu erklären. Bei einigen Patienten mit Vitiligo und multiendokrinen Störungen ließen sich demgegenüber auch zirkulierende Anti-Melanozyten-Antikörper nachweisen [182], die wiederum mehr humorale immunologische Mechanismen in den Vordergrund rückten.

Natur-Tier-Modelle für Vitiligo, wie z. B. der Lipizzaner [243] oder auch bestimmte Schweinearten, unterstützen die genannten immunologischen Theorien.

8*

Von besonderem Interesse, auch im Hinblick auf Depigmentierungen, wie sie bisweilen nach PUVA-Überdosierung auftreten, ist die Theorie von Lerner [241] über eine *Selbstzerstörung der Melanozyten:* Im Melaninstoffwechsel dürften Präkursoren vorkommen, die auf ihren eigenen Produzenten, den Me-

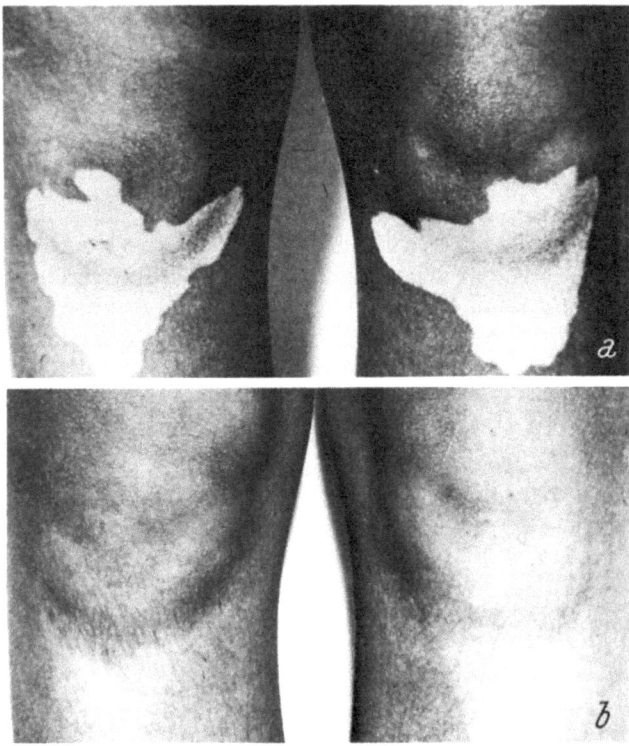

Abb. 52. *a* Vitiligoherd am Knie vor Photochemotherapie; *b* derselbe Patient wie *a* nach 112 PUVA-Expositionen (total: 473 Joules/cm^2)

lanozyten, einen toxischen Einfluß ausüben. Ein Mechanismus, der die Zelle normalerweise vor der Wirkung dieser Toxine schützt, könnte beim Vitiligomelanozyten gestört sein, sodaß dieser infolge der Noxe seines eigenen Produktes verschwindet. Diese Theorie wird gestützt durch die klinische Beobachtung, daß Vitiligo häufiger in besonders dunkel pigmentierter Haut (z. B. perianal; Areola mammae) vorkommt, und vor allem aber durch die Tatsache, daß neben bestimmten Phenolen auch die Vorstufen des Melanins (Tryptophan, Tyrosin und DOPA) tatsächlich einen toxischen Einfluß auf Melanozyten nehmen.

7.6.6. Therapie

Konventionelle Versuche, dem Patienten mit Vitiligo zu behandeln, sind derzeit darauf beschränkt, den Kontrast der hellen depigmentierten Areale zur normalen Haut zu verringern. *Kosmetische Präparate* zum Abdecken der befallenen Stellen können ebenso wie *künstliche „Bräunungsmittel"* (die meist Dihydroxyazeton enthalten), geschickt angewendet, die Erkrankung beim Kaukasier nahezu unsichtbar machen. Therapieversuche mit oral verabreichtem Betakarotin die Vitiligoherde anzufärben, erwiesen sich als nicht besonders erfolgreich, da sich der Farbstoff natürlich auch in der gesunden Haut ablagert, somit der störende Kontrast nicht wesentlich abnimmt und außerdem eine beträchtliche, kosmetisch meist sehr beeinträchtigende Gelbverfärbung der Handflächen und Fußsohlen eintritt.

7.6.7. Photochemotherapie der Vitiligo

Die Behandlung mit Psoralenen und UV-A-Bestrahlung ist derzeit zweifellos die einzige Therapie, mit der eine Repigmentierung der Vitiligo versucht werden kann. Es darf jedoch (vor allem gegenüber dem Patienten) niemals ein Zweifel daran gelassen werden, daß die Photochemotherapie der Vitiligo weit davon entfernt ist, ideal zu sein: sie ist zeitaufwendig, psychisch belastend, langwierig, und ihr Erfolg ist individuell nicht vorhersagbar. Die Indikation zur Photochemotherapie ist bei dieser Erkrankung daher besonders streng zu stellen, und die Aufklärung und Beratung des Patienten vor der Behandlung ist von ausschlaggebender Bedeutung.

7.6.7.1. Beratung des Patienten

Wir selbst raten bei der ersten Visite dem Patienten mit Vitiligo grundsätzlich von einer Photochemotherapie ab und klären ihn insbesondere über die folgenden Fakten genau auf:

- Die PUVA-Therapie der Vitiligo ist äußerst zeitaufwendig und muß im günstigsten Fall mehrere Monate bis über ein Jahr lang konsequent und ohne Unterbrechung durchgeführt werden.
- Die PUVA-Therapie der Vitiligo ist fast niemals 100%ig erfolgreich. Auch unter idealen Bedingungen kann höchstens eine Repigmentierung in 80% der betroffenen Areale erwartet werden.
- Der Behandlungserfolg ist niemals individuell vorhersagbar. Es besteht immer die Möglichkeit eines vollständigen Versagens der Therapie auch nach langen Behandlungszeiträumen.
- Distal gelegene Vitiligoherde (Hände, Füße, Gesicht) stören den Patienten zwar in besonderem Maße, sprechen jedoch auf Photochemotherapie wesentlich weniger gut an als Areale am Stamm.
- Während der PUVA-Behandlung bräunt zuerst die *normal* pigmentierte Haut, sodaß sich unter der Therapie der Kontrast zwischen den hellen Vitiligoarealen und der normalen Haut stark erhöht!
- Auch nach Eintreten eines günstigen Behandlungserfolges nach mehrmonatiger Therapie besteht die Gefahr und Möglichkeit von Rezidiven.

Es hat sich bewährt, die Entscheidung über den Beginn einer Photochemotherapie nicht sofort herbeizuführen, sondern den Patienten nach eingehender Beratung zu ersuchen, die Sachlage zu überdenken und etwa nach Ablauf einer Woche neuerlich vorzusprechen. Jene Patienten, die sich nun in Ruhe für die

Durchführung der Behandlung entschließen, sind meist genügend motiviert, um diese langdauernde Therapie auch konsequent durchzuführen.

7.6.7.2. Technik

Die PUVA-Therapie der Vitiligo folgt grundsätzlich den Regeln der Photochemotherapie der Psoriasis. Als Medikament ist in diesem Fall auch das *Trimethylpsoralen* möglich, das in gleicher Dosierung angewendet wird wie das *8-Methoxypsoralen*. Wegen des speziellen Metabolismus von Trimethylpsoralen nach oraler Gabe sind die phototoxischen Reaktionen stets relativ schwach, sodaß diese Droge gegenüber dem 8-Methoxypsoralen scheinbar sicherer ist. Unserer Erfahrung nach sind mit Trimethylpsoralen meist exorbitant lange Bestrahlungszeiten zur Erzielung eines klinischen Effektes nötig.

Die *Phototestung* hat bei Vitiligo grundsätzlich in einem depigmentierten Areal zu erfolgen, ebenso wie die Beurteilung der Erythem- und Pigmentierungsreaktion. Ist eine Phototestung, aus welchen Gründen auch immer, nicht möglich, sollte die erste UV-A-Dosis 0,5 Joules/cm² nicht überschreiten und nur sehr vorsichtig bis zum Erreichen eines gerade sichtbaren Erythems gesteigert werden. Dieses stellt das vorläufige Ziel der Therapie dar, und ein weiteres Anheben der UV-A-Dosis ist danach nicht mehr sinnvoll.

Die Bestrahlungen bei Vitiligo erfolgen im Regelfall *nicht* an aufeinanderfolgenden Tagen und nur 3mal pro Woche. Ist nach einer 8wöchigen Behandlung (die eine gerade sichtbare Erythemreaktion hervorruft) keinerlei oder nur geringfügige Repigmentierung zu bemerken, so empfiehlt es sich nach entsprechender Beratung des Patienten, die PUVA-Therapie abzubrechen, da ein adäquater Behandlungserfolg nicht zu erwarten ist.

Stellen sich unter der PUVA-Therapie Repigmentierungsvorgänge an der Peripherie des Herdes oder auch um die Haarfollikel ein, so wird die Therapie konsequent bis zum Erreichen vollständiger oder maximaler Repigmentierung fortgesetzt. Eine 100%ige (totale) Wiederherstellung der Hautfarbe tritt nur sehr selten ein.

7.6.7.3. Ergebnisse (Abb. 52a, b)

Die Ergebnisse im eigenen Patientengut, das derzeit mehr als 30 Patienten mit meist ausgedehnter Vitiligo umfaßt, sind ähnlich den klinischen Erfahrungen anderer Gruppen [9, 25, 99, 119, 244, 416], die zum Teil allerdings mit lokaler Verabreichung von Psoralenen gewonnen wurden.

Eine gewisse Repigmentierung von Vitiligoherden ist fast in jedem Fall zu erzielen, wobei jedoch eine 100%ige Wiederherstellung der Hautfarbe praktisch niemals eintritt. Eine therapeutisch befriedigende Repigmentierung stellt sich in etwa 70% der behandelten Patienten ein; somit ist zirka ein Drittel aller mit PUVA behandelten Vitiligofälle als Therapieversager zu werten.

Ein sicheres individuelles Voraussagen des Behandlungseffektes ist derzeit nicht möglich. Erfahrungsgemäß sind jedoch die folgenden Regeln für das Abschätzen des voraussichtlichen Therapieergebnisses von gewissem Wert.

• Eine seit langer Zeit (viele Jahre oder Jahrzehnte) bestehende Vitiligo spricht auf PUVA meist schlechter an als frische Herde.

- Distale Körperherde (z. B. an den Extremitäten) reagieren gar nicht oder wesentlich langsamer als mehr der Körpermitte zu gelegene Areale.
- Patienten, die auch unter intensiver Sonnenbestrahlung eine, wenn auch nur temporäre Repigmentation erfahren, sind prognostisch günstiger einzustufen.
- Patienten, die nach 8 Wochen regelrecht durchgeführter PUVA-Behandlung keinerlei therapeutischen Effekt zeigen, lassen eine befriedigende Repigmentierung nicht erwarten.

Die Repigmentierung von Vitiligoherden kann grundsätzlich von der Peripherie des Herdes her erfolgen und auch aus den Haarfollikeln. Für einige Zeit erscheinen daher die weißen Areale unter der Photochemotherapie braun „gepunktet". Die follikuläre Repigmentierung ist therapeutisch wesentlich effizienter als jene, die nur aus der Peripherie stammt.

- Ein Fehlen der follikulären Repigmentierung ist somit als ein prognostisch ungünstiges Zeichen anzusehen.

Komplette bzw. maximal mögliche Repigmentierung erfordert nach unseren Erfahrungen einen Zeitraum von zumindest 6 Monaten bis zu 2 Jahren und somit etwa 80–300 Behandlungen.

Eine individuelle Prognose für das Eintreten von *Rezidiven* nach Abschluß der Photochemotherapie ist ebenfalls nicht möglich. Meist treten Rückfälle in jenen Hautarealen ein, in denen eine vollständige Repigmentierung nicht erzielt werden konnte, während andere Herde mit größerer Wahrscheinlichkeit stabil bleiben [292].

7.6.7.4. Indikationsstellung

Für den Patienten ist das Wesentliche an der Erkrankung Vitiligo nicht ein somatischer Schaden, sondern ausschließlich die seelische Beeinträchtigung, die offenbar nur ein direkt Betroffener verstehen und auch ein erfahrener Dermatologe nur erahnen kann.

Die Indikation zur Photochemotherapie ist somit nicht etwa vom prozentualen Befall der Körperoberfläche abhängig, sondern ausschließlich vom psychischen Stellenwert, den die Erkrankung im Leben des Patienten einnimmt.

Die eigene Erfahrung zeigt, daß das Abschätzen dieses psychischen Stellenwertes in einem einzigen Gespräch kaum möglich ist. Deswegen hat es sich bewährt, dem Patienten die Schwierigkeiten, die mit der langdauernden Photochemotherapie der Vitiligo involviert sind, in mehreren Beratungen drastisch vor Augen zu führen. Entschließt sich der Patient nach reiflichem Überlegen trotzdem zur Behandlung, ist die Indikation gegeben.

Wie stets, sollte PUVA bei Kindern und Jugendlichen nur bei vitalen Indikationen und somit bei der Vitiligo nicht eingesetzt werden.

7.6.7.5. Wirkungsmechanismus

Zahlreiche Studien haben bewiesen, daß die gemeinsame Wirkung von Psoralenen und UV-A-Licht die Aktivität normaler Melanozyten steigert [200, 205, 480]. Die klinischen Erfolge der Photochemotherapie bei Vitiligo sprechen neben der Induktion einer zellulären Hypertrophie und metabolischen Aktivierung aber auch für eine Stimulierung der Mitoserate dieser Zellen [423]. Ob es sich in diesem Zusammenhang um einen direkten Effekt am Melanozyten selbst handelt oder ob durch PUVA z. B. immunologische Faktoren beeinflußt werden, die bei Vitiligo eine Rolle spielen könnten, ist nicht geklärt. Sicher ist jedenfalls [57], daß die DNA-Zwischenstrangbrücken auf einem bisher allerdings unbekannten Mechanismus in vitro zu einer signifikanten Steigerung der Aktivität der Tyrosinase und Tyrosin-Amino-Transferase (wesentlichen Enzymen für die Melanogenese) führen.

8. Seltene Indikationen zur PUVA-Therapie

Die Liste der Indikationen für die Photochemotherapie hat sich seit der ersten Erprobung dieser Behandlung bei der Psoriasis vulgaris erweitert, und es sind neben den bereits besprochenen Krankheitsbildern noch eine Reihe anderer Zustände bekannt, bei denen PUVA mit Erfolg eingesetzt werden kann. Tab. 16 gibt einen Überblick über heute gesicherte, wenn auch selten vorkommende Indikationen sowie über mögliche, jedoch noch nicht völlig geklärte Einsatzgebiete.

Tabelle 16. *Seltene Indikationen zur PUVA-Therapie*

1. *Sichere Indikationen*
   Impetigo herpetiformis
   Alopecia areata
   Urticaria pigmentosa

2. *Mögliche Indikationen*
   Morbus Hallopeau
   Pityriasis rubra pilaris
   Pityriasis lichenoides et varioliformis acuta
   Lymphomatoide Papulose

8.1. Impetigo herpetiformis

Die Impetigo herpetiformis ist eine makroskopisch und histologisch von der perakuten Psoriasis pustulosa Zumbusch nicht zu unterscheidendes Krankheitsbild; als typisch wurde das Auftreten während der Gravidität oder das Vorhandensein einer Hypokalzämie angegeben. Es gilt heute als gesichert, daß die Impetigo herpetiformis und die generalisierte Psoriasis pustulosa identische Krankheitsbilder sind [213], und hierfür spricht auch das hervorragende therapeutische Ansprechen der Dermatosen auf PUVA.

Zweifellos wird man während der Gravidität nach Möglichkeit jede systemische Medikation vermeiden und somit auch beim vorliegenden Krankheitsbild versuchen, mit lokalen Behandlungsmaßnahmen das Auslangen zu finden. Bei einem schweren Schub der Erkrankung wird die topische Therapie jedoch nicht ausreichen. Unserer Meinung nach ist in diesen schweren Fällen, die das Leben der Mutter und des Kindes bedrohen, der Einsatz der Photochemotherapie absolut gerechtfertigt und der systemischen Applikation von Kortikosteroiden oder Retinoiden vorzuziehen. Eine teratogene Nebenwirkung der Photochemotherapie ist nicht bekannt, bei Retinoiden allerdings in hohem Maße nachgewiesen.

Die *Technik der PUVA-Behandlung* bei Impetigo herpetiformis unterscheidet sich nicht von jener bei Psoriasis pustulosa Zumbusch. Nach den bisherigen Erfahrungen werden relativ wenige Expositionen bereits zur klinischen Erscheinungsfreiheit führen. Eine Substitution des Serum-Kalzium-Spiegels ist während der Photochemotherapie oder anschließend an diese vorzunehmen. Bei einem erythrodermischen Zustandsbild ist, wie stets bei einer Erythrodermie, ein nichtbestrahltes Kontrollareal anzubringen, um ein therapieinduziertes Erythem von einer Hautrötung, die durch die Erkrankung selbst bedingt ist, unterscheiden zu können.

8.2. Alopecia areata

Die Alopecia areata, die neben dem androgenen Effluvium zu den häufigsten Ursachen des Haarausfalles zählt, ist gekennzeichnet durch kreisrunde, vollkommen kahle Areale an der behaarten Kopfhaut, aber auch der Bartregion (Alopecia areata barbae). In seltenen Fällen kann es zum Ausfallen aller Haare des Kapillitiums (Alopecia totalis) und auch zum Verlust sämtlicher Körperhaare (Alopecia universalis = Alopecia maligna) kommen. Die Haarfollikel bleiben bei diesem Krankheitsbild grundsätzlich erhalten; die Alopecia areata ist somit ein reversibler Zustand mit relativ günstiger Spontanheilungstendenz, die allerdings bei der Alopecia totalis und universalis nur sehr gering ist. Die Ätiologie der Erkrankung ist nicht geklärt.

Lokale, intraläsionale und auch systemisch verabreichte Kortikosteroide, Gefäßdilatatoren, UV-Licht, Bucky-Bestrahlungen und zahlreiche andere Therapiemodalitäten legen Zeugnis davon ab, daß die ideale Behandlung der Alopecia areata noch nicht gefunden ist. Die lokale Sensibilisierung mit Dinitrochlorbenzol (DNCB) und Quadratsäure [171] bringt in verzweifelten Fällen oft gute Resultate, ist allerdings nicht ohne gewisse lokale Nebenwirkungen durchzuführen.

Weissmann et al. [466] und Plewig et al. [341] haben die PUVA-Therapie (zum Teil auch mit lokaler Anwendung des Psoralens) bei Alopecia areata erprobt und berichteten über hervorragende Therapieresultate. Voraussetzung dafür dürfte eine konsequente, langdauernde Behandlung und der Einsatz besonderer Bestrahlungsgeräte sein, die eine isolierte Behandlung dieser Körperregion erlauben; die ansonst für die Photochemotherapie verwendeten Liegegeräte und Stehkabinen eignen sich für diesen Zweck nicht.

Es ist zweifellos derzeit nicht gerechtfertigt, jeden Fall von Alopecia areata der PUVA-Therapie zuzuführen, da man in den allermeisten Fällen mit einfacheren und weniger aufwendigen Behandlungsverfahren das Auslangen findet. Wenn andere Behandlungsmaßnahmen allerdings versagt haben, erscheint PUVA als eine vielversprechende therapeutische Alternative.

8.3. Urticaria pigmentosa

Die Urticaria pigmentosa ist eine generalisierte kutane *Mastozytose* und klinisch charakterisiert durch das exanthematische Auftreten zahlreicher bräunlich pigmentierter Flecken und Knötchen, die den Ablagerungen von Mastzellen im oberen Korium entsprechen. Reibt man befallene Hautareale, kommt es zur mechanisch induzierten Degranulation der Mastzellen, klinisch zur urtikariellen Umwandlung der Herde und subjektiv zu beträchtlichem Juckreiz.

Die Erkrankung tritt in den meisten Fällen im Säuglingsalter auf und ist zu dieser Zeit besonders aktiv. Massive Histaminfreisetzung aus den Mastzelleninfiltraten kann sogar zur Blasenbildung führen. Als systemische Symptome der Urticaria pigmentosa werden nicht selten migräneartige Kopfschmerzen, „Flush"-Symptomatik, ja sogar Bewußtseinsverlust beobachtet.

Eine kausale Behandlung ist nicht möglich. Symptomatisch helfen Antihistaminika den Juckreiz zu erleichtern; Dinatrium-Chromoglycolat, ein Inhibitor für die Freisetzung von Mediatoren aus Mastzellen, wurde bei Urticaria pigmentosa mit gutem Erfolg angewendet [80].

Christophers et al. [62] zeigten als erste vielversprechende Therapieresultate mit Photochemotherapie: Es kam bei allen behandelten Patienten nicht nur zum Abheilen der Hauterscheinungen und zur wesentlichen Besserung des quälenden Juckreizes, sondern auch zum Verschwinden systemischer Symptome (wie Migräneanfälle). Diese klinischen Beobachtungen korrelieren mit einer Normalisierung der vor der Behandlung erhöhten Serumhistaminspiegel. Nach Absetzen der PUVA-Behandlung rezidiviert die Erkrankung nach verschieden langen erscheinungsfreien Intervallen, sodaß gegebenenfalls neuerliche Behandlungen erforderlich werden.

Der Wirkungsmechanismus von PUVA bei Urticaria pigmentosa ist noch nicht bekannt. Vella-Briffa et al. [440] konnten trotz gutem klinischen Effekt unter PUVA weder eine Abnahme der Dichte kutaner Mastzellen noch eine Reduktion der Histaminkonzentration in der Haut feststellen. Granerus et al. [146] fanden während der PUVA-Therapie eine deutliche Abnahme des Histaminmetaboliten 1-Methyl-4-Imidazolessigsäure im Harn und schließen aus ihren Ergebnissen auf eine Hemmung des Histamin-„Turn over" in den kutanen Mastzelleninfiltraten.

Die Indikation für PUVA bei Urticaria pigmentosa dürfte stets dann gegeben sein, wenn starke, beeinträchtigende Symptome durch andere therapeutische Maßnahmen nicht zu beherrschen sind. Die bisher vorliegenden günstigen Ergebnisse mit PUVA müssen zweifellos an einer größeren Fallzahl bestätigt werden. Wegen der Gefahr einer plötzlichen Degranulierung von Mastzellen während der Photochemotherapie ist in jedem Falle ein vorsichtiges Vorgehen geboten. Empfehlenswert ist es, zuerst nur versuchsweise kleine Hautareale zu bestrahlen (z. B. nur eine Extremität), und erst allmählich auf größere Hautpartien überzugehen. Derartige Therapieversuche sollten jedoch unter stationären Bedingungen im klinischen Betrieb vorgenommen werden.

8.4. Mögliche Indikationen zur PUVA-Therapie

PUVA wurde als neuartiges therapeutisches Prinzip bei einer Reihe von Dermatosen versuchsweise eingesetzt, wobei zum gegenwärtigen Zeitpunkt wegen der zu niedrigen Fallzahl eine endgültige Aussage über den Wert der Photochemotherapie bei diesen Indikationen noch nicht möglich ist. Eigene Erfahrungen [44] sprechen für einen günstigen Einfluß von PUVA auf die *Pityriasis rubra pilaris,* die *lymphomatoide Papulose,* die *Pityriasis lichenoides et varioliformis acuta* und den *Morbus Hallopeau (Acrodermatitis continua).* Zweifellos sollten diese ersten Erfahrungen an einem größeren Krankengut abgesichert werden, wobei möglicherweise auch eine Kombinationsbehandlung mit Retinoiden günstige Effekte bringen könnte.

Die bisher vorliegenden Resultate [44] wurden mit einer Photochemotherapie erarbeitet, die vollkommen jener entspricht, wie sie auch bei Psoriasis vulgaris angewendet wird. Es ist jedoch durchaus möglich, daß für die genannten Erkrankungen andere PUVA-Behandlungsverfahren günstiger sind.

Von theoretischem Interesse sind *erfolglose Therapieversuche mit PUVA* (Gschnait und Wolff, nichtpublizierte Beobachtungen) *bei hyperproliferativen Formen der Ichthyosen sowie bei oberflächlichen Epitheliomen.* Da diese Erkrankungen primär ohne einen dermalen Entzündungsprozeß ablaufen, könnte die Unbeeinflußbarkeit dieser Krankheitsbilder durch PUVA ein Hinweis für einen dermalen Angriffspunkt der Photochemotherapie sein.

Zur eindeutigen Verschlechterung führt PUVA beim Morbus Darier [44]. Schon nach 2–4 Expositionen zeigen sich Entzündungen, Blasen und sogar Pustulation auch in vorher normaler Haut.

9. PUVA-Therapie und Kosmetik

Eine Nebenwirkung der PUVA-Therapie (die in der Behandlung von Lichtdermatosen auch therapeutisch genützt wird) ist die Induktion von Hautbräunung. Nun hat gerade in den letzten Jahren die Vorstellung, gebräunte Haut sei gleichbedeutend mit Vitalität und Gesundheit und reflektiere einen höheren sozialen Status, den Wunsch nach ständiger Hautbräunung aufkommen lassen [154] und somit unter anderem auch zur Entwicklung und zunehmenden Verbreitung von Solarien, ,,Lichtbänken'', ,,Sonnenliegen'' usw. und deren kommerzielle Auswertung in ,,Bräunungsstudios'', ,,Lichtsalons'', ,,Sonnenbars'' usw. geführt.

Der Dermatologe wird häufig mit der Frage aus dem Laien-, aber auch Kollegenkreis konfrontiert, ob PUVA nicht ein ideales Bräunungsmittel für kosmetische Zwecke darstelle.

Grundsätzlich wäre zu bemerken, daß sowohl die UV-B-, aber auch die gemischte UV-B + UV-A-Überdosierung chronische Hautschäden beträchtlichen Ausmaßes hervorrufen kann und daß potentielle Langzeitschäden nach reiner UV-A-Bestrahlung noch nicht genügend untersucht sind. Aus dem Gesagten ergibt sich somit, daß die Überdosierung von UV-B- und/oder UV-A-Licht zu vermeiden ist. Als Gretchenfrage stellt sich nun allerdings das Problem der Grenze des Verträglichen zum Unverträglichen dar. Derzeit gebietet sowohl das medizinische Wissen als auch das noch bestehende Unwissen, die UV-Einstrahlung auf die Haut im Regelfall beim Gesunden auf das natürliche Maß zu beschränken. Die fortgesetzte Anwendung von UV-Licht für kosmetische Zwecke in Solarien ist somit mehr als bedenklich.

Im Unterschied zur rein kosmetischen Anwendung von Solarien wird die Photochemotherapie als medizinisch indizierte Behandlung zur Therapie schwerer Hauterkrankungen eingesetzt, wobei sich der Arzt, wie bei jedem anderen ärztlichen Eingriff, von Überlegungen über den Nutzen und das Risiko seiner Therapie leiten lassen muß. Übersteigt das Risiko den Wert des zu erwartenden Nutzen, ist die Durchführung einer Behandlung nicht sinnvoll. Auch die Photochemotherapie involviert selbst bei Beachtung aller Regeln gewisse, wenn auch geringe, Risiken. Da ein medizinischer Nutzen einer Bräunungsbehandlung für ausschließlich kosmetische Zwecke nicht gegeben ist, halten wir den Einsatz von PUVA in der Kosmetik zur Zeit für nicht gerechtfertigt.

Wie in einem anderen Kapitel gezeigt wurde, wäre es allerdings möglich, daß in Zukunft und nach Beendigung genauer theoretischer und praktischer Langzeitstudien die Methode der Melanin-Pigment-Induktion einmal auch zum Sonnenschutz und zur Prävention von Epitheliomen herangezogen werden könnte. Von diesem Idealziel ist man derzeit allerdings noch weit entfernt, und die Hautbräunung mittels PUVA zum Sonnenschutz Hautgesunder ist derzeit noch nicht vertretbar.

10. Nebenwirkungen der Photochemotherapie

Die Photochemotherapie kann wie jede andere wirksame Behandlung zu verschiedenen Nebenwirkungen Anlaß geben [63], die zum überwiegenden Teil auf unrichtige Dosierung von PUVA zurückzuführen und durch die vorliegenden Dosierungsparameter [475, 476] in den allermeisten Fällen zu vermeiden sind. Es dürfen jedoch auch umgekehrt die potentiellen Gefahren von PUVA nicht heruntergespielt werden, und es ist für den Photochemotherapeuten das ständige Bewußtsein wichtig, daß mit PUVA bei Fehlern in der Dosierung beträchtliche Hautschäden gesetzt werden können.

Trotz bester Dosimetrie und sorgsamster Anwendung der Methode werden jedoch manche Nebenwirkungen nicht vollständig zu vermeiden sein. Die Kenntnis dieser und ihrer Häufigkeit ist wichtig, um den Patienten bereits vor der Behandlung richtig informieren zu können.

10.1. Akute Nebenwirkungen

Als „akute" Nebenwirkungen werden hier jene unerwünschten Reaktionen bezeichnet, welche vor allem im Rahmen der PUVA-Initialphase auftreten können.

Die häufigen unter Photochemotherapie beobachteten Nebenwirkungen zeigt die Tab. 17, wobei 421 Patienten berücksichtigt sind. Die Gruppe A umfaßt 40 Patienten, an denen ursprünglich die Dosierungsparameter erarbeitet wurden; die Gruppe B umfaßt 381 Patienten, die in späteren Phasen der Studie

Tabelle 17. *Akute Nebenwirkungen der PUVA-Therapie*

	Gruppe A* (in %)	Gruppe B** (in %)
Pruritus	35	21
Lokalisiertes +++Erythem	20	6
Generalisiertes +++Erythem	2,5	0
Blasenbildung .	10	2
Leichte Übelkeit	15	6
Starke Übelkeit	2,5	1,5
Köbner-Phänomen	7,5	2

* 40 Patienten, die in der ersten Phase der Studie behandelt wurden und an denen die heute gültigen Dosierungsparameter erst erarbeitet wurden.
** 381 Patienten, in späteren Phasen der Studie behandelt.

behandelt worden waren. Es wird deutlich, daß durch Beachten der Dosierungsvorschriften die Häufigkeit der akuten Nebenwirkungen stark gesenkt wird. Diese Daten entsprechen den Ergebnissen der jüngst veröffentlichten amerikanischen und europäischen PUVA-Studien [180, 275].

Pruritus äußert sich meist in milder und vorübergehender Form während der ersten 4-8 Bestrahlungen und ist leicht durch Antihistaminika beherrschbar. Diese Art des Pruritus macht nur selten eine Unterbrechung der Behandlung nötig [180]. Bei etwa 2% der Patienten tritt ein äußerst unangenehmer, stechender, an kleinen Hautarealen lokalisierter Pruritus sine materia auf, der meist erst gegen Ende der Initialphase bemerkt wird, den Patienten besonders nachts quält und in seinem Allgemeinbefinden beeinträchtigt [415]. Dieser Juckreiz ist weder durch lokale Kortikosteroidsalben noch durch Antihistaminika beherrschbar. Er verschwindet spontan erst nach etwa 2 Wochen.

In einer ultrastrukturellen Studie zeigten Kumakiri et al. [226], daß während der PUVA-Therapie kutane Nervenendigungen stimuliert werden und in vermehrtem Maße in die Epidermis einwachsen. Möglicherweise steht dieser Befund mit dem unter PUVA zu beobachtenden Pruritus in Zusammenhang. Sicher ist jedenfalls der langdauernde quälende Juckreiz mit massiver PUVA-Überdosierung verbunden; dieser kann durch Beachten der Dosierungsparameter in den meisten Fällen vermieden werden.

Erytheme und lokalisierte Blasenbildung sind bei Einhaltung der Dosierungsparameter äußerst selten und treten meist an üblicherweise nicht sonnenexponierten Hautstellen, wie Brust oder Gesäß, auf.

Erytheme und Blasen heilen nach etwa 1-2 Wochen ohne Narbenbildung ab; es kann jedoch in derart überdosierten Hautstellen zu einer Hypopigmentierung kommen.

Das Auftreten lokalisierter Erytheme erfordert ein Abdecken der betroffenen Hautareale während der nächsten Behandlungen oder auch eine generelle, vorübergehende Unterbrechung der Therapie. Generalisierte +++Erytheme, wie sie zu Beginn der Photochemotherapieära beobachtet wurden, sind durch die ausgefeilten Dosierungsparameter äußerst selten geworden, erfordern gegebenenfalls allerdings den möglichst frühzeitigen Einsatz hochdosierter, systemisch verabreichter Kortikosteroide.

Indomethazin beeinflußt das PUVA-Erythem weder bei lokaler Applikation noch nach intrakutaner oder systemischer Gabe [161, 290]. Dies steht deutlich im Gegensatz zur UV-B-induzierten Hautrötung. Prostaglandine dürften somit in der Entstehung des PUVA-Erythems keine oder nur eine untergeordnete Rolle spielen.

Übelkeit ist eine bekannte Nebenwirkung von 8-MOP. Leichte Übelkeit kann durch Einnahme einer kleineren Mahlzeit zugleich mit den 8-MOP-Kapseln beherrscht werden. Starke Übelkeit ist selten und am besten mit Antiemetika zu behandeln.

5-Methoxypsoralen (5-MOP) zeigt diese Nebenwirkung nach oraler Gabe nicht oder nur in wesentlich geringerem Maße. Klinisch experimentell ist 5-MOP-PUVA bereits mit gutem Erfolg bei der Behandlung der Psoriasis vulgaris erprobt [191].

Köbner-Phänomen: Bei einzelnen Patienten kommt es besonders in Arealen mit +++Erythem zum Köbner-Phänomen. Dieses stellt therapeutisch kein Problem dar, da auch die Köbner-Herde unter konsequent weitergeführter Photochemotherapie verschwinden.

Sehr selten, oft nur in Einzelfällen, wurden andere Nebenwirkungen beobachtet (Tab. 18).

Tabelle 18. *Sehr seltene, oft nur in Einzelfällen beobachtete Nebenwirkungen unter Photochemotherapie*

- Photoonycholyse,
- Hypertrichose,
- akneiforme Eruptionen,
- photoallergische Reaktion,
- Auslösung eines bullösen Pemphigoids?

Photoonycholyse ist eine äußerst selten zu beobachtende Nebenwirkung bei oraler Photochemotherapie [488] und entwickelt sich langsam. Ein klinisches Vorstadium besteht in einer fleckigen Pigmentierung des Nagels, der dem Patienten auf Druck auch Schmerzen bereitet. Schützt man in diesem Stadium die Nägel vor weiteren UV-A-Expositionen, ist der Prozeß reversibel, und die echte Photoonycholyse läßt sich vermeiden.

Auf einen ähnlichen Mechanismus dürften subunguale Blutungen beruhen, die als Folge einer übermäßigen phototoxischen Reaktion interpretiert wurden [187].

In Einzelfällen wurde eine reversible *Hypertrichose* unter PUVA-Therapie beschrieben [187], deren Ursache nicht bekannt ist. *Akneiforme Eruptionen* [187, 202] traten vereinzelt unter PUVA auf. Die Pathogenese dieser Reaktionen ist ebenfalls nicht bekannt; möglicherweise spielt die Hyperkeratose, wie sie sich unter dem Einfluß des UV-Lichtes bildet, in der Entstehung des Komedo eine gewisse Rolle.

Bei einer Patientin in der Literatur [344] sowie in einem weiteren Fall des eigenen Krankengutes wurde eine *photoallergische Reaktion* auf 8-Methoxypsoralen beobachtet und der Befund durch den Photopatch-Test und Biopsien gesichert.

Vella-Briffa et al. zeigten eine geringfügige Hemmung der Aggregation humaner Thrombozyten nach Bestrahlung mit PUVA in vitro und in vivo. Dieser Befund ist zweifellos interessant, allerdings dürfte er klinisch nicht relevant sein.

Das zeitliche Zusammentreffen von PUVA-Therapie und des Auftretens eines *bullösen Pemphigoids* ist beschrieben [355, 418]. Eine Induktion der Erkrankung durch PUVA ist allerdings bisher nicht bewiesen.

10.2. Potentielle Langzeitnebenwirkungen

Die Photochemotherapie hat die Behandlung der Psoriasis vulgaris, einer Erkrankung, an der etwa 2% der Gesamtbevölkerung leiden, grundlegend geändert. PUVA ist hocheffizient, relativ einfach in der Handhabung, vermeidet Salbenanwendung, ist daher sauber und durch die Möglichkeit der Intervallbehandlung imstande, den Patienten mit Psoriasis auch über lange Zeiträume hinweg eine klinisch normale Haut zu verleihen. Dennoch bietet auch PUVA keine Heilung. Die Chronizität der Erkrankung und somit auch der Therapie, die Häufigkeit des Leidens und die besondere Wirksamkeit der Behandlungsmethode, die ihren Einsatz auf breiter Basis prädestiniert (derzeit werden schätzungsweise weltweit über 75.000 Menschen mit PUVA behandelt), müssen zu sehr genauen Untersuchungen über potentielle Langzeitnebenwirkungen Anlaß geben. Überlegungen über mögliche derartige Folgen wurden angestellt, seitdem PUVA existiert [121, 153, 475–477].

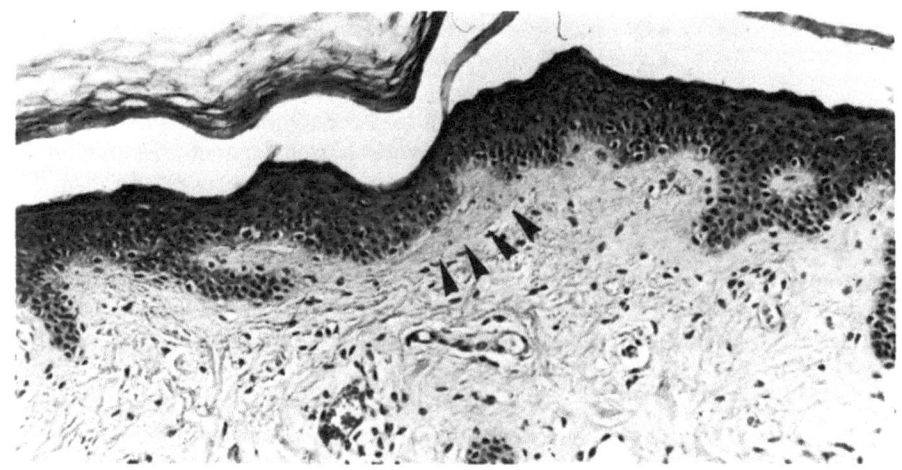

Abb. 53. Langzeitig PUVA-behandelte Haut: dünnes Band subepidermaler Homogenisierung entlang der Basalmembranzone (Pfeile)

Es sind zahlreiche, allgemein gehaltene „Statements" über das Langzeitrisiko der Photochemotherapie abgegeben worden [110, 111, 152]. Diese Publikationen gründen sich zum Teil mehr auf Vermutungen und Gefühle als auf solide Fakten und haben möglicherweise zu einer gewissen Unsicherheit in der Beurteilung dieser für den praktisch tätigen Dermatologen so wichtigen Frage geführt. Auf der anderen Seite liegen großangelegte Studien vor, die genaue Daten darbieten und aufgrund derer die Stellung der Photochemotherapie zwischen den beiden Polen „Nutzen" und „Risiko" [18] zumindest für den gegenwärtigen Zeitpunkt abgelesen werden kann.

Im folgenden sollen die vorhandenen Faktoren angeführt werden. Diese Ergebnisse führen zu Schlußfolgerungen, die allerdings im Laufe der Zeit, wenn weitere Tatsachen bekannt werden sollten, Änderungen erfahren könnten. Derartige Änderungen könnten einerseits zu einer noch strengeren Indikationsstellung von PUVA, andererseits aber auch (wenn sich die Ungefährlichkeit von PUVA auch auf lange Sicht weiterhin bestätigt) zu einer Erweiterung des Indikationsspektrums führen.

10.2.1. Histologische Untersuchungen

Es existieren nur wenige Studien [35, 153, 164] über die feingeweblichen Veränderungen der Haut während bzw. nach Photochemotherapie. Eigene histologische Untersuchungen wurden an 243 Patienten, die während eines Zeitraumes von 1–4 Jahren kontinuierlich unter Photochemotherapie standen,

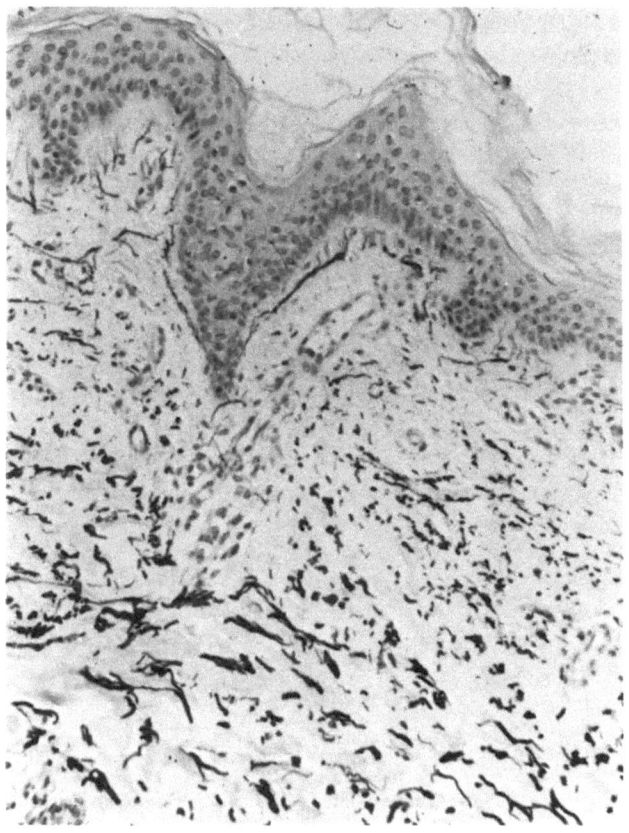

Abb. 54. Langzeitig PUVA-behandelte Haut: geringfügige Rarefizierung elastischer Fasern in der Subepidermalzone

durchgeführt [164]. Alle Fälle dieser Studie waren vor der PUVA-Therapie mit Kortikosteroiden und/oder Teer, Cignolin, UV-Licht behandelt. Biopsien wurden aus klinisch normal erscheinender Gesäßhaut nach Applikation von durchschnittlich 579 ± 598 Joules/cm^2 (Extremwerte über 4000 Joules/cm^2) entnommen. An 37 Patienten, die 2mal (nach durchschnittlich 394 ± 267 und 808 ± 458 Joules/cm^2) biopsiert wurden, konnten prospektive Studien vorgenommen werden.

In fast allen Präparaten fand sich eine beträchtliche Hyperkeratose (,,Lichtschwiele"), wie sie häufig bei UV-Behandlung der Haut auftritt, eine verstärkte Melaninpigmentierung und in manchen Fällen, besonders bei älteren

Patienten, eine leichte Atrophie der Epidermis und des Papillarkörpers. Bei sorgfältiger Durchmusterung der Präparate ergaben sich 3 abnorme Befunde:

• ein dünnes Band subepidermaler Homogenisierung vorwiegend im Bereich der dermoepidermalen Junktionszone (Abb. 53) (15,5% der Fälle), das elektronenmikroskopisch Reduplikaturen der Basallamina der Epidermis [174] und Ablagerungen eines kolloidähnlichen Materials entspricht, wie es bei entzündlichen Dermatosen nicht selten gefunden wird;

• eine Rarefizierung elastischer Fasern innerhalb dieser Zone (Abb. 54) in 12% und

• eine Erhöhung der Zahl dermaler Melanophagen (Abb. 55) in 20%.

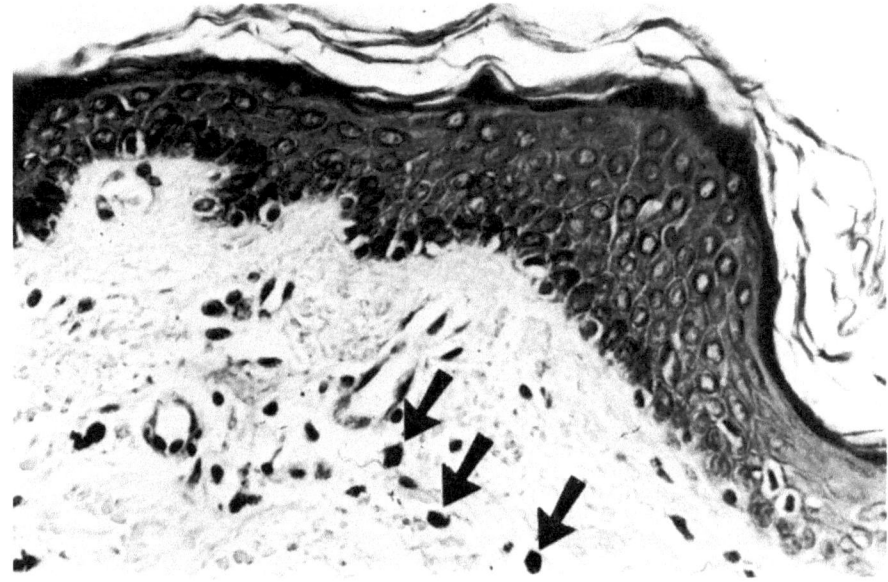

Abb. 55. Langzeitig PUVA-behandelte Haut: Vermehrung dermaler Melanophagen (Pfeile)

Tabelle 19. *Histologische Untersuchungen an PUVA-behandelten Patienten. Durchschnittliche UV-A-Dosis 579 ± 598 Joules/cm² (max. 4150 Joules/cm²)*

Totale UV-A-Dosis (J/cm²)	Subepidermale Homogenisierung	Reduktion subepidermaler elastischer Fasern	Erhöhte Anzahl dermaler Melanophagen
< 200	9 von 44 (20,4%)	3 von 44 (6,8%)	0 von 44 (0%)
200– 400	5 von 56 (8,9%)	6 von 56 (10,7%)	8 von 56 (14,2%)
400– 600	5 von 34 (14,7%)	2 von 34 (5,8%)	8 von 34 (23,5%)
600– 800	3 von 26 (11,5%)	4 von 26 (15,3%)	10 von 26 (38,4%)
800–1000	5 von 20 (25,0%)	5 von 20 (25,0%)	5 von 20 (25,0%)
>1000	5 von 26 (19,2%)	5 von 26 (19,2%)	10 von 26 (38,5%)
Gesamt	32 von 206 (15,5%)	25 von 206 (12,1%)	41 von 206 (19,9%)

Tabelle 20. *Zuordnung der dermalen pathologischen Befunde*
zum Hauttyp der untersuchten Patienten

Gesamt-UV-A-Dosis (J/cm²)	Subepidermale Homogenisierung	Reduktion subepidermaler elastischer Fasern	Erhöhte Anzahl dermaler Melanophagen
Patienten mit Hauttyp I/II (hellhäutige Kaukasier)			
<200	3 von 14 (21,4%)	2 von 14 (14,2%)	0 von 14 (0%)
200–600	2 von 16 (12,5%)	1 von 16 (6,2%)	1 von 16 (6,2%)
>600	3 von 10 (30,0%)	3 von 10 (30,0%)	3 von 10 (30,0%)
χ^2	1,2	2,7	6,3
p	0,6	0,3	0,05
Patienten mit Hauttyp III/IV (dunkelhäutige Kaukasier)			
<200	5 von 33 (15,1%)	3 von 33 (9,0%)	0 von 33 (0%)
200–600	8 von 71 (11,2%)	5 von 71 (7,0%)	14 von 71 (19,7%)
>600	10 von 62 (16,1%)	10 von 62 (17,7%)	21 von 62 (35,4%)
χ^2	0,9	3,2	13,2
p	0,7	0,2	< 0,005

Bei einer Ordnung dieser pathologischen Befunde in Gruppen, abhängig einerseits von der Zahl der angewendeten Joules/cm² UV-A-Licht (Tab. 19) sowie andererseits dem Hauttyp des Patienten (Tab. 20), ergaben sich statistisch signifikante Beziehungen ausschließlich für das gehäufte Auftreten dermaler Melanophagen bei stark pigmentierten Individuen.

Die beobachtete feine eosinophile Homogenisierung an der dermoepidermalen Zone mit Rarefizierung der elastischen Fasern dürfte somit nicht eine direkte Konsequenz der PUVA-Behandlung sein, und hierfür sprechen auch die Ergebnisse prospektiver histologischer Untersuchungen [164], die keine Zunahme dieser Veränderungen unter PUVA erkennen ließen. Es ist natürlich nicht auszuschließen, daß derartige dermale Schäden sich nach Anwendung noch höherer kumulativer UV-A-Dosen und noch längeren Beobachtungszeiträumen tatsächlich entwickeln könnten.

In mehreren histologischen Studien [64, 153, 189, 477] langzeitig PUVA-behandelter Patienten wurden pathologische, anaplastische Veränderungen der Epidermis in Fällen entdeckt, die früher Arsen eingenommen hatten. Exzisate dieser Patienten ergaben einen unregelmäßigen Aufbau der Epidermis, Zell- und Kernpolymorphie (Abb. 56), mehrere Mitosen und stellenweise Akantholyse [189].

Entgegen den Ergebnissen der Arbeitsgruppe um Wolff [164, 477] und Braun-Falco [189] beobachteten Cox und Abel [77] in der Hälfte ihrer mit PUVA behandelten Patienten am Ende der Initialphase und noch ein Jahr später atypische Kerne in der Epidermis, mehrkernige Zellen usw. und prägten für dieses histologische Bild den Ausdruck „Epidermal dystrophy". Ähnliche Veränderungen, insbesondere vielkernige epidermale Riesenzellen, finden sich allerdings in einem hohen Prozentsatz bei verschiedenen entzündlichen Hauterkrankungen, z. B. in 74% aller Prurigoherde [413], und es erhebt sich somit die Frage, ob derartige Veränderungen tatsächlich für PUVA spezifisch sind

oder nicht. Es erscheint somit sehr wesentlich, Befunde mit der Zahl der verabreichten Joules/cm² zu korrelieren oder, um noch exakteren Aufschluß zu erhalten, prospektive Studien durchzuführen, um einen Zusammenhang von beobachteten Störungen mit PUVA auch tatsächlich zu beweisen.

Für die Praxis erscheint es jedenfalls wichtig, bei Patienten unter langzeitiger
Photochemotherapie jene Herde, die vom üblichen klinischen Bild der Haut
morphologisch abweichen, zu biopsieren und die Biopsien durch ein PUVA-
Zentrum begutachten zu lassen. Die meisten PUVA-Zentren sind selbstverständlich auch gerne bereit, derartige Fälle selbst in Observanz zu nehmen.

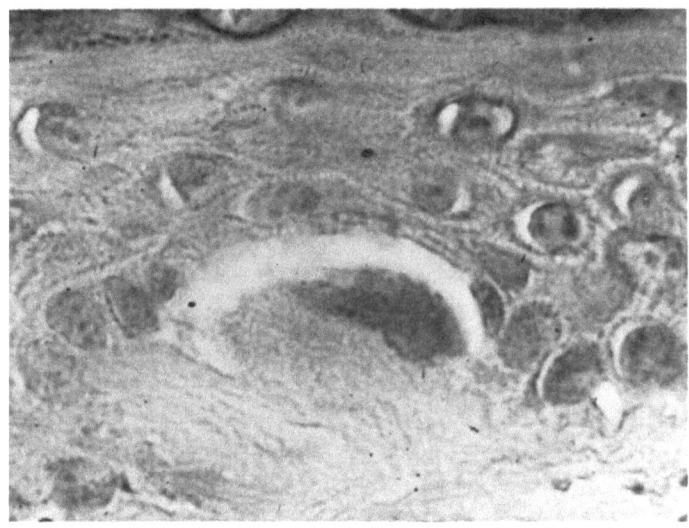

Abb. 56. Kernpolymorphie in der Epidermis unter PUVA bei einem mit Arsen vorbelasteten
Patienten

10.2.2. PUVA-induzierte Pigmentverschiebungen („Mottled skin")

In 13 von 572 Patienten, die in einer Gemeinschaftsstudie der Innsbrucker
und I. Wiener Universitäts-Hautklinik mit PUVA behandelt worden waren
[164], kam es an verschiedenen Körperstellen zum Auftreten eigenartiger Pig-
mentverschiebungen, die aus großflächigen Depigmentationen mit eingestreuten
hyperpigmentierten Flecken bestehen („Mottled skin") (Abb. 57b). Die genaue
Pathogenese dieser Veränderungen ist unbekannt, sie stellen sich jedoch ausschließlich nach massiver PUVA-Überdosierung (Abb. 57a) mit Entwicklung
eines +++Erythems bis ++++Erythems bei eher hellhäutigen Typ-I/II-Pa-
tienten frühestens 4 Wochen nach dem Beginn der Photochemotherapie ein.

Im Unterschied zu den histologischen Beobachtungen in chronisch PUVA-
behandelter Haut, die in einem früheren Kapitel beschrieben sind und mit der
Photochemotherapie nichts zu tun haben, ist die „Mottled skin" zweifellos eine
direkte Konsequenz von Psoralen und UV-A: Feingeweblich findet sich in diesen Arealen eine beträchtliche Atrophie der Epidermis mit zellulärem Pleomor-
phismus, wie er von Cox und Abel [77] als „Epidermal dystrophy" beschrieben

wurde. Im Korium fällt eine deutliche subepidermale Homogenisierung mit
Verlust der papillären elastischen Fasern auf. Klinisch erwies sich die „Mottled
skin" in 4 von 13 Fällen (31%) komplett, in 2 von 13 (15%) teilweise reversibel,
und in 7 von 13 (54%) zeigten sich keine weiteren Veränderungen.

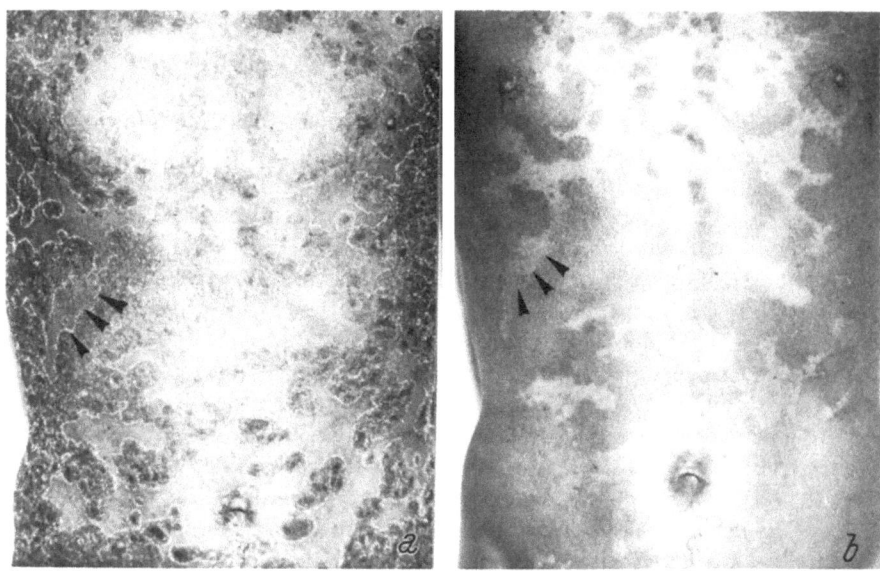

Abb. 57. *a* Massive PUVA-Überdosierung mit Entwicklung von +++Erythem; *b* in den ursprünglich mit PUVA behandelten Arealen Auftreten von Depigmentationen („Mottled skin"). (Vgl. mit
Abb. 57a)

*Für den praktizierenden Kliniker ergeben sich aus diesen Beobachtungen
mehrere wichtige Konsequenzen:*

• *Schwere PUVA-Überdosierung* mit Entwicklung feurigroter Erytheme und
  Blasenbildung kann zum Phänomen der „Mottled skin" führen und ist daher
  zu vermeiden.

• Da zwischen der Überdosierung und der Entwicklung der Pigmentverschie-
  bungen eine Zeitspanne von 4 Wochen bis 1 Jahr vergeht, dürften jene
  PUVA-Expositionen, die nach der Überdosierung verabreicht werden, in der
  Entwicklung dieser chronischen Nebenwirkung ebenfalls eine Rolle spielen.
  *Areale, in denen +++Erytheme mit Blasen aufgetreten sind, sollten somit in
  späteren Phasen der Behandlung abgedeckt bleiben, auch wenn die Haut makroskopisch ungestört erscheint.*

• *Patienten mit „Mottled skin" sollen besonders sorgfältig nachkontrolliert werden* [178], um einerseits weitere pathologische Veränderungen rechtzeitig erkennen zu können und andererseits auch Aufschluß über eventuelle Repigmentierungsvorgänge zu erhalten.

10.2.3. Ist PUVA onkogen?

PUVA führt zu einer Interaktion zwischen dem Psoralenmolekül und nukleärer (im Rahmen der Therapie vorwiegend epidermaler) DNA. Jede therapeutische Beeinflussung von Zellanteilen, die eine zentrale Stelle im genetischen System einnehmen, muß prinzipiell zu Überlegungen über eine potentielle Onkogenität der Behandlung Anlaß geben [47], und diese Frage muß auf allen Ebenen der Biologie genau untersucht werden [474, 477].

Es sei an dieser Stelle festgehalten, daß in der Vergangenheit und auch in der Gegenwart dieses Prinzip nicht immer verwirklicht wurde und wird. Obwohl Teer und auch das ultraviolette Licht als Karzinogene bekannt sind, liegen bisher über eine potentielle Onkogenität, z. B. der Goeckermann-Behandlung, der Klimatherapie oder der Phototherapie mit kurzwelligem UV-Licht, gut kontrollierte Untersuchungen nicht vor [152], wie sie mit Recht für die Photochemotherapie gefordert werden und auch bereits durchgeführt sind.

In Untersuchungen an *Einzellern (Bakterien)* sind ausreichende Repair-Mechanismen für die Exzision von PUVA-induzierten DNA-cross links nachgewiesen [71–73], eine Mutagenität der Psoralen-DNA-Interaktion ist für Mikroorganismen allerdings bekannt [193, 408, 409].

In vitro führt *PUVA an Leukozyten* zu chromosomalen Schäden [410] und in dosisabhängiger Form zu einer erhöhten Austauschrate von *Schwesterchromatiden* (Sister chromatid exchanges) [482]. Dieser Befund ließ sich allerdings in vivo an PUVA-behandelten Patienten nicht nachweisen [482].

In Tiermodellen an Mäusen entstehen nach lokaler und intraperitonealer Applikation des Psoralens bei extremer Dosierung sowohl der Droge als auch des UV-A-Lichtes Hauttumoren [147, 148, 150, 329], *bei Vitiligopatienten,* die durch viele Jahre Trimethylpsoralen eingenommen hatten und sich danach der Sonne aussetzten, wurde eine Häufung von Hautmalignomen nicht festgestellt [121].

Seit der Einführung der Photochemotherapie zur Behandlung der Psoriasis wurden in der Literatur Einzelfälle von photochemotherapeutisch behandelten Patienten publiziert, in denen epidermale Tumoren auftraten [50, 189, 443]. Diesen anekdotischen Berichten kommt nicht die gleiche Bedeutung wie gut kontrollierten prospektiven Studien zu. In der Literatur sind ebenso viele Fälle von kutanen Tumoren bei Patienten mit Psoriasis bekannt, die niemals PUVA erhielten [66, 262, 444]. Retrospektive Untersuchungen können somit die Frage einer potentiellen Onkogenität von PUVA offenbar ebenfalls nicht lösen.

Die bisher vorliegende Literatur erscheint somit auf allen Ebenen der zur Klärung der Frage einer Onkogenität nach Psoralen + UV-A-verwendeten Untersuchungsmethoden widersprüchlich.

Derzeit sind 4 *gut kontrollierte prospektive Studien* publiziert, in denen die Häufigkeit des Auftretens epidermaler Tumoren der Haut an einer Gesamtzahl von über 2800 Patienten untersucht wurde [192, 231, 360, 392].

Die an Patientenmaterial umfangreichste prospektive multizentrische Studie aus den U.S.A. (1373 Patienten) [392] enthält erstmals Angaben über die Häufigkeit von Hauttumoren (Basaliome, Spinaliome) nach PUVA, die höher ist als die einer hautgesunden, normalen Kontrollgruppe. Als wesentlichstes Ergebnis dieser Untersuchung erscheint eine Umkehr der gewöhnlichen Reaktion von Basaliomen zu Spinaliomen von 3 : 1 im Kontrollkollektiv, auf 1 : 4 in der PUVA-Gruppe, und dies könnte im Zusammenhang mit einer Verlagerung der Prädilektionsstellen dieser Tumoren von den üblicherweise lichtexponierten Körperarealen auf sonst der Sonne nicht ausgesetzten Hautpartien für einen ursächlichen Zusammenhang mit der durchgeführten Therapie [474] sprechen. Es ist allerdings zu bedenken, daß die Schlußfolgerungen der amerikanischen multizentrischen Studie [392] auf dem Vergleich der Karzinomhäufigkeit in einer PUVA-behandelten Gruppe zu einem Kontrollkollektiv *Hautgesunder* beruhen. Halprin vertritt mit Recht die Meinung, daß es exakter und zweckmäßig wäre, ein Kontrollkollektiv zu wählen, das aus *nicht-PUVA-behandelten psoriatischen Patienten* besteht, weil die früheren Behandlungsmethoden der Psoriasis (Arsen, Methotrexat, Röntgen usw.) selbst eine karzinogene Potenz aufweisen und somit Tumoren der Photochemotherapie angelastet würden, die durch diese nicht bedingt sind.

In eigenen prospektiven Untersuchungen an 572 Patienten [192] wurde diesem Umstand Rechnung getragen. Die Patienten dieser Studie sind bis zu 5 Jahre kontinuierlich mit PUVA behandelt worden, wobei die Frequenz der Intervallbehandlung je nach der Aktivität der Erkrankung gesteuert wurde, mit dem Ziel, den Psoriatiker stets erscheinungsfrei zu halten. Sämtliche während des Behandlungszeitraumes entstehenden Hauttumoren und aktinischen Keratosen wurden exakt dokumentiert und histologisch verifiziert. Die Häufigkeit kutaner Hautmalignome bei PUVA-behandelten Patienten wurde mit der Inzidenz dieser Blastome im Schweizer Kanton Vaud (Registre Vaudois des Tumeurs) verglichen, da die Bevölkerung dieses Gebietes im Hauttyp den untersuchten österreichischen Patienten am ehesten entspricht und die Dokumentation von Hauttumoren durch das Registre Vaudois des Tumeurs als die genaueste in Mitteleuropa gilt.

In der statistischen Auswertung wurden nun jene Psoriasispatienten, die vor der Photochemotherapie Arsen, Bucky (Grenzstrahlen), Röntgen oder Methotrexat erhielten, als Risikogruppe (172 Patienten) gewertet und getrennt beurteilt. Die Tab. 21 zeigt die Resultate.

Tabelle 21. *Resultate von Langzeituntersuchungen zur Onkogenität von PUVA* [192]. *Das Gros der Patienten ist tumorfrei und weist damit eine geringere Malignominzidenz auf als die normale Kontrollbevölkerung; bestimmte Risikofaktoren (allen voran die früher geübte Arsentherapie) existieren, bei deren Vorliegen die Photochemotherapie nicht oder nur unter Anlegen besonder strenger Kriterien zur Indikationsstellung angewendet werden sollte*

Patienten	Anzahl der der Patienten	Anzahl der beobachteten Tumoren	Anzahl zu erwartenden Tumoren	Anzahl der Patienten mit Keratosen und Keratoakanthomen
Total	418	4 (1,0%)	0,4 (0,1%)	7 (1,7%)
Risikogruppe	172	4 (2,3%)	0,2 (0,11%)	6 (3,5%)
Nichtrisikogruppe	246	0	0,2 (0,008%)	1 (0,4%)

4 Hautkarzinome wurden unter ständiger Photochemotherapie beobachtet, und diese traten ausschließlich in der Risikogruppe auf. Die 4 betroffenen Patienten hatten früher Arsen eingenommen. Darüber hinaus erwies sich das Durchschnittsalter jener Fälle, die Tumoren, Keratoakanthome oder Keratosen entwickelten, mit 59 ± 9 Jahren signifikant ($p < 0,01$) höher als das Durchschnittsalter (45 ± 16 Jahre) der Patienten, die derartige Läsionen nicht entwickelten. Ähnlich liegen die Verhältnisse beim Vergleich der kumulativen UV-A-Gesamtdosis in den beiden Gruppen (1045 ± 959 Joules/cm^2 versus 658 ± 653 Joules/cm^2).

Die beobachtete Häufigkeit kutaner Malignome unter PUVA-Therapie ist in einer Risikogruppe mit 2,3% somit deutlich höher als in einem Kontrollkollektiv Hautgesunder (0,1%), während diese bei Nichtrisikopatienten der zu erwartenden Inzidenz maligner Hauttumoren entspricht. Der stärkste Risikofaktor dürfte anorganisches Arsen sein, das ein bekanntes Karzinogen darstellt.

Es ergibt sich somit zur Zeit, daß das Gros der PUVA-Patienten tumorfrei ist und damit eine geringere Malignominzidenz aufweist als die normale Kontrollbevölkerung; bestimmte Risikofaktoren – allen voran die früher geübte Arsentherapie – existieren, bei deren Vorliegen die Photochemotherapie nicht oder nur unter Anlegen besonders strenger Kriterien zur Indikationsstellung angewendet werden sollte.

Darüber hinaus sei ausdrücklich festgestellt, daß die vorliegenden Ergebnisse, die auch durch andere prospektive Studien [231, 360] unterstützt werden, einen Zeitraum von 5 Jahren PUVA-Therapie betreffen und daß diese Spanne möglicherweise noch immer zu kurz ist, um Endgültiges aussagen zu können. Wie eingangs erwähnt, besteht aufgrund theoretischer Überlegungen und In-vitro- sowie Tierversuchen kein Zweifel einer gewissen – derzeit noch nicht näher definierten – potentiellen Onkogenität von PUVA (Wolff [474]). Es ist daher auch für die Zukunft zu fordern, daß die Photochemotherapie nur unter Voraussetzungen durchgeführt wird, die eine strenge Dokumentation und Nachkontrolle der Patienten erlauben.

Schlußfolgerungen und kritische Überlegungen zur Therapie (Wolff [474])

Es müssen mit Recht so lange Bedenken bezüglich eventueller Langzeitnebenwirkungen von PUVA bestehen, bis einwandfrei das Gegenteil bewiesen ist. Zu diesem Zweck wurden bereits mehrere Langzeitstudien durchgeführt, die mit Ausnahme von bestimmten Risikofaktoren (z. B. frühere Arseneinnahme, Röntgenvorbehandlung usw.) keine onkogene Potenz der Photochemotherapie aufzeigten. Die letzten Zweifel werden erst dann ausgeräumt sein, wenn ein wesentlich längerer Zeitraum als 5 Jahre überblickt werden kann. Zwischenzeitlich ist nach wie vor, wie bei jedem ärztlichen Eingriff, die Risiko-Nutzen-Kalkulation (Risk-benefit-ratio) anzustellen, und in diesem Zusammenhang sind die folgenden 3 Fragen zu überprüfen:

- *Existieren Möglichkeiten, die potentiellen Gefahren von PUVA zu verringern?*
- *Gibt es andere Behandlungsverfahren für die Psoriasis, die klinisch ebenso wirksam wie PUVA und gleichzeitig unschädlich sind?*

- *Welche Stellung nehmen potentielle Langzeitnebenwirkungen der Therapie im Vergleich zum subjektiven Krankheitswert der Psoriasis für den betroffenen Patienten ein?*

Existieren Möglichkeiten, die potentiellen Gefahren von PUVA zu verringern?

Nach dem bisher vorliegenden Wissen ist es zur Verringerung potentieller Gefahren von PUVA sicher am wirksamsten, eine Patientenselektion vorzunehmen, die Risikofälle von der Behandlung weitgehend ausschließt. Arsenvorbehandelte und mit Röntgen bestrahlte Psoriatiker sollten somit nur unter Anlegung besonders strenger Maßstäbe zur Indikationsstellung PUVA erhalten, wobei die Entscheidung über diese Frage ausschließlich dem behandelnden Arzt zu überlassen ist.

Im weiteren ist anzunehmen, daß potentielle Gefahren von PUVA mit der totalen kumulativen UV-A-Dosis des gesamten Behandlungszeitraumes oder auch mit der UV-A-Menge pro Zeiteinheit (z. B. Joules/cm^2/Monat) = „UV-A-Dichte" zusammenhängen. Es erscheint somit in jedem Fall günstig, bei gleicher Wirksamkeit der Therapie die UV-A-Dosis möglichst niedrig zu halten. 3 Schritte in diese Richtung wurden bereits unternommen:

- Die europäische PUVA-Studie [180] ergab Hinweise für eine Verbesserung der ursprünglich starren, ununterbrochenen Intervalltherapie, die es nun erlaubt, die kumulative UV-A-Belastung der Haut bei gleichem Wert der Behandlung für den Patienten zu verringern.

- Die Kombination von PUVA mit einer adjuvanten oralen All-trans-Retinoid-Therapie ermöglicht, den Behandlungszeitraum drastisch (bis 50%) zu verkürzen und somit auch die bis zum Abheilen der Dermatose notwendige UV-A-Dosis zu verringern [128, 129].
  Die Verwendung eines zusätzlichen Medikaments bringt zweifellos neue Aspekte und Probleme in bezug auf eine potentielle Onkogenität der Photochemotherapie, wobei allerdings neuere Untersuchungen für eine Hemmung der UV-induzierten Karzinogenese durch die All-trans-Retin-Säure sprechen [106].

- Die Entwicklung und therapeutische Anwendung anderer Psoralene oder auch gänzlich anderer chemischer Stoffe und UV-A könnte ebenfalls die potentielle onkogene Potenz der Therapie verringern.
  5-Methoxypsoralen (5-MOP) wurde bereits klinisch-experimentell mit gutem Erfolg erprobt, wobei sich gegenüber 8-MOP Einsparungen an UV-A erzielen lassen. Allerdings müßten bei Verwendung anderer Medikamente als 8-MOP sämtliche prospektiven Langzeituntersuchungen neu begonnen werden.

Gibt es andere Behandlungsverfahren für die Psoriasis, die klinisch ebenso wirksam wie PUVA und gleichzeitig unschädlich sind?

Vor einigen Jahren stand die wissenschaftliche Streitfrage im Raum, ob der lokalen Variante von PUVA, also der *topischen Anwendung von gelöstem*

8-MOP und nachfolgender UV-A-Bestrahlung [425–427, 460], nicht der Vorzug gegenüber der systemischen Anwendung des Medikaments zu geben ist. Die PUVA-Lokaltherapie hat sich neben ihren sonstigen Nachteilen der schlechteren Steuerbarkeit usw. bedauerlicherweise auch nicht als Lösung des Problems der potentiellen PUVA-Onkogenität herausgestellt, weil in der Zwischenzeit nachgewiesen wurde, daß lokal auf die Haut appliziertes Psoralen stark resorbiert wird [375] und bei großflächiger Anwendung Serumspiegel erreicht werden, die jenen nach oraler Gabe entsprechen [206].

Eine saubere Lokalbehandlung ohne systemische Effekte ist also gar nicht möglich. Darüber hinaus werden bei lokaler Applikation von Psoralen wesentlich mehr DNA-Zwischenstrangbrücken gebildet [58, 236] als nach systemischer Verabreichung des Medikaments, und dadurch wird die Chance onkogener Spätfolgen wesentlich erhöht. Beim Vergleich der Inzidenz von Hauttumoren nach verschiedenen Applikationsarten des 8-MOP wird die höchste Tumorrate tatsächlich nach lokaler Applikation beobachtet [147, 148, 329].

Bedauerlicherweise ist es zur Zeit nicht möglich, die vorliegenden prospektiven Langzeituntersuchungen über die orale Photochemotherapie [192, 231, 360, 392] mit ähnlichen gut kontrollierten prospektiven Studien zur lokalen PUVA-Behandlung zu vergleichen, da entsprechende Resultate nicht publiziert sind.

Bewährte alte Antipsoriatika, wie Teer und Cignolin, werden vom Patienten immer weniger akzeptiert [474], ihre Anwendung ist auf das Krankenhaus während eines stationären Aufenthalts bzw. auf die Tages-Psoriasisbehandlung (Day care center) beschränkt. Obwohl gerade beim Cignolin in letzter Zeit etwas vereinfachte Therapieschemata angeboten werden, ist eine Behandlung ohne ständige Überwachung durch eine in dieser Therapie erfahrene Person nicht möglich, weil ein einigermaßen rascher Behandlungseffekt nur mit Konzentrationen und einer Einwirkungsdauer des Medikaments zu erzielen ist, die (toxische) Erythemreaktionen hervorrufen.

Die *lokalen Kortikosteroide* sind zwar geruchlos, farblos und rufen bei ihrer Anwendung keine Hautreizungen hervor, führen allerdings zum bekannten Gewöhnungseffekt und verlieren so im Laufe der Zeit ihre volle Wirkung. Man versuchte, diesem Nachteil durch die Entwicklung stärker wirksamer Präparate zu entkommen, die allerdings wiederum beträchtliche Nebenwirkungen an der Haut, wie Atrophie, Striae, Teleangiektasien, akneiforme Eruptionen, hervorrufen können. Darüber hinaus werden gerade manche hochwirksame, bifluorierte Kortikosteroidpräparationen resorbiert, wodurch sich bei großflächiger Anwendung die Gefahren systemischer Kortikosteroidnebenwirkungen einstellen.

Die Gabe systemisch zu verabreichender Kortikosteroide halten wir für eine zumindest relative Kontraindikation bei Psoriasis, da sich beim Absetzen des Präparates – auch bei langsamem „Ausschleichen" – fast immer ein schwerer Schub der Psoriasis im Sinne des bekannten Rebound-Phänomens einstellt und die Induktion einer generalisierten, pustulösen Psoriasis vom Typ Zumbusch nicht selten ist. Im weiteren verbietet sich die orale oder parenterale Kortikosteroidmedikation bei einer chronisch rezidivierenden Erkrankung wegen der bekannten systemischen Nebenwirkungen (Entwicklung von Ulzera im Magen-Darm-Bereich; Hypertonie; Osteoporose; Diabetes mellitus usw.).

Der Einsatz von *Antimetaboliten* wie Methotrexat ist wegen der nachgewiesenen beträchtlichen Toxizität des Medikaments auf mehrere Organsysteme sicher nur in verzweifelten Einzelfällen möglich. Versuche, das Methotrexate durch andere zytostatische Substanzen, wie Mykophenolsäure, Stickstofflost usw., zu ersetzen, schlugen wegen der noch wesentlich stärkeren toxischen Nebenwirkungen dieser Drogen fehl.

Die Behandlung der Psoriasis vulgaris durch *Phototherapie mit „künstlichen Sonnen"* und ihre Stellung zu PUVA wird in einem späteren Kapitel abgehandelt.

An dieser Stelle jedoch seien schon die treffenden Worte von Wolff [474] zitiert: „Die UV-B-Karzinogenese ist eines der ältesten Karzinogenesemodelle, und es überrascht daher, wenn neuerdings hochenergetische UV-B- oder UV-B + UV-A-Bestrahlung (die noch gefährlicher ist als UV-B allein) das Problem der potentiellen PUVA-Karzinogenese lösen soll. Diese Vorstellung beruht offenbar auf der naiven Überlegung, daß UV-B im Sonnenlicht enthalten und daher ‚natürlich' und unschädlich ist."

Welche Stellung nehmen potentielle Langzeitnebenwirkungen der Therapie im Vergleich zum subjektiven Krankheitswert der Psoriasis für den Patienten ein?

Nur der selbst von Psoriasis Betroffene weiß genau um den subjektiven Krankheitswert der Schuppenflechte Bescheid, und auch wenn man täglich mit mehreren Dutzend Psoriasispatienten zu tun hat und deren persönliche, private und berufliche Verhältnisse über viele Jahre beobachten, ja fast miterleben kann, ist man doch lediglich imstande, den Wert der Erkrankung für das tägliche Leben des Patienten zu erahnen.

Sicher ist jedenfalls die Psoriasis keine kosmetische Störung, sondern eine Krankheit, wobei die flächenmäßige Ausdehnung, der prozentuale Befall der Körperorberfläche, nicht die entscheidende Rolle spielt. Wichtig ist der psychische Stellenwert, den die Erkrankung im Leben des Betroffenen einnimmt. Eine objektiv schwere, ausgedehnte Psoriasis kann bei einer ausreichend equilibrierten Persönlichkeit leichter zu beurteilen sein als einige an freigetragenen Körperstellen auftretende lokalisierte Plaques, die das Leben devastieren können.

Die Befürchtung, daß PUVA-Therapie zur vorzeitigen Alterung der Haut durch elastotische Umbauveränderungen führen könne, mag, gemessen an der Morbidität einer schweren Psoriasis mit all ihren Implikationen, noch als akzeptables Risiko gelten. Aber auch das Basaliom und selbst das Plattenepithelkarzinom der Haut sind leicht und frühzeitig diagnostizierbar und kurativ zu behandeln, sodaß auch hier die Frage gestellt werden könnte, was schwerer wiegt: die Krankheit oder die in Einzelfällen möglicherweise zu erwartenden Folgen der Behandlung [474].

10.2.4. Ist PUVA toxisch für die Leber?

Zu Beginn der Photochemotherapieära bestanden beträchtliche Bedenken gegen eine längerdauernde orale Therapie mit Psoralenen wegen potentiell hepatotoxischer Eigenschaften, die dem Medikament durch eine unkontrollierte Beobachtung an 2 Patienten [100] nachgesagt wurden. In der Zwischenzeit ist durch mehrere großangelegte Untersuchungen [120, 153, 429] eindeutig nachgewiesen, daß es weder während der Initialphase noch während der Intervalltherapie zu irgendwelchen labormäßig faßbaren Veränderungen der Leberfunktion kommt, und die Ergebnisse dieser Studien wurden am großen Krankengut der multizentrischen Arbeiten in den U.S.A. [275] und in Europa [180] bestätigt.

Über Laborparameter noch hinausgehend, untersuchten Zachariae et al. [478] 75 Leberbiopsien von 30 psoriatischen Patienten und 5 mit Mycosis fungoides. Die Leberbiopsien wurden jeweils vor der PUVA-Therapie sowie 1–2,5 Jahre nachher entnommen, wobei die zwischenzeitlich verabreichte 8-MOP-Dosis im Durchschnitt 2480 mg (Extremwerte 1000–9200 mg) betrug. Es ergaben sich auch morphologisch nicht die geringsten Hinweise auf Lebertoxizität.

Im eigenen Krankengut [153] ließ sich paradoxerweise unter der Photochemotherapie in vielen Fällen sogar eine Besserung ursprünglich pathologischer Leberfunktionsproben nachweisen. Wir führen dies auf den reduzierten Alkoholkonsum von Psoriasispatienten unter PUVA zurück.

Bestehen bleibt natürlich die Tatsache, daß PUVA bei eingeschränkter Leber- und/oder Nierenfunktion nicht durchgeführt werden soll, weil das Psoralen in der Leber metabolisiert und über die Niere ausgeschieden wird. Eine Funktionseinschränkung eines dieser beiden Organe würde somit zu einer herabgesetzten Eliminierung des Medikaments, zu einer unkontrollierten und unkontrollierbaren Erhöhung der Blutspiegel und damit zu unerwarteten phototoxischen Reaktionen an der Haut führen.

10.2.5. Führt PUVA zur Kataraktbildung?

Seit der Einführung der Photochemotherapie bestehen Bedenken [110], ob die orale Zufuhr von Psoralenen zur Kataraktbildung am Auge führen kann. Diese Überlegungen gründen sich auf Beobachtungen bei Nagetieren, in denen nach Verabreichung großer Dosen 8-Methoxypsoralen und exzessiver UV-A-Bestrahlung über lange Zeit eine Kataraktentwicklung festgestellt wurde [69].

Nach oraler Gabe des Medikaments sind weder beim Tier [69, 125] noch beim Menschen [332] derartige Komplikationen beobachtet worden. Von besonderem Interesse ist in diesem Zusammenhang die Studie von Parrish et al. [318], die insgesamt 119 Kaninchen mit großen Dosen 8-Methoxypsoralen-(12 mg/kg) bzw. Plazebo-behandelten und über einen Zeitraum von 18 Monaten an 5 Tagen der Woche mit UV-A-Dosen bestrahlten, die an der rasierten Haut der Tiere schwere bis schwerste phototoxische Reaktionen hervorriefen. Das Auge wurde somit UV-A-Dosen exponiert, die an der Haut beträchtliche Schäden hervorriefen. Keines der Versuchstiere entwickelte Katarakte. Es scheint daher, zumindest beim Kaninchen, die für die Entstehung von Katarakten nötige UV-A-Dosis wesentlich höher zu sein als jene, die zu beträchtlichen phototoxischen Symptomen an der Haut führt.

Das Problem der Photosensibilisierung des Auges durch 8-Methoxypsoralen wurde von Parrish et al. kürzlich genau beleuchtet [318]: UV-A-Licht wird vorwiegend in der Linse absorbiert und könnte dort durch thermische oder photochemische Mechanismen zu Schäden führen [227], wobei kurzkettige, gelöste Proteine in längerkettiges, höhermolekulares Eiweiß, das für Licht nicht mehr ideal durchdringbar ist, umgewandelt wird. Phosphoreszenzstudien [237–239] und auch autoradiographische Ergebnisse [483] beweisen, daß 8-MOP grundsätzlich in der Lage ist, in die Linse einzudringen. Die günstigen Ergebnisse aus Tierversuchen, so wie sie oben dargestellt sind, können nicht ohne weiteres auf den Menschen übertragen werden.

Es liegen allerdings bereits mehrere, teils prospektive Studien [12, 153, 275] bei insgesamt über 1000 langzeitig photochemotherapeutisch behandelten Patienten vor, die keine Steigerung der Häufigkeit von Katarakten unter PUVA nachweisen konnten.

Lerman et al. [238] demonstrierten freies 8-MOP in der menschlichen Linse bis 12 Stunden nach oraler Gabe. Während dieses Zeitraumes diffundiert 8-MOP relativ rasch aus dem Organ heraus, und es erscheint somit absolut möglich zu sein, photochemischen Reaktionen in der Linse vorzubeugen, wenn der Lichteinfall in das Auge während und nach der Photochemotherapie verhindert wird.

Bevor nicht die völlige Ungefährlichkeit von PUVA für die menschliche Linse bewiesen ist, erscheint es daher günstiger und auch leicht praktizierbar, die Augen während der PUVA-Exposition durch UV-A-undurchlässige Augenschalen und danach durch das Tragen geeigneter [87] Brillen zu schützen.

Darüber hinaus ist es in diesem Fall günstig, prospektiv, vor Einleitung der Photochemotherapie das Auge durch einen Ophthalmologen untersuchen zu lassen, um eventuell bereits vor PUVA bestehende Katarakte festzustellen, damit diese nicht zu einem späteren Zeitpunkt der Behandlung angelastet werden.

10.2.6. Führt PUVA zur Entstehung eines Erythematodes-ähnlichen Syndroms?

Psoralen reagiert unter dem Einfluß des UV-A-Lichtes mit der DNA von Epidermalzellen, und es entsteht somit, zumindest vorübergehend, eine chemisch veränderte „PUVA-DNA", gegen die theoretisch Autoantikörper gebildet werden könnten. Dieser Hypothese folgend, könnte sich klinisch ein Erythematodes-ähnliches Syndrom einstellen.

Mehrere großangelegte Studien existieren [153, 164, 225, 275], in denen das *Auftreten antinukleärer Antikörper (ANA) während der Photochemotherapie* untersucht wurde. Im eigenen Krankengut [163, 164] ergab sich an 129 langzeitig mit PUVA behandelten Patienten kein gehäuftes Auftreten von ANA, und diese Befunde sind durch die Ergebnisse einer amerikanischen Studie an über 1000 Patienten [225] bestätigt worden, stehen aber im Gegensatz zu anderen Berichten [21]. Diese unterschiedlichen Resultate müssen in Zukunft abgeklärt werden. Sicher ist jedenfalls, daß nach nun über 7 Jahren PUVA niemals ein Erythematodes-ähnliches Syndrom bekannt wurde.

In *direkten Immunfluoreszenzuntersuchungen* chronisch PUVA-behandelter Haut [153] fand sich in 52 von 56 Fällen ein negatives Ergebnis.

Fluoreszenz des Stratum corneum, wie es in 2 Biopsien entdeckt wurde, ist auch in unbehandelter Psoriatikerhaut zu finden [198]. Der in 2 Fällen beobach-

teten fleckförmigen Fluoreszenz der Basalmembranenzone kommt keine pathologische Bedeutung zu, da dieses Phänomen bisweilen auch in Kontrollbiopsien
zu beobachten und auf dermales IgG, das bei der Vorspülung des Gewebes nicht
völlig entfernt wurde, zurückzuführen ist.

Rezente immunologische Ergebnisse an Langerhans-Zellen, die aber eher einer neuartigen Wirkung als einer Nebenwirkung von PUVA entsprechen, sind
in einem späteren Kapitel erwähnt.

11. Kombinationen von PUVA mit anderen Therapieformen zur Behandlung der Psoriasis vulgaris

Diese Problematik wird in Ergänzung und Erweiterung zum Kapitel 7.1.9.1.3. abgehandelt, da die Chemo-Photochemo-Therapie an Bedeutung zunehmen wird und ein weiterer Fortschritt in der PUVA-Behandlung zur Zeit wahrscheinlich nur in Kombinationsbehandlungen gelegen ist.

Nach der Entwicklung und Etablierung der Photochemotherapie wurden und werden Anstrengungen unternommen, durch Kombinationsbehandlungen die Wirksamkeit von PUVA weiter zu steigern. Wesentliches Ziel dieser Bemühungen ist die Einsparung von UV-A-Energie, um dadurch die Gefahr potentieller Langzeitnebenwirkungen der Behandlung zu verringern. Im weiteren könnte eine Steigerung der Wirksamkeit der Photochemotherapie auch jenen Patienten zugute kommen, die bisher durch PUVA allein nicht komplett erscheinungsfrei gemacht werden konnten.

Grundsätzlich ist bei einer Kombination von PUVA mit anderen topischen oder systemischen Antipsoriatika festzuhalten, daß für jede Variante die Langzeitsicherheit erneut geklärt werden muß und von der Unschädlichkeit von PUVA allein nicht zwingend auf die Unschädlichkeit einer Kombinationstherapie geschlossen werden kann. Vieles spricht zur Zeit allerdings dafür, daß potentielle Gefahren der Photochemotherapie durch die zusätzliche Anwendung anderer Antipsoriatika eher vermindert werden.

11.1. Verstärkung der PUVA-Wirkung durch ein orales Retinoid – Chemo-Photochemo-Therapie

Fritsch et al. [128, 129] kombinierten erstmals in einer klinisch-experimentellen Studie PUVA mit einem oralen Retinoid (Ro 10-9359, „Tigason") in der Dosis von 1 mg pro Kilogramm Körpergewicht (3 geteilte Dosen täglich). Verschiedene Behandlungsschemata wurden getestet, das folgende setzte sich schließlich durch: Gabe des Retinoids täglich durch 7–10 Tage vor Beginn der Photochemotherapie und nun zusammen mit PUVA weiter bis zur kompletten Erscheinungsfreiheit. Mit diesem Verfahren, dessen Ergebnisse in der Zwischenzeit grundsätzlich auch von anderen Arbeitsgruppen [232, 309] bestätigt wurden, ist es möglich geworden, die zur Abheilung der Psoriasis benötigte Anzahl der Bestrahlungen um 50% und die totale kumulative UV-A-Dosis um 75% im Vergleich zur PUVA-Standardtherapie zu senken.

Klinisch führt die Vorbehandlung des Patienten mit dem oralen Retinoid zu einer Entschuppung und Abflachung der Psoriasisherde, die sich unter der anschließenden Photochemotherapie in nahezu dramatischer Weise innerhalb kürzester Zeit zurückbilden. Die möglichen Nebenwirkungen des oralen Retinoids sind zahlreich (Tab. 22), und es ist von entscheidender Bedeutung, den Patienten auf diese vor Einleitung der Retinoidbehandlung aufmerksam zu machen. Klinisch fällt allerdings meist lediglich die Trockenheit der Lippen, das gelegentlich leichte Nasenbluten und die vorübergehende palmoplantare Desquamation ins Gewicht.

Die Anwendung von Ro 10-9359 („Tigason") ist durch die nachgewiesene Teratogenität bei Frauen im gebärfähigen Alter nicht unproblematisch, und es müssen daher Vorkehrungen getroffen werden, eine Schwangerschaft während und bis zu 3 Monaten *nach* Abschluß der Retinoidtherapie zu verhindern.

Tabelle 22. *Mögliche Nebenwirkungen des aromatischen Retinoids Ro 10-9359 („Tigason")*

Cheilitis sicca
Fissuren an den Lippen
Rhinitis sicca
Epistaxis
Konjunktivitis
Diffuses Erythem und Schuppung der Haut
Desquamation an Palmae und Plantae
Diffuser Haarausfall
Nausea
Anorexie
Kopfschmerzen
Schwindelanfälle
Durstgefühl

Ro 10-9359 führt unter Umständen zu einer vorübergehenden Erhöhung der Serumtransaminasen und der alkalischen Phosphatase und sollte daher bei Leber-Risikopatienten nicht angewendet werden. Ebenfalls von Bedeutung erscheint der Einfluß auf die Serumlipoproteine, die in einem hohen Prozentsatz während der Anwendung des Präparates (auch in geringerer Dosierung) erhöht sind. Ob dadurch das Koronarinfarktrisiko steigt, ist noch nicht abzuschätzen [276].

Derzeit existieren mit Ausnahme einer einzigen Untersuchung, die unter extremen Versuchsbedingungen durchgeführt wurde [106], keine Hinweise, daß das orale Retinoid Ro 10-9359 onkogene Potentiale besitzt [128]. In jüngerer Zeit wurde im Gegenteil eine Verringerung der Photokarzinogenese durch Anwendung von Retinoiden beobachtet [107]. Dennoch soll die Chemo-Photochemo-Therapie, wie auch die Standard-PUVA-Behandlung gut kontrolliert und nur unter Voraussetzungen durchgeführt werden, die eine genaue Nachbeobachtung des behandelten Patienten erlauben.

Die Chemo-Photochemo-Therapie bietet gegenüber der Standard-Photoche-motherapie 3 entscheidende Vorteile [128]:

- Die für das Abheilen der Psoriasis nötige UV-A-Dosis wird wesentlich verringert.
- Die Erkrankung bildet sich rascher zurück, und die Anzahl der Bestrahlungen ist stark reduziert. Hierdurch wird der Patient auch zeitlich weniger belastet, und die Möglichkeiten der vorhandenen Bestrahlungsgeräte zur Behandlung einer größeren Patientenzahl werden besser genützt.
- Chemo-Photochemo-Therapie ist auch bei jenen Patienten erfolgreich, die durch Standard-PUVA nicht vollständig erscheinungsfrei sind.

3 Patientengruppen erscheinen für die Chemo-Photochemo-Therapie besonders geeignet zu sein:

- Patienten, die zur Erzielung kompletter Erscheinungsfreiheit eine überdurchschnittlich hohe Anzahl von Bestrahlungen benötigen;
- Patienten, die mit Standard-PUVA nicht zur völligen Erscheinungsfreiheit gebracht werden können, sowie
- Patienten, die nach Abschluß der Initialphase PUVA-Therapie-resistente Plaques entwickeln.

Der *Mechanismus der Verstärkung der PUVA-Wirksamkeit* in Form der Chemo-Photochemotherapie ist zur Zeit nicht bekannt. Sicher und durch entsprechende Phototestungen belegt [128], ist die Tatsache, daß das orale Retinoid keine Erhöhung der Photosensibilität bewirkt. Der desquamative Effekt des Medikaments könnte durch den Abbau der bedeckenden Schuppen die Penetration von UV-A in die Haut erhöhen. Das Retinoid führt histologisch [177] zu einer vorübergehenden Verstärkung der Entzündung mit Ansammlung zahlreicher neutrophiler Granulozyten in der Epidermis. Möglicherweise spielt dies im Wirkungsmechanismus der Chemo-Photochemo-Therapie eine gewisse Rolle, da in vitro [228] eine beachtliche Hemmwirkung von PUVA auf die Leukozytenchemotaxis festgestellt wurde. Bestechend ist die Theorie, daß das orale Retinoid über eine Erweiterung der epidermalen Interzellularräume [177] zu einer verstärkten Exoserose in die Epidermis und damit zu möglicherweise höheren 8-MOP-Spiegeln in psoriatischer Haut führt.

10*

12. PUVA-Organisation

Eine gute, möglichst reibungslose Organisation der Photochemotherapie ist wichtig, um potentielle Gefahren durch Irrtümer von Arzt und medizinischem Hilfspersonal möglichst gering zu halten und darüber hinaus alle Voraussetzungen zu bieten, die behandelten Patienten möglichst lange nachkontrollieren zu können und durch Erfassung entsprechender Parameter vor Einleitung der Behandlung Veränderungen im Sinne potentieller Langzeitfolgen frühzeitig zu erkennen.

12.1. Die PUVA-Krankengeschichte

Die im Rahmen der europäischen und amerikanischen PUVA-Studie verwendete Krankengeschichte (Tab. 2 bis 5) kann vom Patienten selbst ausgefüllt werden und muß vom Arzt bzw. Arzthelfer nur mehr kontrolliert und eventuell ergänzt werden. Davon ausgenommen sind jene Teile, die der Erfassung epithelialer (Prä-)Neoplasien bzw. pigmentierter Läsionen dienen (siehe Kapitel 5.1.3.).

12.2. Der PUVA-Revers

Der PUVA-Revers, wie er vielfach in Österreich verwendet wird (siehe Kapitel 5.2.), dient vor allem dazu, dem Patienten in Ergänzung zum aufklärenden ärztlichen Gespräch nochmals schriftlich die wesentlichsten Punkte, die der Betroffene zu beachten hat, in Erinnerung zu rufen.

12.3. Der PUVA-Überstellungsbrief

Manche Patienten sind aus beruflichen oder sonstigen Gründen gezwungen, ihre PUVA-Therapie in verschiedenen PUVA-Zentren durchführen zu lassen. Um die Kontinuität der Photochemotherapie zu erhalten, hat es sich bewährt, dem Patienten ein entsprechendes Schreiben mitzugeben, das sämtliche Angaben enthält, die für den weiterbehandelnden Arzt von Bedeutung sind (Tab. 23).

12.4. Die PUVA-Ambulanzkarte

Die PUVA-Ambulanzkarte (Tab. 24) enthält alle für den Ablauf der Therapie wichtigen Aufzeichnungen. Bei jeder Behandlung soll die UV-A-Dosis in Joules/cm^2 sowie die klinische Reaktion des Patienten genau festgehalten werden.

Tabelle 23. *Der PUVA-Überstellungsbrief*

Sehr geehrter Herr Kollege!

Der Patient   stand von

bis   in Photochemotherapie.

Diagnose:

Oxsoralen-Dosis (Einnahme 2 Stunden vor Bestrahlung: mg)

MPD:

PPI:

Der Patient steht derzeit in Initialbehandlung / Intervallbehandlung

Letzte UVA-Dosis: Joules/cm^2

Letzte Bestrahlungsfrequenz:

Wir empfehlen:

Bei Rücküberweisung des Patienten ersuche ich um genaue Angabe der inzwischen durchgeführten Behandlung.

Tabelle 24. *Die PUVA-Ambulanzkarte*

Zuname: Vorname:	KRANKENHAUS DER STADT WIEN - LAINZ Dermatologische Abteilung PHOTOBIOLOGIE Vorstand: Prof. Dr. A. Luger							AK Nr.:				
Diagnose:				MPD:			J/cm²					Σ
						72	E					
				PPI:			P					
Nebenbefund:				MED:		120	E					
							P					

Datum	UV-Dosis		Med.-Dosis	UVA-meter	Reaktion				Anmerkungen und Hinweise zur Therapie
	J/cm²	min/sec			E	P	%	Symptome	

In Tab. 24 bedeutet E Erythem und wird ebenso wie P (Pigmentierung) mit 1+ bis 3+ beurteilt. % bedeutet Prozent der Besserung der Dermatose. 100% würde einer völlig abgeheilten Erkrankung entsprechen. Es ist klar, daß diese klinische Beurteilung höchst subjektiv ist, dennoch ist sie für eine weitere Behandlung zu einem späteren Zeitpunkt von großem Interesse, da die Erfahrungen der ersten Behandlungsserie verwertet werden können. Ist z. B. die Erythemreaktion relativ stark gewesen, wird die Steigerung der UV-A-Dosis zu einem späteren Zeitpunkt vorsichtiger vorgenommen werden. War hingegen das Ansprechen nur zögernd, wird man entweder von Anfang an dynamischer behandeln oder sich eventuell zur Chemo-Photochemo-Therapie entschließen.

Die PUVA-Ambulanzkarte enthält im weiteren eine Spalte für Anweisungen des behandelnden Arztes an seinen Helfer (z. B. ,,Gesäß abdecken''; ,,nur Unterschenkel bestrahlen'' usw.). Im weiteren können Nebenwirkungen wie Nausea, Pruritus usw. vermerkt werden.

Die *Organisation der PUVA-Behandlung wird in Klinik und Praxis verschieden sein* und nach den jeweiligen Bedingungen adaptiert werden. Die Behandlung selbst, die Aufzeichnungen, die Voruntersuchungen des Patienten und die Nachkontrollen müssen in beiden Institutionen gleich sein.

12.5. PUVA in der Klinik

Die Photochemotherapie in der Klinik wird günstig und ökonomisch mit mehreren, möglichst gleichartigen Geräten an einer einzigen Krankenstation durchgeführt. Im Idealfall sind die Anlagen halbkreisartig um ein Zentrum gruppiert, in dem das medizinische Personal agiert, das die eigentliche Behandlung durchführt und die Zeiteinteilung an den verschiedenen Geräten bestimmt. Eine gut geschulte Therapiekrankenschwester kann allein 4–5 Geräte bedienen und überwachen, wenn die Geräte gewisse Voraussetzungen bieten (einfache Bedienung; direkte Eingabe der Bestrahlungsdosis in Joules/cm²; automatisches Abschalten bei Überschreiten der eingestrahlten Bestrahlungsdosis; Warnanlage, mit der sich der Patient z. B. bei Eintreten von Übelkeit bemerkbar machen kann).

Es muß in diesem Zusammenhang klar sein, daß im ,,großen'' PUVA-Betrieb in einem PUVA-Zentrum jedes Fehlen von vorerst kostspieligen technischen Überwachungsmechanismen zur Erhaltung der vollen Sicherheit der Behandlung nur durch ein Mehr an geschultem Personal wettzumachen ist.

Die Information mehrerer Bestrahlungsgeräte kann bei den Anlagen der Firma Waldmann in einem einheitlichen Zentrum zusammengefaßt sein, in dem die diensttuende Therapiekrankenschwester jederzeit Informationen ablesen kann, welche Geräte in Betrieb und belegt sind, und sie wird außerdem durch optische und akustische Signale auf das Ablaufen des Therapieprogramms eines bestimmten Gerätes aufmerksam gemacht.

Da alle PUVA-Bestrahlungsgeräte mehr oder weniger Wärme entwickeln, muß für eine entsprechende Wärmekonvektion gesorgt werden. Nur in sehr großen und hohen Räumen wird man ohne Klimaanlage auskommen; aber auch hier steigen die Temperaturen meist einige Grade über die Außentemperatur, und dies ist besonders in den Sommermonaten für Patient und Personal nicht angenehm. Duschkabinen, die der Patient nach der Behandlung benützen kann, erhöhen den Komfort.

Um die Kapazität eines Gerätes voll ausnützen zu können, ist es vorteilhaft, pro Bestrahlungsanlage 2 Umkleidekabinen vorzusehen, damit unmittelbar nach Beendigung einer Behandlung der nächste Patient das Gerät ohne Zeitverlust durch An- und Auskleiden weiterbenützen kann. Nur so ist es auch möglich, einen ökonomischen, dichten Zeitplan aufzustellen: Pro Gerät kann man an einem 8-Stunden-Arbeitstag 12–20 Patienten behandeln (diese Zahlen sind selbstverständlich variabel, je nach Liegegerät oder Stehkabine); arbeitet man in 2 Schichten, können in einem großen PUVA-Zentrum mit 6 Geräten pro Tag zwischen 100 und 150 Behandlungen durchgeführt werden.

12.6. PUVA in der Ordination

PUVA in der Ordination wird nur selten mit mehr als einem Gerät durchgeführt. In der Regel wird die bereits vorhandene Arzthelferin auch die Bedienung der Bestrahlungsanlage übernehmen. In der dermatologischen Ordination, die sich naturgemäß nicht nur mit PUVA beschäftigen kann, wird der Behandlungsablauf durch die Benützung von Stehkabinen ganz wesentlich erleichtert, da der Patient diese, im Gegensatz zu den Liegegeräten, ohne Hilfe einer weiteren Person verlassen kann und ein Umwenden des Patienten nicht mehr notwendig ist.

Steht keine eigene Arzthelferin zur Verfügung, die sich nur der PUVA-Behandlung widmen kann, ist es vorteilhaft, den Patienten im PUVA-Bestrahlungsraum mit dem Arztzimmer akustisch mittels einer Gegensprechanlage, im Idealfall auch durch einen Fernsehmonitor zu verbinden.

Ein enger Kontakt und die *Zusammenarbeit mit einem größeren PUVA-Zentrum* kann für beide Teile sehr vorteilhaft sein: Das PUVA-Zentrum könnte die Phototestung sowie Laborvoruntersuchung übernehmen und den Patienten dann für die eigentliche Behandlung dem in der Ordination tätigen Kollegen überweisen. Dieser wiederum könnte für Studienzwecke seine Behandlungsunterlagen dem PUVA-Zentrum (z. B. in Form von Kopien) überlassen.

12.7. PUVA-Heimbehandlung

Die sichere Durchführung der Photochemotherapie benötigt neben einer gewissen Erfahrung genaues dermatologisches und photobiologisches Wissen. Die Behandlung hat zumindest in den ersten Phasen eine relativ geringe therapeutische Breite, da man eng an die Grenze (+Erythem) herangehen muß. Im weiteren erfordert sie die Phototestung in unbefallener Gesäßhaut sowie die exakte Beurteilung von Erythem- und Pigmentreaktion in den Testarealen und später auch in der PUVA-behandelten Haut, und zwar durch ein geschultes Auge. Darüber hinaus besteht eine der wichtigsten Aufgaben des Photochemotherapeuten im Abschätzen der Risiko-Nutzen-Rechnung, und zu diesem Zweck muß der Effekt auch anderer Therapiemaßnahmen auf verschiedene Varianten der entsprechenden Erkrankung genau bekannt werden.

Jede einzelne der angeführten Tatsachen spricht gegen eine Heimbehandlung mit PUVA, ohne die Hilfe eines in der Photochemotherapie speziell ausgebildeten Arztes.

Während der Entwicklung der Photochemotherapie war die Rate der akut auftretenden Nebenwirkungen wesentlich höher als heute, da zum damaligen

Zeitpunkt erst Erfahrungen mit der Behandlung gesammelt werden mußten. In einer ähnlichen Situation befände sich der Patient bei der Heimbehandlung; darunter müßte entweder die Sicherheit oder die Effizienz der Therapie leiden. Wir haben im Rahmen zahlreicher ,,Kurse" in der PUVA-Therapie für junge Kollegen in der Ausbildung, aber auch für Dermatologen immer wieder die Erfahrung gemacht, daß die Beurteilung der in den ersten Phasen der Behandlung sehr distinkten Veränderungen von Erythem und Pigmentierung schwierig ist und daß erst nach mehreren Wochen Einschulung die Photochemotherapie mit voller Effizienz bei einem Minimum an Nebenwirkungen eingesetzt werden kann.

Zum gegenwärtigen Zeitpunkt halten wir daher eine Heimbehandlung mit PUVA durch den Patienten nicht für sinnvoll, umso mehr als der beträchtliche apparative Aufwand diese auch nicht ökonomisch erscheinen läßt.

13. PUVA-Grundlagenforschung (Abriß)

Die Photochemotherapie ist für den Grundlagenforscher ein faszinierendes Kapitel. Ihr Wirkungsmechanismus in der Behandlung der verschiedenen Dermatosen ist nicht bekannt, und es besteht berechtigte Hoffnung über eine Aufklärung der Auswirkungen von PUVA auf die verschiedenen Systeme des menschlichen Körpers, auch Rückschlüsse auf die Pathogenese der durch die Photochemotherapie behandelbaren Erkrankungen zu gewinnen.

Es würde den Rahmen dieses Buches sprengen, wollte man alle bereits vorliegenden wissenschaftlichen Ergebnisse im Detail besprechen; es seien an dieser Stelle daher nur einige Kapitel punktartig beleuchtet, die für den vor allem praktisch tätigen Photochemotherapeuten eine gewisse Relevanz besitzen und die zur Zeit vorliegenden Schwerpunkte der PUVA-Forschung aufzeigen sollen.

Der Einfluß von PUVA auf die Desoxyribonukleinsäure (DNA) der epidermalen Zellen *in vivo* ist wissenschaftlich von vordringlicher Bedeutung, da die Bildung von Psoralen-DNA-Zwischenstrangbrücken und die Hemmung der DNA-Synthese in Mäuseepidermis [105, 458] und auch in zahlreichen kultivierten Zellen [13, 29, 348] aus In-vitro-Studien bekannt ist.

Fritsch et al. [127] studierten diese Frage an Hand eines neu entwickelten Tiermodelles für die PUVA-Behandlung: Autoradiographische Untersuchungen an haarlosen Mäusen ergaben keinerlei Veränderungen des epidermalen „Labelling index" nach klinisch ausreichend wirksamen PUVA-Bestrahlungen in normaler Haut. Wurde diese hingegen mittels „Stripping" behandelt und damit die Mitoserate in der Epidermis künstlich stark gesteigert, führt PUVA nun zu einer deutlichen Reduktion des „Labelling index" und somit der DNA-Syntheserate. Wird die vorbehandelte, stark proliferierende Epidermis als Modell für die psoriatische Epidermis herangezogen, so sprechen die Befunde dieser Studie deutlich für einen bremsenden Effekt von PUVA bei hyperproliferativen Zuständen, der in normaler Haut nicht zum Tragen kommt.

Die therapeutische Wirkung von PUVA bei Psoriasis vulgaris scheint jedoch nicht allein auf einer Hemmwirkung der epidermalen DNA-Synthese, also auf einem zytostatischen Effekt, zu beruhen. Goldberg et al. [143] studierten den mitotischen Index in psoriatischer Epidermis und fanden keine signifikante Beziehung zwischen der Zahl der Mitosen vor PUVA und dem photochemotherapeutischen Effekt. Diese Resultate stimmen mit den Untersuchungen von Fry und McMinn [133] überein, die als erstes faßbares Zeichen einer abheilenden Psoriasis nicht eine Verminderung der Mitoserate, sondern die Ausbildung eines Stratum granulosum beobachteten. Die Kinetik psoriatischer Epidermis verhält sich so, als ob durch Photochemotherapie eher ein noch unbekannter metabolischer Effekt korrigiert würde, als daß PUVA einen direkten zytostatischen Einfluß ausübt.

Die biologischen DNA-Reparaturvorgänge nach UV-A- und PUVA-Exposition menschlicher Zellen wurden von mehreren Arbeitsgruppen studiert: Bredberg [39] fand eine dosisabhängige Bildung von DNA-Brüchen nach Bestrahlung mit UV-A-Energien, die jenen, wie sie bei der Photochemotherapie verwendet werden, entsprechen. Inkubation der bestrahlten Zellen bei 37 °C führte allerdings bereits nach einer Stunde zu einem Verschwinden dieser DNA-Schadstellen, und dies deutet auf die Existenz potenter Reparaturmechanismen für UV-A-induzierte DNA-Schäden hin.

Durch das erythematogene UV-B-Licht ausgelöste DNA-Schäden (Thymin-Dimere) werden durch die sogenannte „Unscheduled DNA-synthesis" (UDS) = „nichtprogrammierte DNA-Synthese" repariert [155]. In einer jüngst veröffentlichten Studie [191] wurde erstmals gezeigt, daß menschliche Epidermalzellen mittels der UDS auch DNA-Schäden nach Bestrahlung mit hohen erythematogenen Dosen UV-A reparieren. Geringe Dosen von UV-A führten weder zur Stimulierung der UDS noch zu einer Vermehrung oder Hemmung der UV-B-induzierten UDS.

Erythematogene Dosen von PUVA führten ebenso nicht zur UDS und hatten auch keinen Einfluß auf die Reparaturvorgänge nach UV-B-Bestrahlung. Die Ergebnisse dieser Studie stimmen mit den Resultaten anderer [19, 20] vollkommen überein, stehen allerdings im Gegensatz zu den Arbeiten von Baden [13] und Swanbeck [408], die aber in ihren Experimenten ungefilterte Lichtquellen mit geringen Beimengungen von UV-B verwendeten und deren Schlußfolgerungen somit nicht völlig relevant sind.

Die isolierte hochdosierte UV-A-Exposition *ohne* Gabe von 8-MOP kann somit sehr wohl zu Schäden am Zellkern führen und ist also keineswegs für medizinisch nichtindizierte, z. B. kosmetische, Zwecke unbedenklich. PUVA erzeugt keine DNA-Schäden, die durch eine erkennbare UDS erneuert werden, wahrscheinlich spielen in diesem Zusammenhang andere Reparaturmechanismen eine Rolle. Wesentlich erscheint jedenfalls die Tatsache, daß die DNA-Zwischenstrangbrücken, wie sie nach Behandlung von Zellen mit 8-MOP und UV-A entstehen, die Aktivität der UV-B-Reparatur nicht behindern. Dies ist praktisch wichtig, da die meisten im Rahmen der Photochemotherapie benützten Bestrahlungsanlagen auch geringe Mengen UV-B-Licht emittieren und darüber hinaus der Patient nach der PUVA-Behandlung eine Sonnenexposition des Gesichtes meist nicht verhindern kann.

Zirkulierende Lymphozyten werden von 1–5% jener UV-A-Dosis, die an der Hautoberfläche zur Wirkung kommt, getroffen [285]. Die *Auswirkungen von 8-Methoxypsoralen und anschließender UV-A-Bestrahlung auf humane lymphoide Zellen* wurden in einer Reihe von Experimenten untersucht. Es zeigte sich *in vitro* ein dosisabhängiger zytotoxischer Einfluß sowie eine Reduzierung des Einbaues von Tritium-markiertem Thymidin nach Stimulierung der Zellen mit Phytohämagglutinin [221, 376, 377] und damit ein möglicher Einfluß von PUVA auf die Morphologie und auch Funktion lymphoider Zellen. In vivo wurden ebenfalls Veränderungen dieser Elemente nach PUVA beobachtet: Herabsetzung der DNA-Syntheserate [217] sowie Veränderungen in der Relation

von T- und B-Lymphozyten im peripheren Blut [74, 75, 168, 280, 285, 313]
sind die wesentlichsten Befunde, wobei allerdings zum Teil einander widerspre-
chende Resultate vorliegen. Morison et al. [287] fanden jüngst in einer sehr
exakt durchgeführten In-vivo-Studie an normalen, gesunden Personen nach einer erythematogenen PUVA-Exposition eine signifikante relative Verminderung
der zirkulierenden E-Rosetten-bildenden und der Immunglobulin-(Ig-)positiven
Zellen, während die Zahl der Nullzellen relativ anstieg. Eine nichterythemato-
gene PUVA-Bestrahlung führte zu ähnlichen Beobachtungen, die Zahl der Ig-
positiven Zellen blieb allerdings unbeeinflußt. Diese Veränderungen traten sofort nach der Bestrahlung auf, erreichten nach 16 Stunden ihr Maximum und
bildeten sich 48–72 Stunden später wieder komplett zurück. Ähnliche Veränderungen in der Zusammensetzung der Lymphozytensubpopulationen wurden
auch nach UV-B-Bestrahlung, allerdings mit einem zum Bestrahlungszeitpunkt
hin verschobenen Ablauf, beobachtet [287]. Erythematogene Dosen von PUVA
dürften *in vivo* somit keinen wesentlichen Einfluß auf die Stimulierbarkeit von
Lymphozyten durch Mitogene haben.

Der Wirkungsmechanismus des Einflusses von PUVA auf zirkulierende
Lymphozyten ist ebenso unbekannt wie die Auswirkungen der Photochemotherapie auf Lymphozyten-gebundene Antikörper, die gegen Antigene in Kernen
basaler Keratinozyten gerichtet sind [74, 75]. Diese Antikörper werden nach
8 PUVA-Expositionen überraschenderweise auf polymorphkernigen Leukozyten gefunden. Schließlich wurde festgestellt, daß diese nach einer klinisch effek-
tiven initialen Photochemotherapie nicht nur mit den Kernen der epidermalen
Basalzellenschicht, sondern mit allen Kernen der Epidermiszellen reagieren [74,
75]. Diese Ergebnisse deuten darauf hin, daß PUVA eine Veränderung in der
Antigenität der Nukleoproteine bewirken könnte [74, 75].

Durch Photochemotherapie ausgelöste Veränderungen immunologischer Parameter sind in ihrer Dignität unklar [287], sie könnten bei der Behandlung des
atopischen Ekzems oder der Vitiligo therapeutisch wertvoll, im Rahmen einer
onkogenen Potenz von PUVA auch schädlich sein.

Von größtem theoretischen und klinischen Interesse sind jüngste Arbeiten
über den *Einfluß von PUVA auf die immunologische Spättypreaktion.* Erythematogene PUVA- und auch UV-B-Bestrahlung führt zu einer lokalen, in schwä-
cherer Ausprägung auch systemischen Suppression der immunologischen Abwehrreaktion vom verzögerten Typ nach Anwendung eines intradermal injizier-
baren Antigens. In mehreren Experimenten wurde gezeigt [285–287], daß dieser
Effekt eintritt, gleichgültig, ob PUVA bzw. UV-B während der Induktions-
phase der Immunisierung oder während der Auslösung (Challenge) gegeben
wurde. Beide Bestrahlungsarten erwiesen sich allerdings vor der Sensibilisierung
effektiver als nachher. Ähnliche Befunde wurden bei den Versuchstieren auch in
Hautarealen, die den PUVA- bzw. UV-B-Bestrahlungen nicht ausgesetzt waren,
erhoben. Es dürfte somit nicht nur ein lokaler, sondern auch ein gewisser systemischer immunsuppressiver Effekt durch nichtionisierende Strahlen eintreten.

Für die beobachteten Phänomene steht eine endgültige Erklärung bisher
noch aus, es bieten sich allerdings nach Morison mehrere Hypothesen an: Ein
direkt toxischer Einfluß von PUVA bzw. UV-B auf zirkulierende Zellen des
lymphatischen Systems wurde in vitro zwar nachgewiesen [285–287], erscheint

in vivo allerdings unwahrscheinlich, da die beschriebenen immunsuppressiven Eigenschaften der nichtionisierenden Strahlen auch bei Bestrahlung nur sehr kleiner Hautareale auftreten.

Der beobachtete systemische Effekt läßt an das Vorhandensein von Mediatoren denken, die von der bestrahlten Epidermis gebildet werden könnten und in das zirkulierende Serum übergehen. Prostaglandine dürften zwar in der Erzeugung des PUVA-mediierten Hauterythems keine wesentliche Rolle spielen, sind aber für die Entstehung der UV-B-induzierten Hautrötung und gleichzeitig für die Kontrolle der Immunantwort von Bedeutung [405, 456].

In einer jüngst publizierten Studie [3] wurden im Mäuseexperiment und auch beim Menschen profunde *Veränderungen von Langerhans-Zellen* nach Exposition mit nichtionisierenden Strahlen gezeigt. Die Langerhans-Zellen stellen eine Zellpopulation innerhalb der Epidermis dar, die eine entscheidende Rolle bei der Antigenpräsentation spielt und somit ein wesentlicher zellulärer Träger im afferenten (vielleicht auch efferenten) Schenkel der Immunantwort darstellt [396, 398]. Kumulative UV-A-Dosen von 80–120 Joules/cm^2 oder Einzeldosen von 60–80 mJoules/cm^2 UV-B führen zur kompletten Eliminierung histochemischer (ATP-ase) und immunologischer (Ia-Reaktivität) Langerhans-Zellen-Marker sowie zu einer morphologischen Störung ihrer Ultrastruktur [3].

Es erscheint sehr wahrscheinlich, daß auch PUVA im Rahmen der Photochemotherapie zu einer funktionellen Beeinflussung der Langerhans-Zellen führt, und damit wäre die Wirkung von PUVA auf den Ablauf der immunologischen Abwehrreaktion vom verzögerten Typ erklärbar.

Dieser Effekt wurde in letzter Zeit außer in dem oben beschriebenen Tierexperiment auch in vivo an PUVA-behandelten Patienten beobachtet. Moss et al. [293] prüften quantitativ die Kontaktüberempfindlichkeit gegen Dinitrochlorobenzol (DNCB) bei Normalpersonen, unbehandelten Psoriatikern und nach Ingram-Behandlung mit UV-B, Cignolin und Teer sowie an Patienten unter Photochemotherapie. Es zeigte sich, daß bereits beim unbehandelten Patienten mit Schuppenflechte gegenüber den gesunden Kontrollen eine Überempfindlichkeit gegen DNCB nur in verringertem Maße auslösbar ist; diese Potenz reduziert sich während der Ingram-Behandlung weiter und ist am schwächsten bei der PUVA-Therapie ausgeprägt, wobei sowohl die Sensibilisierungs- als auch die Auslösungsphase der Immunantwort abgeschwächt sein dürfte.

Die Auswirkungen dieses PUVA-Effektes sind derzeit noch nicht klar, dürften allerdings eher von untergeordneter klinisch-pathologischer Bedeutung sein, da weder bei Psoriasispatienten per se noch im Rahmen der Ingram-Behandlung mit UV-B, Teer und Cignolin jemals ein gehäuftes Auftreten von Infektionserkrankungen oder Tumoren beobachtet wurde.

Es erscheint das Immunsystem des Körpers eine große funktionelle Reserve aufzuweisen, und klinisch-pathologische Auswirkungen kommen nur bei schweren Störungen – wie z. B. bei der echten systemischen immunsuppressiven Therapie – vor [293]. Zum gegenwärtigen Zeitpunkt wird die nach PUVA bzw. UV-B auftretende Hemmung bestimmter Immunmechanismen eher als ein Indikator für die Sensibilität der verwendeten Untersuchungsmethoden als ein Hinweis für das Auftreten manifest krankhafter Zustände gewertet [293].

Die Ansammlung von Leukozyten in den Munroschen Mikroabszessen ist eine der histologischen Charakteristika der psoriatischen Epidermis. Die Photochemotherapie führt zu einer Rückbildung dieser Leukozytenaggregation bei der Psoriasis vulgaris [35] und vor allem bei der Psoriasis pustulosa [190]. Seit längerer Zeit weiß man, daß die Epidermis des psoriatischen Plaques einen chemotaktischen Faktor enthält, der für die Bildung der Munroschen Mikroabszesse verantwortlich sein könnte [233, 234]. Es war daher von Interesse, den *Einfluß von PUVA auf die Leukozytenchemotaxis* zu erforschen.

In einem ersten Schritt untersuchten Langner und Christophers [228] diesen Parameter nach In-vitro-Behandlung von Zellen mit 8-Methoxypsoralen und UV-A. Die für eine signifikante Hemmung der Chemotaxis nötigen Dosen waren mit $0,1 \mu g$ 8-MOP pro Milliliter Kulturmedium und 2 Joules/cm^2 relativ hoch, wobei auch unter Verwendung extremer Mengen 8-MOP und UV-A keine vollständige Hemmung eintrat, sondern noch immer 25–30% chemotaktisch aktive Zellen verblieben. Die Vitalität dieses teilungsfähigen Zelltyps gegenüber photosensibilisierender Behandlung war gleichermaßen nur gering zu beeinflussen.

Diese in vitro gewonnenen Resultate wurden von Silny et al. [385] in einer in vivo gewonnenen Studie bestätigt: Die chemotaktische Aktivität von zirkulierenden Leukozyten fand sich bei Patienten mit Psoriasis vor und während intensiver PUVA-Therapie gegenüber jener von Hautgesunden deutlich erhöht, wobei PUVA in vivo in diesem Zusammenhang nicht den geringsten Einfluß aufwies.

Nach den bisher vorliegenden Untersuchungen scheint die histologisch beobachtete Ansammlung von Leukozyten in psoriatischer Epidermis somit einerseits auf eine Erhöhung der chemotaktischen Aktivität der zirkulierenden Zellen als auch auf das Vorhandensein von Stoffen in der psoriatischen Epidermis, die Leukozyten anlocken, bedingt zu sein.

Es lag daher nahe, den Einfluß von PUVA auf diese epidermalen „Chemoattractants" zu studieren. Mizuno et al. [281] fanden einen deutlichen Einfluß von PUVA auf den epidermalen „Psoriasis-Leukotaxis-Faktor", und es scheint, daß diese Ergebnisse ausreichend die dramatische Wirkung von PUVA bei Psoriasis pustulosa erklären. Es bleibt nur die Frage nach der Identität des „Psoriasis-Leukotaxis-Faktors" übrig. Manches spricht [281] für eine Inaktivierung von aktivierten Komplementkomponenten (C5a) durch die Photochemotherapie; und ist dies tatsächlich der Fall, so wäre mit PUVA ein Eingreifen in die Komplementkaskade möglich, was möglicherweise wiederum zu neuen therapeutischen Implikationen führen könnte.

Studien zur PUVA-induzierten Pigmentierung wurden auf histologischer [404], vor allem aber elektronenmikroskopischer Ebene durchgeführt [490, 491]: Während der Initialphase kommt es zu einer beträchtlichen Hypertrophie der Melanozyten, ihre Dendriten sind elongiert, stark verzweigt und mit zahlreichen Melaningranula beladen. Die metabolische Aktivität der Zellen ist stark gesteigert [200, 205], und ihre Dendriten reichen bis in die oberen Zellagen der Epidermis, sodaß ein Pigmenttransfer auch in den dem Stratum granulosum-nahen Keratinozyten stattfinden dürfte. Während der Intervalltherapie (eine Bestrahlung pro Woche oder pro 2 Wochen) nimmt die Aktivität der Melanozyten

wieder ab und erreicht einige Zeit nach Absetzen der Behandlung das vorthera-
peutische Niveau.

Abnorme Mitosen, degenerative Veränderungen oder permanente Störungen
der Zelle wurden nicht beobachtet [490]. Zelickson et al. [491] fanden im Melanozyten abnorme Mitochondrien, ein geschwollenes und stark verzweigtes en-
doplasmatisches Retikulum und große Lysosomen, Veränderungen, die im
Rahmen einer beträchtlichen Steigerung der metabolischen Leistung von Zellen
vorkommen.

Die Melanosomen (Pigmentgranula) liegen im Zytoplasma des Melanozyten
entweder in einzelner Form oder aggregiert in sogenannten Melanosomenkomplexen vor. Es wurde früher bereits gezeigt [480, 481], daß große Melanosomen
vorwiegend einzeln verpackt sind, während kleine in Komplexen mit anderen
gefunden werden, und dieses Verteilungsmuster der Melanosomen folgt genetisch fixierten Gesetzen: Melanozyten der schwarzen Rasse (Afrikaner) produzieren große Melanosomen, die der Kaukasier (Europäer) kleine. Nach lokaler
Anwendung von Trimethylpsoralen und nachfolgender UV-A-Bestrahlung
wurde nun ein Anstieg in der Größe von Melanosomen festgestellt, die sich auch
nach Absetzen der Behandlung nicht wieder zurückbildeten [423]. Ein genetischer Einfluß von PUVA auf den Melanozyten wurde daher vermutet.

Zaynoun et al. [490] bestimmten den Melanosomendurchmesser in PUVA-
behandelter Haut während aller nur möglichen Stadien der Photochemotherapie
und fanden zu keinem Zeitpunkt eine statistisch signifikante Änderung der
Größe oder des Verteilungsmusters der Melanosomen. Diese Ergebnisse schließen zweifellos einen Einfluß von PUVA auf die Zytogenetik des Melanozyten
nicht vollständig aus, zeigen aber dennoch, daß sich eine solche hypothetische
Wirkung ultrastrukturell nicht manifestiert.

14. PUVA- oder Phototherapie?

Seit langer Zeit ist der günstige Einfluß des Sonnenlichtes auf die Psoriasis bekannt und wurde sowohl im Rahmen der „Heliotherapie" bei Urlaubsaufenthalten im Süden als auch bei der Goeckermann- (Teer + UV) und bei der Ingram-Behandlung (Teer + UV + Cignolin) ausgenützt. In den letzten Jahren ist – stimuliert durch die besonders günstigen Erfahrungen mit der Photochemotherapie – eine Behandlungsform entstanden, deren Prinzip in hochdosierter UV-*B*- oder kombinierter UV-B- und UV-A-Bestrahlungen *ohne* vorhergehende Applikation von Psoralenen besteht [4, 230, 245, 280]. Es drängt sich der Vergleich dieser sogenannten „Phototherapie" mit der Photochemotherapie auf, und für die Beurteilung der Frage, welcher Behandlungsmethode der Vorzug zu geben ist oder ob beide Verfahren ihre Berechtigung haben, sind die Wirksamkeit und die möglichen Gefahren der beiden Behandlungsformen zu beurteilen.

Die *Wirksamkeit* der Phototherapie bei Psoriasis vulgaris ist in zahlreichen Publikationen dargestellt worden (z. B. [4, 230, 245, 280]), wobei allerdings über die Anzahl der zur Erreichung kompletter Erscheinungsfreiheit notwendigen Bestrahlungen sehr verschiedene Angaben gemacht wurden: Völliges Abheilen der Schuppenflechte trat zwischen 23 Phototherapieexpositionen (dies würde eine nur wenig geringere Effektivität als PUVA bedeuten) und 45 Bestrahlungen ein.

Diese sehr differenten Angaben mögen auf unterschiedlicher Selektion im Patientengut, verschiedenen Modalitäten in der Phototherapie usw. beruhen. Jedenfalls ist ein sicherer Vergleich der Wirksamkeit der Phototherapie gegenüber der Photochemotherapie durch die Beurteilung zweier verschiedener Patientenkollektive nicht möglich, und nur eine Testung beider Therapieformen am *gleichen* Patienten zur *selben Zeit* könnte diese Frage losen.

Zu diesem Zweck wurde von Wolff et al. [475] eine Studie durchgeführt, in der Patienten halbseitig mit beiden Formen der UV-Therapie behandelt wurden: Auf der linken Körperseite (die rechte war dabei abgedeckt) wurde Phototherapie angewandt, danach erhielt der Patient 8-Methoxypsoralen, und 2 Stunden später wurde die rechte Körperhälfte mit langwelligem UV-A (PUVA) unter Abdeckung nun der linken Seite bestrahlt. Als Strahlungsquelle für die Phototherapie wurde ein Sonnensimulator (Xenon Hochdrucklampe Osram XBF 6000) benützt, PUVA wurde nach den üblichen Richtlinien der Photochemotherapie durchgeführt, wobei mit PUVA 4mal pro Woche, mit dem Sonnensimulator 5mal pro Woche behandelt wurde. Das Ziel war, auf beiden Körperhälften in der normalen Haut ein +Erythem zu erzeugen. Das Ergebnis war eindeutig [475]: Zum Zeitpunkt einer kompletten Abheilung der PUVA-Seite

war die Phototherapie-(Sonnensimulator-)Seite lediglich zwischen 20 und 70%
gebessert; die Phototherapie erwies sich in dieser Studie der Photochemotherapie eindeutig unterlegen.

Trotz ihrer schwächeren Wirksamkeit im Vergleich zu PUVA hätte die Phototherapie dennoch ihre Berechtigung, wäre die Gefahr potentieller Langzeitnebenwirkungen geringer. Nun ist allerdings gerade das UV-B-Licht eines der ältesten und am besten untersuchten Karzinogenesemodelle für die Haut
[430–433, 474], und an der karzinogenen Potenz von UV-B, UV-B + UV-A
bzw. Sonnenlicht ist heute nicht mehr der geringste Zweifel.

Es überrascht daher, daß gerade die Phototherapie, deren karzinogenes Potential außerhalb jeder Diskussion steht, für weniger ,,gefährlich" als PUVA bezeichnet wird. Diese Anschauung dürfte auf der irrigen, ja fast naiven Vorstellung beruhen, daß UV-B im Sonnenlicht enthalten ist und daher als ,,natürlich"
und unschädlich angesehen werden kann [474].

Seit der Einführung der Photochemotherapie wurde stets die Forderung auf-
gestellt [153, 475], PUVA nur unter strengen Voraussetzungen durchzuführen,
die insbesondere eine sorgfältige Nachkontrolle des Patienten erlauben. Diese
Forderung muß noch in verstärktem Maße auch für die Phototherapie gelten. Es
erscheint somit bedenklich, die Phototherapie zur Heimbehandlung [230] zu
verwenden. Zur Erhaltung der klinischen Erscheinungsfreiheit sind 2- bis 3mal
so viele UV-B-Expositionen als PUVA-Behandlungen nötig, und es ist somit
eine Intervalltherapie mit UV-B wegen des onkogenen Risikos kaum zu vertre-
ten.

Literatur

1. Abel, E. A., Deneau, D. G., Farber, E. M., Price, N. M., Hoppe, R. T.: PUVA treatment of erythrodermic and plaque type mycosis fungoides. J. Amer. Acad. Dermatol. *4*, 423 (1981).
2. Abele, D. C., Dobson, R. L., Graham, J. B.: Heredity and psoriasis. Arch. Dermatol. *88*, 38 (1963).
3. Aberer, A., Schuler, G., Stingl, G., Hönigsmann, H., Wolff, K.: Ultraviolet light depletes surface markers of Langerhans cells. J. Invest. Dermatol. *76*, 202 (1981).
4. Aldrian, R. M., Parrish, J. A., Mottaz, K., Karlin, M. J.: Outpatient phototherapy for psoriasis. Arch. Dermatol. *117*, 623 (1981).
5. Allison, J. R., Curtis, A. C.: Vitiligo and pernicious anemia. Arch. Dermatol. *72*, 407 (1955).
6. Altmann, J., Perry, H. O.: Variations and course of lichen planus. Arch. Dermatol. *84*, 179 (1961).
7. Andreasen, J. D.: Oral lichen planus I. A clinical evaluation of 115 cases. Oral Surg. *25*, 31 (1968).
8. Arndt, K. A.: Lichen planus. In: Dermatology in General Medicine (Fitzpatrick, T. B., Eisen, A. Z., Wolff, K., Freedberg, I. M., Austen, K. F., Hrsg.), S. 655. New York: McGraw-Hill. 1979.
9. Arora, S. K., Willis, I.: Factors influencing methoxsalen phototoxicity in vitiliginous skin. Arch. Dermatol. *112*, 327 (1976).
10. Averbeck, D., Moustacchi, E., Bisagni, E.: Biological effects and repair of damage photo-induced by a derivative of psoralen substituted at the 3,4 reaction site. Photoreactivity of this compound and lethal effect in yeast. Biochem. Biophys. Acta *518*, 464 (1978).
11. Avrach, W. W.: Climatotherapy at the dead sea. In: Psoriasis. Proceedings of the Second International Symposion (Farber, E. M., Cox, A. J., Hrsg.), S. 258. New York: York Medical Books. 1977.
12. Bäck, O., Hollström, E., Liden, S., Thorburn, W.: Absence of cataract ten years after treatment with 8-methoxypsoralen. Acta Dermatoven. (Stockholm) *60*, 79 (1979).
13. Baden, H. P., Parrington, J. M., Delhanty, J. D. A., Pathak, M. A.: DNA synthesis in normal and Xeroderma pigmentosum fibroblasts following treatment with 8-methoxypsoralen and long wave ultraviolet light. Biochim. Biophys. Acta *262*, 247 (1972).
14. Bailin, P. L., Tindall, J. P., Roenigk, H. H., Hoghan, M. D.: Is methotrexate therapy for psoriasis carinogenic? A modified retrospective-prospective analysis. JAMA *232*, 359 (1975).
15. Baker, H., Ryan, T. J.: Generalized pustular psoriasis: a clinical and epidemiological study of 104 cases. Brit. J. Dermatol. *80*, 771 (1968).
16. Bar-Eli, M., Gallili, R., Cohen, H., Wahba, A.: Monocyte function in psoriasis. J. Invest. Dermatol. *73*, 147 (1979).
17. Ben-Hur, E. A., Prager, A., Riklis, E.: Photochem. Photobiol. *29*, 921 (1979).
18. Bickers, D. R.: Photochemotherapy of psoriasis. Risk: benefit ratios. J. Amer. Acad. Dermatol. *4*, 90 (1981).
19. Bioulac, P., Denechaud, M., Dubuisson, L., Doutre, M. S., Ducassou, D., Beylot, C.: Unscheduled DNA synthesis in psoriatic skin after ultraviolet irradiation and the effects of a combined treatment with 8-methoxypsoralen and longwave ultraviolet radiation: A clinical study. Brit. J. Dermatol. *102*, 285 (1980).
20. Bishop, S. C.: DNA-repair synthesis in human skin exposed to ultraviolet radiation used in PUVA (psoralen + UVA) therapy for psoriasis. Brit. J. Dermatol. *101*, 399 (1979).

21. Bjellerup, M., Bruze, M., Forsgren, A., Krook, G., Ljunggren, B.: Antinuclear antibodies during PUVA therapy. Acta Dermatoven. *59*, 73 (1979).
22. Bjellerup, M., Bruze, M., Hansson, A., Krook, G., Ljunggren, B.: Liver injury following administration of 8-methoxypsoralen during PUVA therapy. Acta Dermatoven. *59*, 371 (1979).
23. Black, R. L.: Psoriatic arthritis. In: Dermatology in General Medicine (Fitzpatrick, T. B., Eisen, A. Z., Wolff, K., Freedberg, I. M., Austen, K. F., Hrsg.), 2. Aufl. New York: McGraw-Hill. 1979.
24. Black, R. L., O'Brien, W. M., van Scott, E. J.: Methotrexate therapy in psoriatic arthritis. JAMA *189*, 743 (1964).
25. Bleehan, S. S.: Treatment of vitiligo with oral 4,5,8-trimethylpsoralen (trisoralen). Brit. J. Dermatol. *86*, 54 (1972).
26. Bleehan, S. S., Vella Briffa, D., Warin, A. P.: Photochemotherapy in mycosis fungoides. Clin. Exp. Dermatol. *3*, 377 (1978).
27. Blum, H. F.: Carcinogenesis by ultraviolet light. Princeton: Princeton University Press. 1959.
28. Bohr, V., Wadskov, S., Sondergaard, J., Lerche, A.: DNA interstrand cross-links in normal human skin visualized by electron microscopy. Acta Dermatoven. (Stockholm) *58*, 379 (1978).
29. Bordin, F., Carlassare, F., Baccichetti, F. A., Anselmo, L.: DNA repair and recovery in Escherichia coli after psoralen photosensitization. Biochim. Biophys. Acta *447*, 249 (1976).
30. Bordin, F., Musajo, L., Bevilacqua, R.: Fluorescent and non fluorescent C_4-cycloadducts in the photoreaction at 365 nm between psoralen-3H and DNA. Ztschr. Naturforsch. *B 24*, 691 (1969).
31. Braun-Falco, O.: Dynamics of growth and regression in psoriatic lesions. In: Psoriasis (Farber, E. M., Cox, A. J., Hrsg.), S. 215. Stanford: Stanford University Press. 1971.
32. Braun-Falco, O.: Neuere Aspekte zur Pathogenese der Hauterscheinungen bei Psoriasis vulgaris. Der Hautarzt *27*, 263 (1976).
33. Braun-Falco, O.: The initial psoriatic lesion. In: Psoriasis (Farber, E. M., Cox, A. J., Hrsg.), S. 1. New York: York Medical Books. 1977.
34. Braun-Falco, O., Christophers, E.: Structural aspects of initial psoriatic lesions. Arch. Derm. Forsch. *251*, 95 (1974).
35. Braun-Falco, O., Hofmann, C., Plewig, G.: Histopathology and histochemistry of psoriasis under photochemotherapy. Arch. Derm. Forsch. *257*, 307 (1977).
36. Braun-Falco, O., Marghescu, S., Wolff, K.: Pagetoide Reticulose. Morbus Woringer-Kolopp. Hautarzt *24*, 11 (1973).
37. Braun-Falco, O., Schmoeckel, Ch.: The dermal inflammatory reaction in initial psoriatic lesions. Arch. Derm. Res. *258*, 9 (1977).
38. Breathnach, A. S., Bor, S., Wyllie, L. M.-A.: Electron microscopy of peripheral nerve terminals and marginal melanocytes in vitiligo. J. Invest. Dermatol. *47*, 125 (1966).
39. Bredberg, A.: DNA damage in human skin fibroblasts exposed to UVA light used in clinical PUVA treatment. J. Invest. Dermatol. *76*, 449 (1981).
40. Brehmen-Andersson, E.: Mycosis fungoides, Sezary-Syndrome, lymphomatoid papulosis. Acta Dermatoven. (Stockholm) *56*, 3 (1976).
41. Brenner, W., Gschnait, F.: Decreased DNA repair activity in sunburn cells. A possible pathogenic factor of the epidermal sunburn reaction. Arch. Derm. Res. *266*, 11 (1979).
42. Brenner, W., Gschnait, F.: Serum uric acid levels in untreated and PUVA treated patients with psoriasis. Acta Dermatoven. (Stockholm) Suppl. *87*, 41 (1979).
43. Brenner, W., Gschnait, F.: Pathogenesis of epidermal UV-injury. Reduced DNA repair in sunburn cells. Arch. Derm. Res. *264*, 113 (1979).
44. Brenner, W., Gschnait, F., Hönigsmann, H., Fritsch, P.: Erprobung von PUVA bei verschiedenen Dermatosen. Hautarzt *29*, 541 (1978).
45. Brenner, W., Gschnait, F., Mayr, W. R.: HLA B 13, B 17, B 37 and Cw 6 in psoriasis vulgaris. Association with the age of onset. Arch. Derm. Res. *262*, 337 (1978).
46. Brereton, E. M., Carpenter, R. G., Rook, A. J., Tyser, P. A.: The prevalence and prognosis of eczema and asthma in Cambigdeshire school children. Med. Officer *18*, 317 (1959).
47. Bridges, B. A., Strauss, G. H.: Possible hazards of photochemotherapy for psoriasis. Nature *283*, 523 (1980).

48. Briffa, D. V., Warin, A. P.: Photochemotherapy in psoriasis. A review. J. Roy. Soc. Med. *72*, 440 (1979).

49. Broder, S., Edelson, R. L., Lutzner, M. A., Nelson, D. L., MacDermott, R. P., Durm, M. E., Goldman, C. K., Meade, B. D., Waldmann, T. A.: The Sezary syndrome: A malignant proliferation of T-helper cells. J. Clin. Invest. *58*, 1297 (1976).

50. Brown, F. S., Burnett, J. W., Robinson, H. M.: Cutaneous carcinoma following psoralen and long-wave ultraviolet radiation (PUVA) therapy for psoriasis. J. Amer. Acad. Dermatol. *2*, 393 (1980).

51. Brunsting, L. A., Reed, W. B., Baier, H. L.: Occurrence of cataracts and keratokonus with atopic dermatitis. Arch. Dermatol. *72*, 237 (1955).

52. Burbank, F.: Patterns in cancer mortality in the United States. 1950–1967. Nat. Cancer Inst. Monogr. *33*, 496 (1971).

53. Busch, U., Schmid, J., Koss, F. W., Zipp, H., Zimmer, A.: Pharmakokinetics and metabolite pattern of 8-methoxypsoralen in man following oral administration as compared to the pharmakokinetics in rat and dog. Arch. Derm. Res. *262*, 255 (1978).

54. Buselmeier, T. J., Dahl, M. V., Kjellstrand, C. M., Goltz, R. W.: Dialysis therapy for psoriasis. JAMA *240*, 1270 (1978).

55. Cahn, M. M., et al.: The use of chloroquine diphosphate (Aralene) and quinacrin (Atabrine) hydrochloride in the prevention of polymorphous light eruptions. J. Invest. Dermatol. *22*, 93 (1954).

56. Cahn, M. M., Levy, E. Z., Schaffer, B.: Experimentally induced reactions to ultraviolet light. I. Polymorphous light eruption and phototoxicity to drugs. J. Invest. Dermatol. *32*, 355 (1959).

57. Carter, D. M.: Biologic effects of photomediated binding of trimethylpsoralen to DNA. J. Invest. Dermatol. *64*, 288 (1975).

58. Cech, T., Pathak, M. A., Biswas, R. K.: An electron microscopic study of the photochemical cross linking of DNA in guinea pig epidermis by psoralen derivatives. Biochim. Biophys. Acta (Amsterdam) *562*, 342 (1979).

59. Challoner, A. V. J., Diffey, B. L.: Problems associated with ultraviolet dosimetry in the photochemotherapy of psoriasis. Brit. J. Dermatol. *97*, 643 (1977).

60. Chandra, P., Biswas, R. K., Dall'Acqua, F., Marciani, S., Bacchichetti, F., Vedaldi, D., Rodighiero, G.: Post irradiation dark recovery of photodamage to DNA induced by furo-coumarins. Biophys. *9*, 113 (1973).

61. Chandra, P., Dall'Acqua, F., Marciani, S., Rodighiero, G.: Studies on the repair of DNA photodamaged by furocoumarins. In: Sunlight and Man. Normal and Abnormal Photobiologic Responses (Pathak, M. A., Harber, L. C., Seiji, M., Kukita, A., Hrsg.), S. 411. Tokyo: University of Tokyo Press. 1974.

62. Christophers, E., Hönigsmann, H., Wolff, K., Langner, A.: PUVA-treatment of urticaria pigmentosa. Brit. J. Dermatol. *98*, 701 (1978).

63. Christophers, E., Pohl, J.: Wirkungen und Nebenwirkungen der oralen Photochemotherapie. In: Fortschritte der praktischen Dermatologie und Venerologie (Braun-Falco, O., Wolff, H. H., Hrsg.), S. 139. Berlin-Heidelberg-New York: Springer. 1979.

64. Ciafone, R. A., Rhodes, A. R., Audley, M., Freedberg, I. M., Abelmann, W. H.: The cardiovascular stress of photochemotherapy (PUVA). J. Amer. Acad. Dermatol. *3*, 499 (1980).

65. Cleaver, J. E.: Defective repair replication of DNA in xeroderma pigmentosum. Nature *218*, 652 (1968).

66. Clendennig, W. E., Auerbach, R.: Keratoacanthomas in generalized pustular psoriasis. Acta Dermatoven. *43*, 68 (1963).

67. Clendenning, W. E., Clack, W. E., Ogawa, M., Ishizaka, K.: Serum IgE studies in atopic dermatitis. J. Invest. Dermatol. *61*, 233 (1973).

68. Clot, J., Dardenne, M., Brouchier, J.: Evaluation of lymphocyte subpopulations and T-cell functions in psoriasis. Clin. Immunol. Immunopathol. *9*, 389 (1978).

69. Cloud, T. M., Hakim, R., Griffin, R.: Photosensitization of the eye with methoxsalen II. Chronic effects. Arch. ophthal. *66*, 689 (1961).

70. Cohen, S. R., Carter, M. D., Gala, M.: Proliferative response patterns of human fibroblasts after photoinjury with 4, 5′, 8-Trimethylpsoralen. J. Invest. Dermatol. *76*, 10 (1981).

71. Cole, R. S., Inactivation of Escherichia coli, T′ episomes at transfer and bacteriophage lambda by psoralen plus 360 nm light: significance of desoxyribonucleic acid cross-links. J. Bacteriol. *107*, 846 (1971).

72. Cole, R. S.: Repair of DNA containing interstrand cross-links in Escherichia coli. Sequential excision and recombination. Proc. Nat. Acad. Sci. (Washington) *70*, 1064 (1973).

73. Condit, P. T., Chanes, R. E., Joel, W.: Renal toxicity of methotrexate. Cancer *23*, 126 (1969).

74. Cormane, R. H., Hamerlinck, F., Siddiqui, A. H.: Immunologic implications of PUVA therapy in psoriasis vulgaris. Arch. Derm. Res. *265*, 245 (1979).

75. Cormane, R., Hamerlinck, F., Simon, M., Siddiqui, A. H.: Photoimmunology of psoriasis. Dermatological conference of the pan arab and middle east dermatologic association. Book of abstracts, p. 56 (1977).

76. Cormane, R. H., Hunyadi, J., Hamerlinck, F.: The role of lymphoid cells and poly-morphonuclear leucocytes in the pathogenesis of psoriasis. J. Dermatol. *3*, 247 (1976).

77. Cox, A. J., Abel, E. A.: Epidermal dystrophy. Occurrence after psoriasis therapy with psoralen and long-wave ultraviolet light. Arch. Dermatol. *115*, 567 (1979).

78. Cram, D. L.: Psoriasis: Current advances in etiology and treatment. J. Amer. Acad. Dermatol. *4*, 1 (1981).

79. Cunliffe, W. J., Hall, R., Newell, D. J., Stevenson, C. J.: Vitiligo, thyroid disease and auto-immunity. Brit. J. Dermatol. *80*, 135 (1968).

80. Czarnecki, B. M., Behrendt, K.: Urticaria pigmentosa: Clinical picture and response to oral disodium cromoglycate. Brit. J. Dermatol. *105*, 563 (1981).

81. Dahl, M. V., Lindroos, W. E., Nelson, R. D.: Chemokinetic and chemotactic factors in psoriasis scale extracts. J. Invest. Dermatol. *71*, 402 (1978).

82. Dall'Acqua, F., Marciani, S., Ciavatta, L., Rodighiero, G.: Formation of interstrand cross linking in the photoreactions between furocoumarins and DNA. Ztschr. Naturforsch. *B 26*, 561 (1971).

83. Dall'Acqua, F., Marciani, S., Vedaldi, D., Rodighiero, G.: Formation of interstrand cross-linkings on DNA of guinea pig skin after application of psoralen and irradiation at 365 nm. FEBS letters *27*, 192 (1972).

84. Daniels, F., Hopkins, C. E., Fitzpatrick, T. B.: Effects of oral methoxsalen on sunburn and suntan. Arch. Dermatol. (Chicago) *77*, 503 (1958).

85. Daniels jr., F., Hopkins, C. E., Imbrie, J. D., Bergeron, R., Miller, O., Crowe, F., Fitzpatrick, T. B.: Field trials of the suntan promotion effects of methoxsalen. J. Invest. Dermatol. *32*, 321 (1959).

86. Daughters, D., Zackheim, H., Maibach, H.: Urticaria and anaphylactoid reactions after topical application of mechlorethamin. Arch. Dermatol. *107*, 429 (1973).

87. Davey, J. B., Diffey, B. L., Miller, J. A.: Eye protection in psoralen photochemotherapy. Brit. J. Dermatol. *104*, 295 (1981).

88. Degree, H., Holvoet, C., van Vloten, W. A., Desmet, V., De Wolfpeeters, C.: Woringer-Kolopp disease. An epidermotropic variant of mycosis fungoides. Cancer *38*, 2154 (1976).

89. Diffey, B. L., Challoner, A. V. J.: Absolute radiation dosimetry in photochemotherapy. Phys. Med. Biol. *23*, 1124 (1978).

90. Diffey, B. L., Harrington, T. R., Challoner, A. V. J.: A comparison of the anatomical uniformity of irradiation in two different photochemotherapy units. Brit. J. Dermatol. *99*, 361 (1978).

91. Diffey, B. L., Harrington, T. R., Davis, A.: The anatomical distribution of ultraviolet radiation in photochemotherapy. Phys. Med. Biol. *22*, 1014 (1977).

92. Dubertret, L., Averbeck, D., Zajdelda, F., Bisagni, E., Moustacchi, E., Touraine, R., Latarjet, R.: Photochemotherapy (PUVA) of psoriasis using 3-carbethoxypsoralen, a non-carcinogenic compound in mice. Brit. J. Dermatol. *101*, 379 (1978).

93. Dutta, A. K., Mandal, S. B.: A clinical study of 650 vitiligo cases and their classification. Ind. J. Dermatol. *14*, 103 (1969).

94. Du Vivier, A., Vollum, D. I.: Photochemotherapy and topical nitrogen mustard in the treatment of mycosis fungoides. Brit. J. Dermatol. *102*, 319 (1980).

95. Edelson, R. C.: Recent advances in the cutaneous T cell lymphomas. Bull. Cancer *64*, 209 (1977).

96. Eisen, A. Z., Seegmiller, J. E.: Uric acid metabolism in psoriasis. J. Clin. Invest. *40*, 1486 (1961).

97. Elias, P. M., Fritsch, P., Lampe, M. A., Williams, M. L., Nemanic, M. K., Grayson, S.: Effects of systemic retinoids on epidermal barrier function, proliferation, structure and glycosilation. Clin. Res. *28*, 248 A (1980).

98. Elias, P. M., Williams, M. L.: Retinoids, cancer and the skin. Arch. Dermatol. *117*, 160 (1981).

99. Elliott, J. A.: The treatment of vitiligo with 8-methoxypsoralen. South. Med. J. *49*, 691 (1956).

100. Elliot, J. A.: Clinical experience with methoxsalen in suntanning. J. Invest. Dermatol. *32*, 339 (1959).

101. Ellis, F. A.: Histopathology of lichen planus based on analysis of one hundred biopsy specimens. J. Invest. Dermatol. *48*, 143 (1967).

102. Emmett, E. A.: Ultraviolet radiation as a cause of skin tumors. CRC Crit. Rev. Toxicol. *2*, 211 (1973).

103. Epstein, S.: Studies in abnormal human sensitivity to light II. Light sensitivity in prurigo aestivalis, eccema solare and urticaria photogenica. J. Invest. Dermatol. *5*, 225 (1942).

104. Epstein, J. H.: Polymorphous light eruption. Ann. Allergy *24*, 397 (1966).

105. Epstein, J. H., Fukuyama, K.: Effects of 8 methoxypsoralen (8-MOP) induced phototoxicity on mammalian epidermal macromolecular synthesis in vivo. Photochem. Photobiol. *21*, 325 (1975).

106. Epstein, J. H., Grekin, D. A.: Topical retinoid acid and UV carcinogenesis. J. Invest. Dermatol. *72*, 272 (1979).

107. Epstein, J. H., Grekin, D. A.: Inhibition of ultraviolet induced carcinogenesis by all-trans retinoic acid. J. Invest. Dermatol. *76*, 178 (1981).

108. Epstein, J. H., Winkelmann, R. K.: Ultraviolet kinin formation in human skin. Arch. Dermatol. *95*, 532 (1967).

109. Esca, S. A., Brenner, W., Gschnait, F.: Kwashiorkor-like and acrodermatis-like skin changes in anorexia nervosa. Acta Dermatovener. *59*, 361 (1979).

110. Farber, E. M.: Psoralen and ultraviolet A (PUVA)–a critique. J. Amer. Acad. Dermatol. *2*, 342 (1980).

111. Farber, E. M., Abel, E. A., Schaefer, H.: PUVA appraisal. Brit. J. Dermatol. *99*, 715 (1978).

112. Farber, E. M., Zackheim, H. S., McClintock, R. P., Cox, A. J.: Treatment of mycosis fungoides with various strengths of fluocinolone acedonide cream. Arch. Dermatol. *97*, 165 (1968).

113. Farber, E. M., Harris, D. R.: Hospital treatment of psoriasis. Arch. Dermatol. *101*, 381 (1970).

114. Farber, E. M., Peterson, J. B.: Variations in the natural history of psoriasis. Calif. Med. *95*, 6 (1961).

115. Farber, E. M., van Scott, J. E.: Psoriasis. In: Dermatology in General Medicine (Fitzpatrick, T. B., Eisen, A. Z., Wolff, K., Freedberg, I. M., Austen, K. F., Hrsg.), 2. Aufl., S. 233. New York: McGraw-Hill. 1979.

116. Fierz, U.: Katamnestische Untersuchungen über die Nebenwirkungen der Therapie mit anorganischem Arsen bei Hautkrankheiten. Dermatologica *131*, 41 (1965).

117. Fillingame, R. H., Jorstadt, C. M., Morris, D. R.: Increased cellular levels of spermidine or spermin are required for optimal DNA-synthesis in lymphocytes activated by concanavalin A. Proc. Nat. Acad. Sci. U.S.A. *72*, 4042 (1975).

118. Fisher, D. A., Epstein, J. H., Kay, D. N., Tuffanelli, D. L.: Polymorphous light eruption and lupus erythematodes: differential diagnosis by fluorescent microscopy. Arch. Dermatol. *101*, 458 (1970).

119. Fitzpatrick, T. B., Arndt, K. A., El Mofty, A. M., Pathak, M. A.: Hydroquinone and psoralens in the therapy of hypermelanosis and vitiligo. Arch. Dermatol. *93*, 589 (1966).

120. Fitzpatrick, T. B., Imbrie, J. E., Labby, D. H.: Studies of liver function in subjects receiving 8-methoxypsoralen. J. Amer. med. Ass. *167*, 186 (1958).

121. Fitzpatrick, T. B., Parrish, J. A., Pathak, M. A., Tanenbaum, L.: The risk and benefits of oral PUVA photochemotherapy of psoriasis. In: Psoriasis (Farber, E. M., Cox, A. J., Hrsg.), S. 320. New York: York Medical Books. 1977.

122. Forbes, P. D., Davies, D. E., Urbach, F.: Experimental UV photocarcinogenesis: wavelength interaction with time-dose relationship. In: Proceedings of the International Conference on Ultraviolet Carcinogenesis, Arlie House, March 1977.

123. Frain-Bell, W., Dickson, A., Herd, J., Sturrock, I.: The action spectrum in polymorphic light eruption. Brit. J. Dermatol. *88*, 243 (1973).

124. Fraki, J. A., Eskola, J., Hopsu-Havu, V. K.: Effect of 8-methoxypsoralen plus UVA (PUVA) on lymphocyte transformation in T cells in psoriatic patients. Brit. J. Dermatol. *100*, 543 (1979).

125. Freeman, R. G., Troll, D.: Photosensitization of the eye by methoxypsoralen. J. Invest. Dermatol. *53*, 449 (1969).

126. Friedman, E. A., Delano, R. G.: Psoriasis developing de novo during hemodialysis. Ann. Intern. Med. *90*, 132 (1979).

127. Fritsch, P. O., Gschnait, F., Kaaserer, G., Brenner, W., Chaikittisilpa, S., Hönigsmann, H., Wolff, K.: PUVA suppresses the proliferative stimulus produced by stripping in hairless mice. J. Invest. Dermatol. *73*, 188 (1979).

128. Fritsch, P. O., Hönigsmann, H., Jaschke, E., Wolff, K.: Augmentation or oral methoxsalen photochemotherapy with an oral retinoid acid derivative. J. Invest. Dermatol. *70*, 178 (1978).

129. Fritsch, P., Hönigsmann, H., Jaschke, E., Wolff, K.: Photochemotherapie bei Psoriasis. Steigerung der Wirksamkeit durch ein orales, aromatisches Retinoid. Klinische Erfahrungen bei 134 Patienten. Dtsch. med. Wschr. *103*, 1731 (1978).

130. Fritsch, P., Schellander, F., Konrad, K.: Arsen und Epitheliome der Haut. Wien. klin. Wschr. *83*, 6 (1971).

131. Frost, P., Battistini, F.: Retinoic acid for the treatment of psoriasis. Acta Dermatoven. (Stockholm) *55*, Suppl. 74, 154 (1975).

132. Frost, P., Horwitz, S. N., Caputo, R. V., Berger, S. M.: Tar gel photochemotherapy for psoriasis. Arch. Dermatol. *115*, 840 (1979).

133. Fry, L., MacDonald, A., MacMinn, R. M.: Effect of retinoic acid in psoriasis. Brit. J. Dermatol. *83*, 391 (1970).

134. Fry, L., McMinn, R. H. M.: Observations on mitosis in psoriatic epidermis. Brit. J. Dermatol. *82*, 19 (1970).

135. Fuks, Z. Y., Bagshaw, M. A., Farber, E. M.: Prognostic signs and the management of the mycosis fungoides. Cancer *32*, 1385 (1973).

136. Fuks, Z. Y., Castellino, R. A., Carme, J. A., Farber, E. M., Bagshaw, M. A.: Lymphography in mycosis fungoides. Cancer *34*, 106 (1974).

137. Gazith, J., Schalla, W., Schäfer, H.: 8-methoxypsoralen–gas chromatographic determination and serum kinetics. Arch. Dermatol. Res. *263*, 215 (1978).

138. Gelfant, S.: The cell cycle in psoriasis: a reappraisal. Brit. J. Dermatol. *95*, 577 (1976).

139. Gilchrest, B. A.: Methoxsalen photochemotherapy for mycosis fungoides. Cancer Treat. Rep. *63*, 663 (1979).

140. Gilchrest, B. A., Parrish, J. A., Tanenbaum, L., Haynes, H. A., Fitzpatrick, T. B.: Oral methoxsalen photochemotherapy of mycosis fungoides. Cancer *38*, 683 (1976).

141. Glinska, W., Haftk, M., Obalek, S., et al.: Clinical aspects of T and B lymphocytes in psoriasis. Arch. Dermatol. *258*, 89 (1977).

142. Goeckermann, W. H.: The treatment of psoriasis. Northwest Med. *24*, 2 (1925).

143. Goldberg, L. H., Cox, A. J., Abel, E. A.: The mitotic index in psoriatic plaques and their response to PUVA therapy. Brit. J. Dermatol. *102*, 401 (1980).

144. Goodwin, P., Hamilton, S., Fry, L.: The cell cycle in psoriasis. Brit. J. Dermatol. *90*, 517 (1974).

145. Gould, P. W., Wilson, L.: Psoriasis treated with clobetasol propionate and photochemotherapy. Brit. J. Dermatol. *98*, 133 (1978).

146. Granerus, G., Roupe, G., Swanbeck, G.: Decreased urinary histamine metabolite after successful PUVA treatment of urticaria pigmentosa. J. Invest. Dermatol. *76*, 1 (1981).

147. Griffin, A. C.: Methoxsalen in ultraviolet carcinogenesis in the mouse. J. Invest. Dermatol. *32*, 367 (1959).

148. Griffin, A. C., Hakim, R. E., Knox, J. M.: The wavelength effect upon erythemal and carcinogenic response in psoralen treated mice. J. Invest. Dermatol. *31*, 289 (1958).

149. Gross, W. L., Packhauser, V., Hahn, G., Westphal, E., Christophers, E., Schlaak, M.: Lymphocyte activation by streptococcal antigens in psoriasis. Brit. J. Dermatol. *97*, 529 (1977).

150. Grube, D. D., Ley, R. D., Fry, R. J. M.: Photosensitizing effects of 8-methoxypsoralen on the skin of hairless mice. II. Strain and spectral differences for tumorigenesis. Photochem. Photobiol. *25*, 269 (1977).

151. Grupper, C.: The chemistry, pharmacology and use of tar in the treatment of psoriasis. In: Psoriasis. Proceedings of the International Symposium (Farber, E. M., Cox, A. J., Hrsg.), S. 347. Stanford: Stanford University Press. 1971.

152. Grupper, C., Berretti, B.: Tar, ultraviolet light, PUVA and cancer. J. Amer. Acad. Dermatol. *3*, 643 (1980).

153. Gschnait, F.: Orale Photochemotherapie. Wien. klin. Wschr. *89*, Suppl. 75 (1977).

154. Gschnait, F.: Haut und ultraviolettes Licht. Österr. Ärzteztg. *35*, 748 (1980).

155. Gschnait, F., Brenner, W.: Patterns of UV injury to the epidermis. In: The Epidermis in Disease. Proceedings of the International Symposium 1979 (Marks, R., Christophers, E., Hrsg.), S. 423. MTP Press. 1981.

156. Gschnait, F., Brenner, W., Wolff, K.: Photoprotective effect of a psoralen-UVA-induced tan. Arch. Dermatol. Res. *263*, 181 (1978).

157. Gschnait, F., Hönigsmann, H., Brenner, W., Fritsch, P., Wolff, K.: Induction of UV light tolerance by PUVA in patients with polymorphous light eruption. Brit. J. Dermatol. *99*, 293 (1978).

158. Gschnait, F., Hönigsmann, H., Konrad, K., Fritsch, P., Wolff, K.: Photochemotherapie (PUVA) bei Neurodermitis. Ztschr. Hautkr. *52*, 1219 (1977).

159. Gschnait, F., Ita, E.: Harnsäurewerte im Serum von Patienten mit Psoriasis vulgaris. Wien. klin. Wschr. *90*, 309 (1978).

160. Gschnait, F., Konrad, K., Hönigsmann, H., Wolff, K.: Photochemotherapie bei Kortikosteroid- und Methotrexate-behandelten Psoriatikern. Hautarzt *28*, 632 (1977).

161. Gschnait, F., Pehamberger, H.: Indomethazin does not affect PUVA induced erythema. Arch. Dermatol. Res. *259*, 109 (1977).

162. Gschnait, F., Stingl, G.: Die lymphomatoide Papulose. Ztschr. Hautkr. *52*, 663 (1977).

163. Gschnait, F., Wolff, K.: Die erythropoetische Protoporphyrie. Hautarzt *25*, 72 (1974).

164. Gschnait, F., Wolff, K., Hönigsmann, H., Stingl, G., Brenner, W., Jaschke, E., Konrad, K.: Long-term photochemotherapy: histopathological and immunofluorescence observations in 243 patients. Brit. J. Dermatol. *103*, 11 (1980).

165. Guilhou, J. J., Meynadier, J., Clot, J.: New concepts in the pathogenesis of psoriasis. Brit. J. Dermatol. *98*, 585 (1978).

166. Günther, S.: The therapeutic value of retinoid acid in chronic discoid, acute guttate and erythrodermic psoriasis: Clinical observations on twenty five patients. Brit. J. Dermatol. *89*, 515 (1973).

167. Gurevitch, A. W., Heiner, D. C., Reisner, R. M.: IgE in atopic dermatitis and other common dermatoses. Arch. Dermatol. *107*, 706 (1973).

168. Haftek, M., Glinski, W., Jablonska, S., Obalek, S.: T lymphocyte E rosette function during photochemotherapy (PUVA) of psoriasis. J. Invest. Dermatol. *72*, 214 (1979).

169. Hammarström, S., Hamberg, M., Samoelsson, B., Duell, E. A., Stawiski, M., Voorhees, J. J.: Increased concentrations of nonesterified arachidonic acid, 12L-hydroxy-5-8-10-14-eicosatetraenoic acid, prostaglandin E_2 and prostaglandin F_2 alpha in epidermis of psoriasis. Proc. Nat. Acad. Sci. *72*, 5130 (1975).

170. Hanke, C. W., Steck, W. D., Roenigk, H. H.: Combination therapy for psoriasis. Psoralen plus long wave ultraviolet radiation with Betamethason Valerate. Arch. Dermatol. *115*, 1074 (1979).

171. Happle, R., Echternacht, K.: Alopecia areata: erfolgreiche Halbseitenbehandlung mit DNCB. Ztschr. Hautkr. *52*, 1129 (1977).

172. Hart, R. W., Setlow, R. B.: Correlation between DNA excision repair and life-span in a number of mammalian species. Proc. Nat. Acad. Sci. U.S.A. *71*, 2169 (1974).

173. Hashimoto, K., Kohda, H., Kumakiri, M., et al.: Psoralen-UVA-treated psoriatic lesions. Arch. Dermatol. *114*, 711 (1978).

174. Hashimoto, K., Kumakiri, M.: Colloid-amyloid bodies in PUVA treated human psoriatic patients. J. Invest. Dermatol. *72*, 70 (1979).
175. Haynes, K. A., van Scott, E. J.: Lymphomas. In: Dermatology in General Medicine (Fitzpatrick, T. B., Eisen, A. Z., Wolff, K., Freedberg, I. M., Austen, K. F., Hrsg.), S. 749. New York: McGraw-Hill. 1979.
176. Haynes, A. H., Mark, E. J.: Case records of the Massachusetts General Hospital. New Engl. J. Med. *293*, 598 (1975).
177. Heidbrecher, G., Christophers, E.: Therapy of psoriasis with retinoid plus PUVA. Clinical and histological data. Arch. Dermatol. Res. *264*, 331 (1979).
178. Helland, S., Bang, G.: Nevus spilus-like hyperpigmentation in psoriatic lesions during PUVA therapy. Acta Dermatoven. (Stockholm) *60*, 81 (1979).
179. Hellgren, L.: Psoriasis. The Prevalence in Sex, Age and Occupational Groups in Total Populations in Sweden: Morphology, Inheritance and Association with Other Skin and Rheumatic Diseases. Stockholm: Almqvist & Wiksell. 1967.
180. Henseler, T., Wolff, K., Hönigsmann, H., Christophers, E.: The European PUVA Study (EPS). Oral 8-methoxypsoralen photochemotherapy for psoriasis. A cooperative study among 18 european centers. Lancet *1*, 853–857 (1981).
181. Herfst, M. J., Koot-Gronsveld, E. A. M., de Wolff, F. A.: Serum levels of 8-methoxypsoralen in psoriasis patients using a new fluorodensitometric method. Arch. Dermatol. Res. *262*, 1 (1978).
182. Hertz, K. A.: Autoimmune vitiligo: detection of antibodies to melanin producing cells. New Engl. J. Med. *297*, 634 (1977).
183. Hodge, L., Vella Briffa, D., Warin, A. P., Gange, R. W., Bleehan, S.: Photochemotherapy in mycosis fungoides. Brit. Med. J. *1977/2*, 1257 (1977).
184. Hofmann, C., Burg, G., Plewig, G., Braun-Falco, O.: Photochemotherapie cutaner Lymphome. Orale und lokale 8-MOP-UVA-Therapie. Dtsch. med. Wschr. *102*, 675 (1977).
185. Hofmann, C., Plewig, G., Braun-Falco, O.: Technische Erfahrungen mit der 8-methoxypsoralen-Photochemotherapie bei Psoriasis vulgaris. Hautarzt *27*, 277 (1976).
186. Hofmann, C., Plewig, G., Braun-Falco, O.: Klinische Erfahrungen mit der 8-methoxypsoralen-UVA-Therapie (Photochemotherapie) bei Psoriasis. Hautarzt *27*, 588 (1976).
187. Hofmann, C., Plewig, G., Braun-Falco, O.: Ungewöhnliche Nebenwirkungen bei oraler Photochemotherapie (PUVA-Therapie) der Psoriasis. Hautarzt *28*, 583 (1977).
188. Hofmann, C., Plewig, G., Braun-Falco, O.: Photochemotherapy: Nail psoriasis. Int. Psoriasis Bull. *4*, 3 (1977).
189. Hofmann, C., Plewig, G., Braun-Falco, O.: Bowenoid lesions, Bowen's disease and keratoacanthomas in long-term PUVA-treated patients. Brit. J. Dermatol. *101*, 685 (1979).
190. Hönigsmann, H., Gschnait, F., Konrad, K., Wolff, K.: Photochemotherapy for pustular psoriasis (von Zumbusch). Brit. J. Dermatol. *97*, 119 (1977).
191. Hönigsmann, H., Jaenicke, K. F., Brenner, W., Rauschmeier, W., Parrish, J. A.: Unscheduled DNA synthesis in normal human skin after single and combined dosis of UV-A, UV-B and UV-A with methoxsalen (PUVA). Brit. J. Dermatol. *105*, 491 (1981).
191a. Hönigsmann, H., Jaschke, E., Gschnait, F., Brenner, W., Fritsch, P., Wolff, K.: 5-methoxypsoralen (bergapten) in photochemotherapy of psoriasis. Brit. J. Dermatol. *101*, 369 (1979).
192. Hönigsmann, H., Wolff, K., Gschnait, F., Brenner, W., Jaschke, E.: Keratoses and non melanoma skin tumors in long-term photochemotherapy (PUVA). J. Amer. Acad. Dermatol. *3*, 406 (1980).
193. Igali, S., Bridges, G. A., Ashwood-Smith, M. J., Scott, B. R.: Mutagenesis in Escherichia coli. IV. Photosensitization to near ultraviolet light by 8-methoxypsoralen. Mutat. Res. *9*, 21 (1970).
194. Imbrie, J. D., Daniels jr., F., Bergeron, L., Hopkins, C. E., Fitzpatrick, T. B.: Increased erythema threshold six weeks after a single exposure to sunlight plus oral methoxsalen. J. Invest. Dermatol. *32*, 331 (1959).
195. Ippen, H., Hofbauer, M., Schander, S.: Influence of a systemically administered aromatic retinoid (Ro 10-9359) on the light sensitivity. Berufsdermatosen *26*, 88 (1978).
196. Irvine, W. J., Barnes, E. W.: Addison's disease ovarian failure and hypoparathyroidism. Clin. Endocrinol. Metabol. *4*, 397 (1975).

197. Ito, K.: Ultrastructural observations of dendritic cells in the repigmented area of vitiligo. Jpn.
     I. Dermatol. *85*, 333 (1975).
198. Jablonska, St., Beutner, E. H., Binder, W. L., Jarzabek-Chorzelska, M., Rzesa, G., Chowa-
     niec, O.: Immunopathology of psoriasis. Arch. Dermatol. Res. *264*, 65 (1979).
199. Jimbow, K., Kaidbey, K. H., Pathak, M. A., Parrish, J. A., Kligman, A. M., Fitzpatrick,
     T. B.: Melanin pigmentation stimulated by UV-B, UV-A and psoralens. J. Invest. Dermatol.
     62, 548 (1974).
200. Jimbow, K., Pathak, M. A., Fitzpatrick, T. B.: Effect of ultraviolet on the distribution pattern
     of microfilaments and microtubules and on the nucleus in human melanocytes. Yale J. Biol.
     Med. *46*, 411 (1973).
201. Johansson, S. G. O., Bennich, H., Bergo, T., Högmann, C.: Some factors influencing serum
     IgE level in atopic diseases. Clin. Exp. Immunol. *6*, 43 (1970).
202. Jones, C., Bleehan, S. S.: Akne induced by PUVA treatment. Brit. Med. J. *1*, 866 (1977).
203. Jones, H. E., Reinhardt, J. H., Rinaldi, M. G.: A clinical mycological and immunological
     survey for dermatophytosis. Arch. Dermatol. *108*, 61 (1973).
204. Jordan, W. P., Clarke, A. M., Hale, R. K.: Long term modified Goeckermann regimen for
     psoriasis using an ultraviolet B light source in the home. J. Amer. Acad. Dermatol. *4*, 584
     (1981).
205. Kaidbey, K. H., Kligman, A.: Photopigmentation with Trioxsalen. Arch. Dermatol. *109*, 674
     (1974).
206. Kammerau, B., Klebe, U., Zesch, A., Schäfer, H.: Penetration, permeation and resorption of
     8-methoxypsoralen. Arch. Dermatol. Res. *255*, 31 (1976).
207. Kaplan, R. L., Waite, D. H.: Progressive interstitial lung disease from prolonged methotrexate
     therapy. Arch. Dermatol. *114*, 1800 (1978).
208. Karsh, J., Espinoza, L. R., Dorval, G., et al.: Immune complexes in psoriasis with and
     without arthritis. J. Rheumatol. *5*, 314 (1978).
209. Karvonen, J.: HLA antigens in psoriasis with special reference to the clinical type, age and on-
     set, exacerbations after respiratory infections and occurrence of arthritis. Ann. Clin. Res. *7*,
     301 (1975).
210. Kierland, R. R.: Certain stigmata associated with atopic dermatitis. In: Atopic Dermatitis
     (Baer, R. L., Hrsg.), S. 43. New York: New York University Press. 1955.
211. Kligman, A. M.: Solar elastosis in relation to pigmentation. In: Sunlight and Man: Normal and
     Abnormal Photobiologic responses (Pathak, M. A., Harber, L. C., Seiji, M., Kukita, A.,
     Hrsg.), S. 157. Tokyo: University of Tokyo Press. 1974.
212. Knecht, Y., Krebs, A.: Fotochemotherapie: eine neue Behandlungsmöglichkeit der Psoriasis.
     Therapeutische Umschau *34*, 772 (1977).
213. Koch, F.: Zur Frage der Identität von Impetigo herpetiformis, Psoriasis pustulosa und Psoria-
     sis vulgaris. Hautarzt *3*, 165 (1952).
214. Konrad, K., Gschnait, F., Hönigsmann, H., Fritsch, P., Wolff, K.: Photochemotherapie bei
     Mycosis fungoides. Hautarzt *29*, 191 (1978).
215. Kraemer, K. H., Waters, H. L.: Human lymphoid cell survival and DNA synthesis inhibition
     after 8-methoxypsoralen plus long wavelength ultraviolet radiation. J. Invest. Dermatol. *72*,
     278 (1979).
216. Kraemer, K. H., Waters, H. L., Ellingson, O. L., Tarone, R. E.: Psoralen plus ultraviolet ra-
     diation-inhibition of DNA synthesis and viability in human lymphoid cells in vitro. Photo-
     chem. Photobiol. *30*, 263 (1979).
217. Kraemer, K. H., Weinstein, G. D.: Decreased thymidine incorporation in circulating leuco-
     cytes after treatment of psoriasis with psoralen and longwave ultraviolet light. J. Invest. Der-
     matol. *69*, 211 (1977).
218. Krauch, C. H., Krämer, D. M., Wacker, A.: Zum Wirkungsmechanismus photodynamischer
     Furocoumarine. Photoreaktion von Psoralen (4–14 C) mit DNS, RNS, Homopolynucleotiden
     und Nucleotiden. Photochem. Photobiol. *6*, 341 (1967).
219. Kripke, M. L.: Antigenicity of murine skin tumors induced by ultraviolet light. J. Nat. Cancer
     Inst. *53*, 1333 (1974).
220. Kripke, M. L., Fisher, M. S.: Immunologic parameters of ultraviolet carcinogenesis. J. Nat.
     Cancer Inst. *57*, 211 (1976).

221. Krueger, G. G., Jederberg, W. W., Ogden, B. E., Reese, D. L.: Inflammatory and immune cell function in psoriasis II. Monocyte function, lymphokine production. J. Invest. Dermatol. *71*, 195 (1978).
222. Krüger, J. P., Christophers, E., Schlaak, M.: Dose-effects of 8-methoxypsoralen and UVA in cultured human lymphocytes. Brit. J. Dermatol. *98*, 141 (1978).
223. Krulig, L., Farber, E. M., Grumet, F. C.: Histocompatibility antigens in psoriasis. Arch. Dermatol. *111*, 857 (1975).
224. Kubba, R., Bailin, P. L., Roenigk, H. H.: Immunologic evaluation in mycosis fungoides before and after PUVA therapy. Arch. Dermatol. *116*, 178 (1980).
225. Kubba, R., Steck, W. D., Clough, J. D.: Antinuclear antibodies and PUVA photochemotherapy. Arch. Dermatol. *117*, 474 (1981).
226. Kumakiri, M., Hashimoto, K.: Cutaneous nerve stimulation by psoralen-ultraviolet A therapy: an ultrastructural study. J. Invest. Dermatol. *70*, 163 (1978).
227. Kurzel, R. B., Wolbarsht, M. L., Yamanshi, B. S.: Ultraviolet radiation effects of the human eye. In: Photochemical and Photobiological Reviews, Vol. 2 (Smith, K., Hrsg.), S. 133. New York: Plenum Press. 1977.
228. Langner, A., Christophers, E.: Leukocyte chemotaxis after in vitro treatment with 8-methoxypsoralen and UVA. Arch. Dermatol. Res. *260*, 51 (1977).
229. Laksmipathi, T., Gould, P. W., Mackenzie, L. A., Johnson, B. E., Frain-Bell, W.: Photochemotherapy in the treatment of psoriasis. Brit. J. Dermatol. *96*, 587 (1977).
230. Larkö, O., Swanbeck, G.: Home solarium treatment of psoriasis. Brit. J. Dermatol. *101*, 13 (1979).
231. Lassus, A., Reunala, T., Idänpää-Heikilä, J., Juvakoski, T., Salo, O.: PUVA treatment and skin cancer: a follow up study. Acta Dermatoven. (Stockholm) *61*, 141 (1981).
232. Lavkaranta, J., Juvakoski, T., Lassus, A.: A clinical evaluation of the effects of an aromatic retinoid (Tigason), combination of retinoid and PUVA, and PUVA alone in severe psoriasis. Brit. J. Dermatol. *104*, 325 (1981).
233. Lazarus, G. S., Gilgor, R. S.: Psoriasis, polymorphonuclear leucocytes and lithium carbonate. Arch. Dermatol. *115*, 1183 (1979).
234. Lazarus, G. S., Yost, F. J., Thomas, C. A.: Polymorphonuclear leucocytes: possible mechanism of accumulation in psoriasis. Science *198*, 1162 (1977).
235. Lee, J. H. A.: The trend of mortality from primary malignant tumors of the skin. J. Invest. Dermatol. *59*, 445 (1973).
236. Lerche, D. L., Sondergaard, J., Wadskow, S., Leick, V., Bohr, V.: DNA interstrand cross links visualized by electron microscopy in PUVA treated psoriasis. Acta Dermatoven. (Stockholm) *59*, 15 (1979).
237. Lerman, S.: A method for detecting 8-methoxypsoralen in the ocular lens. Science *197*, 1287 (1977).
238. Lerman, S., Jocoy, M., Borkman, R. F.: Photosensitization of the lens by 8-methoxypsoralen. Invest. Ophthal. Visual Sci. *16*, 1065 (1977).
239. Lerman, S., Megaw, J., Willis, I.: Potential ocular complications from PUVA therapy and their prevention. J. Invest. Dermatol. *74*, 197 (1980).
240. Lerner, A. B., Snell, R. S., Chanco-Turner, M. L., McGuire, J. S.: Vitiligo and sympathectomy. Arch. Dermatol. *94*, 269 (1966).
241. Lerner, A. B.: Vitiligo. J. Invest. Dermatol. *32*, 285 (1959).
242. Lerner, A. B.: Neural control of pigment cells. In: The Biology of Normal and Abnormal Melanocytes (Kawamura, T., et al., Hrsg.), S. 3. Tokyo: University Press. 1971.
243. Lerner, A. B., Cage, G. W.: Melanomas in horses. Yale J. Biol. Med. *46*, 646 (1973).
244. Lerner, A. B., Denton, C. R., Fitzpatrick, T. B.: Clinical and experimental studies with 8-methoxypsoralen in vitiligo. J. Invest. Dermatol. *20*, 299 (1953).
245. Le Vine, M. J., Parrish, J. A.: Outpatient phototherapy of psoriasis. Arch. Dermatol. *116*, 552 (1980).
246. Le Vine, M. J., White, H. A. D., Parrish, J. A.: Components of the Goeckermann regimen for psoriasis. Brit. J. Dermatol. *98*, 437 (1978).
247. Lindgren, S., Groth, O.: Generalized pustular psoriasis. Acta Dermatoven. (Stockholm) *56*, 139 (1976).

248. Lobitz, W. C., Honeyman, J. F., Winkler, N. W.: Suppressed cell mediated immunity in two adults with atopic dermatitis. Brit. J. Dermatol. *86*, 317 (1972).

249. Logan, G., Wilhelm, D. L.: Ultraviolet injury as an experimental model of the inflammatory reaction. Nature *198*, 968 (1963).

250. Logan, G., Wilhelm, D. L.: Vascular permeability changes in inflammation I. The role of endogeneous permeability factors in ultraviolet injury. Brit. J. Exp. Pathol. *47*, 300 (1966).

251. Lomholt, G.: Psoriasis in Uganda: a comparative study with other parts in Africa. In: Psoriasis. Proceedings of the International Symposium (Farber, E. M., Cox, A. J., Hrsg.), S. 41. Stanford: Stanford University Press. 1971.

252. Lomholt, G.: Psoriasis: prevalence, spontaneous course and genetics: a census study on the prevalence of skin diseases in the Faroe islands. Copenhagen: GEC Gad. 1963.

253. Londono, F.: Thalidomide in the treatment of actinic prurigo. Int. J. Dermatol. *12*, 326 (1973).

254. Lovell, W. W.: Ultraviolet irradiation of dermal collagen in vivo I. Single dose of radiation. Trans. St. John's Hosp. Dermatol. Soc. *59*, 166 (1973).

255. Lowe, N. J., Cudworth, A. G., Woodrow, J. C.: HLA antigens in lichen planus. Brit. J. Dermatol. *95*, 169 (1976).

256. Lowe, N. J., Cripps, D. J., Dufton, P. A., Vickers, F. H.: Photochemotherapy for mycosis fungoides: a clinical and histological study. Arch. Dermatol. *115*, 50 (1979).

257. Lown, J. W., Sim, S. K.: Photoreaction of psoralen and other furocoumarins with nucleic acids. Bioorganic Chemistry *7*, 85 (1978).

258. Luger, A.: Präkanzerosen. In: Dermatologische Onkologie (Luger, A., Gschnait, F., Hrsg.). München: Urban & Schwarzenberg. In Druck.

259. Lutzner, M. A., Bethesda, M., Hobbs, J. W., Horvath, P.: Ultrastructure of abnormal cells in Sezary syndrome, mycosis fungoides and parapsoriasis en plaque. Arch. Dermatol. *103*, 375 (1971).

260. Lutzner, M. A., Edelson, R., Schein, P., Green, I., Kirkpatrick, C., Ahmed, A.: Cutaneous T-cell lymphomas: the Sezary syndrome, mycosis fungoides and related disorders. Ann. Intern. Med. *83*, 534 (1975).

261. Lutzner, M. A., Jordan, H. W.: The ultrastructure of an abnormal cell in Sezary's syndrome. Blood *31*, 719 (1968).

262. Maddin, W. S., Wood, W. S.: Multiple Keratoacenthomas and squamous cell carcinomas occurring at psoriatic treatment sites. J. Cut. Path. *6*, 96 (1979).

263. Magnus, I. A.: Studies with a monochromator in the common idiopathic photodermatoses. Brit. J. Dermatol. *76*, 245 (1964).

264. Magnus, I. A., Young, A. R.: Modification of photocarcinogenesis by 5-methoxypsoralen and sun screens. Vortrag, Paris, 1980.

265. Maize, J. C., Rasmussen, J. E.: Precancerous lesions. In: Cancer Dermatology (Helm, F., Hrsg.), S. 59. Philadelphia: Lea & Febiger. 1979.

266. Mamont, P. S., Böhlen, P., McCann, P. P., Bey, P., Schubert, F., Tardif, C.: α-methyl-ornithine, a potent competitive inhibitor of ornithin-decarboxylase, blocks proliferation of rat hepatoma cells in culture. Proc. Nat. Acad. Sci. U.S.A. *73*, 1626 (1976).

267. Mandula, B. B., Pathak, M. A., Dudek, G.: Photochemotherapy: identification of metabolite of 4,5′,8-trimethylpsoralen. Science *193*, 1131 (1976).

268. Mandula, B. B., Pathak, M. A., Nakayama, Y., Davidson, S.: Induction of mixed-function oxydase in mouse liver by psoralens. Brit. J. Dermatol. *99*, 687 (1978).

269. Marx, J. L., Scher, R. K.: Response of psoriatic nails to oral photochemotherapy. Arch. Dermatol. *116*, 1023 (1980).

270. Mathews-Roth, M. M., Pathak, M. A., Fitzpatrick, T. B., Harber, L. H., Käss, E. H.: Beta Carotene therapy for erythropoietic protoporphyria and other photosensitivity diseases. Arch. Dermatol. *113*, 1229 (1977).

271. Mathur, G. P., Gandhi, V. M.: Prostaglandin in human and albino rat skin. J. Invest. Dermatol. *58*, 291 (1972).

272. Mayr, W. R., Gschnait, F., Brenner, W.: HLA B13, B37 und Cw6 bei Psoriasis vulgaris. Beziehung zum Alter des Patienten bei Erstmanifestation. Wien. klin. Wschr. *91*, 164 (1979).

273. Mayer, H., Bollag, W., Hänni, R., Rüegg, R.: Retinoids, a new class of compounds with prophylactic and therapeutic activities in oncology and dermatology. Experientia *34*, 1105 (1978).

274. McMichael, A. J., Morhenn, V., Payne, R., Sasazuki, T., Farber, E. M.: HLA-C and D antigens associated with psoriasis. Brit. J. Dermatol. *98*, 287 (1978).

275. Melski, J. W., Tanenbaum, L., Parrish, J. A., Fitzpatrick, T. B., Bleich, H. L.: Oral methoxsalen photochemotherapy for the treatment of psoriasis. A cooperative clinical trial. J. Invest. Dermatol. *68*, 328 (1977).

276. Michaelsson, G., Bergquist, A., Vahlquist, A., Vessby, B.: The influence of "Tigason" (Ro 10-9359) on the serum lipoproteins in man. Brit. J. Dermatol. *105*, 201 (1981).

277. Michaelsson, G., Noren, P., Valquist, A.: Combined therapy with oral retinoid and PUVA bath in severe psoriasis. Brit. J. Dermatol. *99*, 221 (1978).

278. Miescher, G.: Das Problem des Lichtschutzes und der Lichtgewöhnung. Strahlentherapie *35*, 403 (1930).

279. Miescher, G.: Zur Histologie der lichtbedingten Reaktionen. Dermatologica *115*, 345 (1957).

280. Mischer, P.: Erste Erfahrungen mit der „selektiven ultravioletten Phototherapie" (SUP) bei der Behandlung der Psoriasis vulgaris. Wien. klin. Wschr. *90*, 304 (1978).

281. Mizuno, N., Enami, H., Esaki, K.: Effect of 8-methoxypsoralen plus UVA on psoriasis leukotactic factor. J. Invest. Dermatol. *72*, 64 (1979).

282. Mizuno, N., Vematsu, S., Ohno, M.: Methoxsalen and irradiation: treatment of pustulosis palmaris et plantaris. Arch. Dermatol. *112*, 883 (1976).

283. Molin, L.: Sozialmedizinische Aspekte bei Psoriasis. Ztschr. Hautkr. *51*, 872 (1976).

284. Morikawa, F., Nakayama, Y., Fukuda, M., Hamano, M., Toda, K., Pathak, M. A.: Proceedings of the VI. international congress on photobiology, Bochum 1972, book of abstracts, S. 338. Comité International de Photobiologie und Deutsche Gesellschaft für Lichtforschung.

285. Morison, W. L., Parrish, J. A., Anderson, R. R., Bloch, K. J.: Sensitivity of mononuclear cells to UV radiation. Photochem. Photobiol. *21*, 1045 (1979).

286. Morison, W. L., Parrish, J. A., Bloch, K. J., Krugler, J. I.: Transient impairment of peripheral blood lymphocyte function during PUVA therapy. Brit. J. Dermatol. *101*, 391 (1979).

287. Morison, W. L., Parrish, J. A., Bloch, K. J., Krugler, J. I.: In vivo effects of PUVA on lymphocyte function. Brit. J. Dermatol. *104*, 405 (1981).

288. Morison, W. L., Parrish, J. A., Fitzpatrick, T. B.: Oral psoralen photochemotherapy of atopic eccema. Brit. J. Dermatol. *98*, 25 (1978).

289. Morison, W. L., Parrish, J. A., Fitzpatrick, T. B.: Controlled study of PUVA and adjunctive topical therapy in the management of psoriasis. Brit. J. Dermatol. *98*, 125 (1978).

290. Morison, W. L., Paul, B. S., Parrish, J. A.: The effects of indomethacin on long-wave ultraviolet-induced erythema. J. Invest. Dermatol. *68*, 120 (1977).

291. Mosher, D. B., Parrish, J. A., Fitzpatrick, T. B.: Monobenzylether of hydroquinone: a retrospective study of 18 severely affected vitiligo patients and a review of the literature. Brit. J. Dermatol. *97*, 669 (1977).

292. Mosher, D. B., Fitzpatrick, T. B., Ortonne, J. B.: Abnormalities of pigmentation. In: Dermatology in General Medicine (Fitzpatrick, T. B., Eisen, A. Z., Wolff, K., Freedberg, I. M., Austen, K. F., Hrsg.), S. 568. New York: McGraw-Hill. 1979.

293. Moss, C., Friedmann, P. S., Shuster, S.: Impaired contact hypersensitivity in untreated psoriasis and the effect of photochemotherapy and dithranol. Brit. J. Dermatol. *105*, 503 (1981).

294. Murray, D., Corbett, M. F., Warin, A. P.: A controlled trial of photochemotherapy for persistent palmo-plantar pustulosis. Brit. J. Dermatol. *102*, 659 (1980).

295. Murray, A. W., Froscio, M., Rogers, A.: Effect of polyamines on cyclic AMP-dependent and independent protein kinases from mouse epidermis. Biochem. Biophys. Res. Commun. *71*, 1175 (1976).

296. Musajo, L., Bordin, F., Bevilacqua, R.: Photoreactions at 3655 A linking the 3,4-double bond of furocoumarins with pyrimidine bases. Photochem. Photobiol. *6*, 927 (1967).

297. Musajo, L., Bordin, F., Caporale, G., Marciani, S., Rigatti, G.: Photoreactions at 3655 A between pyrimidine bases and skin-photosensitizing furocoumarins. Photochem. Photobiol. *6*, 711 (1967).

298. Musajo, L., Rodighiero, G., Caporale, G., Dall'Acqua, F., Marciani, S., Bordin, F., Bacci-chetti, F., Bevilacqua, R.: Photoreactions between skin-photosensitizing furocoumarins and nucleic acid. In: Sunlight and Man. Normal and Abnormal Photobiologic Responses (Pathak, M. A., Harber, L. C., Seiji, M., Kukita, A., Hrsg.), S. 369. Tokyo: University Press. 1974.

299. Musajo, L., Rodighiero, G., Dall'Acqua, F.: Evidences of a photoreaction of the photo-sensitizing coumarins with DNA and with pyrimidine nucleosides and nucleotides. Experientia *21*, 24 (1965).

300. Mutzhas, M. F., Hölzle, E., Hofmann, C., Plewig, G.: A new apparatus with high radiation energy between 320–460 nm. Physical description and dermatological applications. J. Invest. Dermatol. *76*, 42 (1981).

301. Nall, M. L., Farber, E. M.: World epidemiology of psoriasis. In: Psoriasis. Proceedings of the Second International Symposion (Farber, E. M., Cox, A. J., Hrsg.), S. 1. New York: York Medical Books. 1977.

302. Nellhaus, G.: Acquired unilateral vitiligo and poliosis of the head and subacute encephalitis with partial recovery. Neurology *20*, 965 (1970).

303. Nissenson, A. R., Rapaport, M., Gordon, A., Narins, G.: Hemodialysis in the treatment of psoriasis. Ann. Intern. Med. *91*, 218 (1979).

304. Obermeyer, M. E.: Psychoses and skin disorders. In: Psychocutaneous Medicine. Springfield, Ill.: Ch. C Thomas. 1955.

305. Ochi, Y., De Groot, L. J.: Vitiligo in Graves disease. Ann. Intern. Med. *71*, 935 (1969).

306. Orfanos, C. E., Goertz, G.: Orale Psoriasis-Therapie mit einem neuen aromatischen Retinoid (Ro 10-9359): eine multizentrische kontrollierte Studie an 291 Patienten in der Bundesrepu-blik. Dtsch. med. Wschr. *103*, 195 (1978).

307. Orfanos, C. E., Mahrle, G., Goertz, G.: Laboratory investigations in patients with generalized psoriasis under oral retinoid treatment: a multicenter study of computerized data. Dermatologica *159*, 62 (1979).

308. Orfanos, C. E., Pullmann, H., Runne, U., Kurka, M., Strunk, V., Künzig, M., Dierlich, E.: Behandlung der Psoriasis mit Vitamin A, Vitamin-A-Säure und oralen Retinoiden. Hautarzt *30*, 124 (1979).

309. Orfanos, C. E., Pullmann, H., Stery, W., Künzig, M.: Retinoid-PUVA (Re-PUVA). Syste-mische Kombinationsbehandlung bei Psoriasis. Ztschr. Hautkr. *53*, 494 (1978).

310. Orfanos, C. E., Runne, U.: Systemic use of a new retinoid with and without dithranol treat-ment in generalized psoriasis. Brit. J. Dermatol. *95*, 101 (1976).

311. Orfanos, C. E., Steigleder, G. K., Pullmann, H., et al.: Oral retinoid and UVB radiation: a new alternative treatment for psoriasis on an out-patient basis. Acta Dermatoven. (Stockholm) *59*, 241 (1979).

312. Ortonne, J. P.: Le vitiligo. Maladie ou syndrome. Dissertation, Université de Lyon, 1974.

313. Ortonne, J. P., Claudy, A., Alario, A., Thivolet, J.: Impairment of thymus derived rosette forming cells during photochemotherapy (psoralen-UVA). Arch. Dermatol. Res. *262*, 143 (1978).

314. Ortonne, J. P., Schmitt, D., Alario, A., Thivolet, J.: Oral photochemotherapy in lichen planus (LP) and mycosis fungoides (MF): ultrastructural modifications of the infiltrating cells. Acta Dermatoven. (Stockholm) *59*, 211 (1979).

315. Ortonne, J. P., Thivolet, J., Sannwald, C.: Oral photochemotherapy in the treatment of lichen planus (LP). Clinical results, histological and ultrastructural observations. Brit. J. Dermatol. *99*, 77 (1978).

316. Parish, W. E., Champion, R. H.: Atopic dermatitis. In: Recent Advances in Dermatology, No. 3 (Rook, A., Hrsg.), S. 193. London: Churchill-Livingstone. 1973.

317. Parrish, J. A., Anderson, R. R., Urbach, F., Pitts, D.: UV-A. Biological Effects of Ultra-violet Radiation with Emphasis on Human Responses to Longwave Ultraviolet. New York-London: Plenum Press. 1978.

318. Parrish, J. A., Chylack, L. T., Woehler, M. E., Cheng, H.-M., Pathak, M. A., Morison, W. L., Krugler, J., Nelson, W. F.: Dermatological and ocular examinations in rabbits chronically photosensitized with methoxsalen. J. Invest. Dermatol. *73*, 256 (1979).

319. Parrish, J. A., Fitzpatrick, T. B., Tanenbaum, L., Pathak, M. A.: Photochemotherapy of psoriasis with oral methoxsalen and long wave ultraviolet light. New Engl. J. Med. *291*, 1207 (1974).

320. Parrish, J. A., Le Vine, M. J., Morison, W. L., Gonzales, E., Fitzpatrick, T. B.: Comparison of PUVA and beta-carotene in the treatment of polymorphous light eruption. Brit. J. Dermatol. *100*, 187 (1979).

321. Parrish, J. A., White, H. A. D., Pathak, M. A.: Photomedicine. In: Dermatology in General Medicine (Fitzpatrick, T. B., Eisen, A. Z., Wolff, K., Freedberg, I. M., Austen, K. F., Hrsg.), S. 942. New York: McGraw-Hill. 1971.

322. Parrish, J. A., Ying, C. Y., Pathak, M. A., Fitzpatrick, T. B.: Erythemogenic properties of long-wave ultraviolet light. In: Sunlight and Man. Normal and Abnormal Photobiologic Responses (Pathak, M. A., Harber, L. C., Seiji, M., Kukita, A., Hrsg.), S. 131. Tokyo: University of Tokyo Press. 1974.

323. Parson, B. J.: Psoralen photochemistry. Photochem. Photobiol. *32*, 813 (1980).

324. Paterson, M. C., Smith, B. P., Iohman, P. H. M., Anderson, A. K., Fishman, L.: Defective excision repair of α-ray damaged DNA in human (ataxia teleangiectasia) fibroblasts. Nature *260*, 444 (1976).

325. Pathak, M. A.: Mechanism of psoralen photosensitization and in vivo biological action spectrum of 8-methoxypsoralen. J. Invest. Dermatol. *37*, 397 (1961).

326. Pathak, M. A., Allen, B., Ingram, D. I. E., Fellman, J. H.: Photosensitization and the effect of ultraviolet radiation on the production of unpaired electrons in the presence of furocoumarins (psoralens). Biochem. Biophys. Acta *54*, 506 (1961).

327. Pathak, M. A., Biswas, R. K.: Skin photosensitization and DNA cross linking ability of photochemotherapeutic agents. Clin. Res. *25*, 531 (1977).

328. Pathak, M. A., Dall'Acqua, F., Rodighiero, G., Parrish, J. A.: Metabolism of psoralens. J. Invest. Dermatol. *62*, 347 (1974).

329. Pathak, M. A., Daniels, F., Hopkins, C. E., Fitzpatrick, T. B.: Ultraviolet carcinogenesis in albino and pigmented mice receiving furocoumarins: psoralen and 8-methoxypsoralen. Nature *183*, 728 (1959).

330. Pathak, M. A., Fellman, J. H.: Activating and fluorescent wave-length of furocoumarins: psoralens. Nature *185*, 382 (1960).

331. Pathak, M. A., Kori, Y., Szabo, G., Fitzpatrick, T. B.: The photobiology of melanin pigmentation in human skin. In: Biology of Normal and Abnormal Melanocytes (Kawamura, T., Fitzpatrick, T. B., Seiji, M., Hrsg.), S. 149. Tokyo: University of Tokyo Press. 1971.

332. Pathak, M. A., Krämer, D. M., Fitzpatrick, T. B.: Photobiology and photochemistry of furocoumarins (psoralens). In: Sunlight and Man (Pathak, M. A., Harber, L. C., Seiji, M., Kukita, A., Hrsg.), S. 335. Tokyo: University of Tokyo Press. 1974.

333. Pathak, M. A., Riley, F. J., Fitzpatrick, T. B., Curwen, W. L.: Melanin formation in human skin induced by long-wave ultraviolet and visible light. Nature *193*, 148 (1962).

334. Peck, G. L.: Retinoids in dermatology. Arch. Dermatol. *116*, 283 (1980).

335. Penneys, N. S., Ziboh, V., Lord, J., Simon, P.: Inhibitors of prostaglandin synthesis in psoriatic plaque. Nature *254*, 351 (1975).

336. Perry, H. O.: Pustular eruptions of palms and soles. In: Dermatology in General Medicine (Fitzpatrick, T. B., Eisen, A. Z., Wolff, K., Freedberg, I. M., Austen, K. F., Hrsg.), 2. Aufl. New York: McGraw-Hill. 1979.

337. Petres, J.: Arseninduzierte Präkanzerosen. In: Präkanzerosen und Papillomatosen der Haut (Petres, J., Müller, R., Hrsg.), S. 21. Berlin-Heidelberg-New York: Springer. 1981.

338. Petrozzi, J. W., Barton, J. O.: Comparison of crude coal tar and topical methoxsalen in treatment of psoriasis. Arch. Dermatol. *115*, 1061 (1979).

339. Petrozzi, J. W., Barton, J. O., Kaidbey, K. K., Kligman, A. M.: Updating the Goeckerman regimen for psoriasis. Brit. J. Dermatol. *98*, 437 (1978).

340. Petrozzi, W., Kligman, A. M.: Photochemotherapy of psoriasis (PUVA) without specialized equipment. Arch. Dermatol. *114*, 387 (1978).

341. Plewig, G., Hofmann, C., Hölzle, E.: Polymorphe Lichtdermatose. In: Fortschritte der praktischen Dermatologie und Venerologie, Bd. 9, S. 117. Berlin-Heidelberg-New York: Springer. 1980.

342. Plewig, G., Braun-Falco, O.: Kinetics of epidermis and adnexa following vitamin A acid in the human. Acta Dermatoven. Suppl. *74*, 84 (1975).

343. Plewig, G., Hofmann, C., Braun-Falco, O., Nath, G., Kreitmair, A.: A new apparatus for the delivery of high intensity UVA + UVB irradiation, and some dermatological applications. Brit. J. Dermatol. *98*, 15 (1978).

344. Plewig, G., Hofmann, C., Braun-Falco, O.: Photoallergic dermatitis from 8-methoxypsoralen. Arch. Dermatol. Res. *261*, 201 (1978).

345. (Persönliche Mitteilung).

346. Plewig, G., Schill, C., Hofmann, C.: Orale Behandlung mit Tretinoin, Andrologische, trichologische, ophthalmologische Befunde und Therapieergebnisse bei Akne. Arch. Dermatol. Res. *265*, 37 (1979).

347. Pohl, J., Christophers, E.: Photoinactivation and recovery in skin fibroblasts after formation of mono- and bifunctional adducts by furocoumarins plus UVA. J. Invest. Dermatol. *75*, 302 (1980).

348. Pohl, J., Christophers, E.: Photoinactivation of cultured skin fibroblasts by sublethal doses of 8-methoxypsoralen and longwave ultraviolet light. J. Invest. Dermatol. *71*, 316 (1978).

349. Polano, M. K., Schothorst, A. A.: Difference in the efficiency of two delivery forms of 8-methoxypsoralen. Dermatologica *154*, 216 (1977).

350. Price, N. M., Hoppe, R. T., Constantine, V. S., Fuks, Z. Y., Farber, E. M.: The treatment of mycosis fungoides. Adjuvant topical mechlorethamin after electron beam therapy. Cancer *40*, 2851 (1977).

351. Price, N. M., Constantine, V. S., Hoppe, R. T., Fuks, Z. Y., Farber, E. M.: Topical mechlorethamin therapy for mycosis fungoides. Brit. J. Dermatol. *97*, 547 (1977).

352. Proctor, M. S., Wilkinson, D. I., Orenberg, E. K.: Lowered cutaneous and urinary levels of polyamines with clinical improvement in treated psoriasis. Arch. Dermatol. *115*, 945 (1979).

353. Rees, R. B., Maibach, H. I.: Chloroquine. A review of reactions and dermatological indications. Arch. Dermatol. *88*, 280 (1963).

354. Reese, L. T., Grisham, J. W., Aack, R. D., Eisen, A. Z.: Effects of methotrexate on the liver in psoriasis. J. Invest. Dermatol. *62*, 597 (1974).

355. Robinson, J. K., Baughman, R. D., Provost, T. T.: Bullous pemphigoid induced by PUVA therapy. Brit. J. Dermatol. *99*, 709 (1978).

356. Rodighiero, G., Dall'Acqua, F.: Biochemical and medical aspects of psoralens. Photochem. Photobiol. *24*, 647 (1976).

357. Rodighiero, G., Musajo, L., Dall'Acqua, F., Marciani, S., Caporale, G., Ciavatta, L.: Mechanism of skin-photosensitization by furocoumarins. Photoreactivity of various furocoumarins with native DNA and with ribosomal RNA. Biochem. Biophys. Acta *217*, 40 (1970).

358. Roenigk, H. H.: Photochemotherapy for mycosis fungoides. Arch. Dermatol. *113*, 1047 (1977).

359. Roenigk, H. H.: Photochemotherapy for mycosis fungoides. Long-term follow-up study. Cancer Treat. Rep. *63*, 669 (1979).

360. Roenigk, H. H., Caro, W. A.: Skin cancer in the PUVA-48 cooperative study. J. Amer. Acad. Dermatol. *4*, 319 (1981).

361. Roenigk, H. H., Maibach, M. I., Weinstein, G. D.: Use of methotrexate in psoriasis. Arch. Dermatol. *105*, 363 (1972).

362. Roenigk, H. H., Martin, S. J.: Photochemotherapy for psoriasis. Arch. Dermatol. *113*, 1667 (1977).

363. Roser-Maas, E., Hölzle, E., Plewig, G.: Schutzwirkung von UV-A-Pigmentierung gegen UV-B-Effekte an der Haut. ADF-Tagung, Innsbruck, 1980.

364. Rottier, P. B.: Testing of the skin reactions to ultraviolet radiation. Dermatologica *127*, 260 (1963).

365. Rottier, P. B.: Light dermatoses without abnormal reactions to single test irradiation. Dermatologica *129*, 286 (1964).

366. Rowden, G., Lewis, M. G.: Langerhans cells: involvement in the pathogenesis of mycosis fungoides. Brit. J. Dermatol. *95*, 665 (1976).

367. Runne, U., Orfanos, C. E., Gartmann, H.: Perorale Applikation zweier Derivate der Vitamin-A-Säure zur internen Psoriasistherapie. Arch. Derm. Forsch. *247*, 171 (1973).

368. Russell, T. J., Schultes, L. M., Kuban, D. J.: Histocompatibility (HL-A) antigens associated with psoriasis. New Engl. J. Med. *287*, 738 (1972).

369. Ryan, T. J., Baker, H.: Systemic corticosteroids and folic acid antagonists in the treatment of generalized pustular psoriasis. Evaluation and prognosis based on a study of 104 cases. Brit. J. Dermatol. *81*, 134 (1969).

370. Ryan, T. J., Baker, H.: The prognosis of generalized pustular psoriasis. Brit. J. Dermatol. *85*, 407 (1971).

371. Samman, P. B.: Lichen planus. Analysis of 200 cases. Trans. St. John's Hosp. Dermatol. Soc. *46*, 36 (1961).

372. Sams, W. M.: Inflammatory mediators in ultraviolet erythema. In: Sunlight and Man (Fitzpatrick, T. B., Pathak, M. A., Harber, L. C., Seiji, M., Kukita, A., Hrsg.), S. 143. Tokyo: University of Tokyo Press. 1974.

373. Sauder, D. N., Bailin, P. L., Sundeen, J., Krakauer, R. S.: Suppressor cell function in psoriasis. Arch. Dermatol. *116*, 51 (1980).

374. Saurat, J. H., Gluckman, E., Bussel, A., Didierjean, L., Puissant, A.: The lichen planus like eruption after bone marrows transplantation. Brit. J. Dermatol. *93*, 675 (1975).

375. Schalla, W., Keutsch, V., Viviell, K., Gazik, J., Schaefer, H.: Photochemotherapie – Probleme der Dosierung. Ztschr. Hautkr. *54*, 81 (1979).

376. Scherer, R., Kern, B., Braun-Falco, O.: UVA induced inhibition of proliferation of PHA-stimulated lymphocytes from humans treated with 8-methoxypsoralen. Brit. J. Dermatol. *97*, 519 (1977).

377. Schmoeckel, C., Scherer, R., Dern, B., Braun-Falco, O.: The cytolytic effect of PUVA treatment on PHA-stimulated human peripheral lymphocytes. Acta Dermatoven. (Stockholm) *58*, 203 (1978).

378. Schmoll, M., Henseler, T., Christophers, E.: Evaluation of PUVA, topical corticosteroids and the combination of both in the treatment of psoriasis. Brit. J. Dermatol. *99*, 693 (1978).

379. Sedgwick, J. B., Bergstresser, P. B., Hurd, E. R.: Increased granulocyte adherence in psoriasis and psoriatic arthritis. J. Invest. Dermatol. *74*, 77 (1980).

380. Sehgal, V. N.: A clinical evaluation of 202 cases of vitiligo. Cutis *14*, 439 (1974).

381. Sezary, A.: Une nouvelle réticulose cutanée: la réticulose maligne leucémique à histio-monocytes monstrueux et à forme d'erythrodermie oedémateuse et pigmentée. Ann. Dermatol. Syph. (Paris) *9*, 5 (1949).

382. Shaffer, B., Beerman, H.: Lichen simplex chronicus and its variants. Histopathologic correlations. Arch. Dermatol. *64*, 340 (1951).

383. Shelley, W. B., Ohman, S.: Epinephrine induction of white hair in AcI rats. J. Invest. Dermatol. *53*, 155 (1969).

384. Siddiqui, A. H., Cormane, R. H.: Initial photochemotherapy of psoriasis with orally administered 8-methoxypsoralen and longwave ultraviolet light (PUVA). Brit. J. Dermatol. *100*, 247 (1979).

385. Silny, W., Pehamberger, H., Zielinsky, Ch., Gschnait, F.: Effect of PUVA treatment or the locomotion of polymorphonuclear leucocytes and mononuclear cells in psoriasis. J. Invest. Dermatol. *75*, 187 (1980).

386. Snyder, D. S.: Cutaneous effects of topical indomethacin, an inhibitor of prostaglandin synthesis, on UV-damaged skin. J. Invest. Dermatol. *64*, 322 (1975).

387. Snyder, D. S., Eaglstein, W. H.: Intradermal anti-prostaglandin agents and sunburn. J. Invest. Dermatol. *62*, 47 (1974).

388. Sondergaard, J., Greaves, M. W.: Pharmacological studies in inflammation due to exposure to ultraviolet radiation. J. Pathol. *101*, 93 (1970).

389. Soon, P. K., O'Brien, R. L., Parker, J. W.: Defective DNA-repair in Fanconi's anemia. Nature *250*, 223 (1974).

390. Steiner, I., Prey, T., Gschnait, F., Washüttl, J., Greiter, F.: Serum level profiles of 8-methoxypsoralen after oral administration. Arch. Dermatol. Res. *259*, 299 (1977).

391. Stern, R. S., Morison, W. L., Thibodeau, L. A., Kleinermann, R. A., Parrish, J. A., Geer, D. E., Fitzpatrick, T. B.: Antinuclear antibodies and oral methoxsalen photochemotherapy (PUVA) for psoriasis. Arch. Dermatol. *115*, 1320 (1979).

392. Stern, R. S., Thibodeau, L. A., Kleinermann, R. A., Parrish, J. A., Fitzpatrick, T. B.: Risk of cutaneous carcinoma on patients treated with oral methoxsalen photochemotherapy for psoriasis. New Engl. J. Med. *300*, 809 (1979).

393. Sternberg, T. H., Zimmerman, M. C.: Stress studies in the eczema-asthma-hay fever diathesis. Arch. Dermatol. Syph. *65*, 392 (1952).

394. Stevenson, I. H., Kenicer, K. J. A., Johnson, B. E., Frain-Bell, W.: Plasma 8-methoxy-psoralen concentrations in photochemotherapy of psoriasis. Brit. J. Dermatol. *104*, 47 (1981).

395. Stingl, G., Katz, S. I., Shevach, E. M., Rosenthal, A. S., Green, I.: Analogous function of macrophages and Langerhans cells in the initiation of the immune response. J. Invest. Dermatol. *71*, 59 (1978).

396. Stingl, G., Katz, S. I., Shevach, E. M., Wolff-Schreiner, E., Green, I.: Detection of I a antigens on Langerhans cells in guinea pig skin. J. Immunol. *120*, 570 (1978).

397. Stingl, G., Gazze, L. A., Czarnecki, N., Wolff, K.: T cell abnormalities in atopic dermatitis patients: Imbalances in T cell subpopulations and impaired generation of con A-induced suppressor cells. J. Invest. Dermatol. *76*, 468 (1981).

398. Stingl, G., Wolff-Schreiner, E. Ch., Pichler, W., Gschnait, F., Knapp, W., Wolff, K.: Epidermal Langerhans cells bear Fc and C_3 receptors. Nature *268*, 245 (1977).

399. Stolk, L., Kammeyer, A., Cormane, R. H., Van Zwieten, P. A.: Serum levels of 8-methoxy-psoralen: difference between two oral methods of administration. Brit. J. Dermatol. *103*, 417 (1980).

400. Stolk, L., Siddiqui, A. H., Cormane, R. H.: Serum levels of trimethylpsoralen after oral administration. Brit. J. Dermatol. *104*, 443 (1981).

401. Stolk, L., Siddiqui, A. H., Kammerer, A., Cormane, R. H., Van Zwieten, P. A.: Serum and saliva levels of 8-methoxypsoralen after renal administration as a micro-enema. Brit. J. Dermatol. *104*, 447 (1981).

402. Stoughton, R. B., De Quoy, P., Walter, J. F.: Crude coal tar plus near UV light suppresses DNA synthesis in epidermis. Arch. Dermatol. *114*, 43 (1978).

403. Stüttgen, G.: Oral vitamin A acid therapy. Acta Dermatoven. *55*, Suppl. 74, 174 (1975).

404. Stüttgen, G., Brinkmann-Raestrupp, I., Haller, L., Kentisch, K., Schalla, W.: Melanin granula distribution and phagocytis in psoriasis vulgaris after PUVA therapy. Arch. Dermatol. Res. *264*, 29 (1979).

405. Sullivan, T. J., Kulczycki jr., A.: Immediate hypersensitivity responses. In: Clinical Immunology, Vol. I (Parker, C. W., Hrsg.), S. 115. Philadelphia: W. B. Saunders. 1980.

406. Sussman, A., Leonard, J. M.: Psoriasis, methotrexate and oligospermia. Arch. Dermatol. *116*, 215 (1980).

407. Svejgaard, E., Svejgaard, A., Staub-Nielsen, L., Ryder, L., Hjortshoj, A., Nysfors, A., Kiesmeyer-Nielsen, F., Zachariae, H.: The HLA histocompatibility antigens in psoriasis. Proceedings XX. Scand. Dermatol. Congress, Stockholm, June 5–8, 1974.

408. Swanbeck, G., Lambert, B., Bredberg, A., Thyresson-Hök, M.: Cytogenetic aspects of PUVA treatment. In: Psoriasis. Proceedings of the second international Symposium (Farber, E. M., Cox, A. J., Hrsg.), S. 279. New York: York Medical Books. 1977.

409. Swanbeck, G., Thyresson, N.: Induction of respiration deficient mutants in yeast by psoralen and light. J. Invest. Dermatol. *63*, 242 (1974).

410. Swanbeck, G., Thyresson-Hök, M., Bredberg, A., Lambert, B.: Treatment of psoriasis with oral psoralens and long wave ultraviolet light. Therapeutic results and cytogenetic hazards. Acta Dermatoven. *55*, 367 (1975).

411. Swanbeck, G., Wennersten, G.: Treatment of polymorphic light eruptions with beta-carotene. Acta Dermatoven. (Stockholm) *54*, 491 (1972).

412. Tagami, H., Ofuji, S.: Characterization of a leucotactic factor derived from psoriatic scale. Brit. J. Dermatol. *97*, 509 (1977).

413. Tagami, H., Vehara, M.: Multinucleated epidermal giant cells in inflammatory skin diseases. Arch. Dermatol. *117*, 23 (1981).

414. Tan, R. S. H., Butterworth, C. M., McLaughlin, H., Malka, S., Samma, P. D.: Mycosis fungoides: a disease of antigen persistence. Brit. J. Dermatol. *91*, 607 (1974).

415. Tegner, E.: Severe skin pain after PUVA treatment. Acta Dermatoven. (Stockholm) *59*, 467 (1979).

416. Theodoridis, A., Tsambaos, D., Sivenas, C., Capetanakis, J.: Oral trimethylpsoralen in the treatment of vitiligo. Acta Dermatoven. (Stockholm) *56*, 253 (1976).

417. Thivolet, J., Ortonne, J. P., Chouvet, B.: La photochimiothérapie du psoriasis. Technique et resultats. Lyon Medical *237*, 87 (1977).

418. Thomsen, K., Schmidt, H.: PUVA-induced bullous pemphigoid. Brit. J. Dermatol. *95*, 568 (1976).

419. Thune, P.: Chronic polymorphic light eruption. Particular wavebands and the effect of carotene therapy. Acta Dermatoven. (Stockholm) *56*, 127 (1976).

420. Thune, P.: Plasma levels of 8-methoxypsoralen and phototoxicity studies during PUVA treatment of psoriasis with meladinin tablets. Acta Dermatoven. (Stockholm) *58*, 149 (1978).

421. Thune, P., Volden, G.: Photochemotherapy of psoriasis with relevance to 8-methoxypsoralen plasma level and low intensity irradiation. Acta Dermatoven. (Stockholm) *57*, 351 (1977).

422. Tilikainen, A., Lassus, A., Karvonen, J., Vartiainen, P., Julin, M.: Psoriasis and HLA-Cw 6. Brit. J. Dermatol. *102*, 179 (1980).

423. Toda, K., Ikemura, I., Morikawa, F., Nakayama, Y., Pathak, M. A.: The size of melanosomes and photodamage of DNA. Yale J. Biol. *46*, 429 (1973).

424. Tompkins, J. K.: Lichen planus. Statistical study of 41 cases. Arch. Dermatol. *71*, 515 (1955).

425. Tronnier, H., Heidbüchl, H.: Zur Therapie der Psoriasis vulgaris mit ultravioletten Strahlen. Ztschr. Hautkr. *51*, 405 (1976).

426. Tronnier, H., Heidbüchl, E.: Vergleich zwischen Photochemotherapie und selektiver Phototherapie in der Dermatologie. Akt. Derm. *3*, 49 (1977).

427. Tronnier, H., Schüle, D.: Zur dermatologischen Therapie von Dermatosen mit langwelligem UV nach Photosensibilisierung der Haut mit Methoxsalen. Ztschr. Haut-Geschl.-Krkh. *48*, 385 (1973).

428. Tsambaos, D., Vizethum, W., Goertz, G.: Effect of oral 8-methoxypsoralen on rat liver microsomal cytochrome P-450. Arch. Dermatol. Res. *263*, 339 (1978).

429. Tucker, H. H.: Clinical and laboratory tolerance studies in volunteers given oral methoxsalen. J. Invest. Dermatol. *32*, 277 (1959).

430. Urbach, F.: Modification of ultraviolet carcinogenesis by photoactive agents. J. Invest. Dermatol. *32*, 373 (1959).

431. Urbach, F.: The biologic effects of ultraviolet radiation. Oxford: Pergamon Press. 1969.

432. Urbach, F., et al.: Cutaneous photobiology. Past, present and future. J. Invest. Dermatol. *67*, 209 (1976).

433. Urbach, F., Epstein, H., Forbes, P. D.: Ultraviolet carcinogenesis. Experimental, global and genetic aspects. In: Sunlight and Man. Normal and Abnormal Photobiologic Responses (Pathak, M. A., Harber, L. C., Seiji, M., Kukita, A., Hrsg.), S. 259. Tokyo: University of Tokyo Press. 1974.

434. Urbach, F., Rose, D. B., Bonnem, M.: Genetic and environmental interaction in skin carcinogenesis. In: Environment and Cancer. Baltimore: Williams & Wilkins. 1972.

435. Van de Kerkhof, P. C. M., Mali, J. W. K.: Low-dose PUVA maintainance in psoriasis following Ingram therapy. Brit. J. Dermatol. *104*, 681 (1981).

436. Van der Leun, J. C.: Ultraviolet erythema: a study on diffusion processes in human skin. Dissertation, Utrecht, 1966.

437. Van der Leun, J. C.: Light induced tolerance to light in photodermatoses. Brit. Photobiol. Soc. Meet., October 23, 1974.

438. Van Scott, E. J., Kalmanson, J. B.: Complete remissions of mycosis fungoides lymphoma induced by topical nitrogen mustard (NH 2). Cancer *32*, 18 (1973).

439. Variakojis, D., Rosas-Vribe, A., Rappaport, H.: Mycosis fungoides: pathologic findings in staging laparotomies. Cancer *33*, 1589 (1974).

440. Vella-Briffa, D., Eady, R. A. J., James, M. P., Gatt, S., Bleehan, S. S.: PUVA therapy in urticaria pigmentosa. Brit. J. Dermatol. *1982*, 16.

441. Vella-Briffa, D., Greaves, M. W., Warin, A. P., Rogers, S., Marks, J., Shuster, S.: The influence of maintenance photochemotherapy on the relapse of plaque psoriasis. Brit. J. Dermatol. *103*, Suppl. 18, 14 (1980).

442. Vella-Briffa, D., Greaves, N. W., Warin, A. P., Rogers, S., Marks, J., Shuster, S.: The relapse rate of psoriasis after clearing with photochemotherapy or dithranol. Brit. J. Dermatol. *102*, 727 (1980).

443. Verdich, J.: Squamous cell carcinoma. Arch. Dermatol. *115*, 1338 (1979).

444. Vickers, C. H. F., Ghadially, F. N.: Keratoacanthoma associated with psoriasis. Brit. J. Dermatol. *73*, 120 (1961).

445: Vidal, E., Brocq, L.: Etude sur la mycosis fungoide. France Med. *2*, 946 (1885).

446. Vonderheid, E. C., Van Scott, E. J., Johnson, W. C., Grekin, D. A., Asbell, S. O.: Topical chemotherapy and immunotherapy for mycosis fungoides. Arch. Dermatol. *113*, 454 (1977).
447. Voorhees, J. J.: Pathophysiology of psoriasis. Ann. Rev. Med. *28*, 467 (1977).
448. Voorhees, J. J.: Polyamines and psoriasis. Arch. Dermatol. *115*, 943 (1979).
449. Voorhees, J. J., Colburn, N. H., Stawiski, M., Duell, E. A., Haddox, M., Goldberg, N. D.: Imbalanced cyclic AMP and cyclic GMP levels in the rapidly dividing, incompletely differenziated epidermis of psoriasis. In: Control of Proliferation an Animal Cells (Baserga, R., Clarkson, B., Hrsg.), S. 635. New York: Cold Spring Harbor Lab. 1974.
450. Voorhees, J. J., Duell, E. A., Stawiski, M., Harrell, E. R.: Cyclic nucleotide metabolism in normal and proliferating epidermis. In: Advances in Cyclic Nucleotide Research (Greengard, P., Robinson, G. A., Hrsg.), S. 117. New York: Raven Press. 1978.
451. Voorhees, J. J., Marcelo, C. L., Duell, E. A.: Cyclic AHP, cyclic GHP and glucocorticoids as potential metabolic regulators of epidermal proliferation and differentiation. J. Invest. Dermatol. *65*, 179 (1975).
452. Voorhees, J. J., Orfanos, C. E.: Oral retinoids. Arch. Dermatol. *117*, 418 (1981).
453. Wagner, G., Hofmann, C., Busch, U., Schmid, J., Plewig, G.: 8-MOP plasma levels in PUVA problem cases with psoriasis. Brit. J. Dermatol. *101*, 285 (1979).
454. Wahba, A., Cohen, H. A., Bar-Eli, M., Galuly, R.: Enhanced chemotactic phagocytic activities of leucocytes in psoriasis vulgaris. J. Invest. Dermatol. *71*, 186 (1978).
455. Waisman, M., Dundon, B. C., Michel, B.: Immunofluorescence studies in lichen planus. Arch. Dermatol. *107*, 200 (1973).
456. Waksman, B. K.: Cellular hypersensitivity and immunity, inflammation and cytotoxicity. In: Clinical Immunology, Vol. I (Parker, C. W., Hrsg.), S. 173. Philadelphia: W. B. Saunders. 1980.
457. Walker, R. B., Warin, R. P.: The incidence of eczema in early childhood. Brit. J. Dermatol. *68*, 182 (1956).
458. Walter, J. F., Voorhees, J. J., Kelsey, W. H., Duell, E. A., Arbor, A.: Psoralen plus black light inhibits epidermal DNA synthesis. Arch. Dermatol. *107*, 861 (1973).
459. Ward, J. M., Barnes, R. M. R.: HLA-A antigens in persistent palmoplantar pustulosis and its relationship to psoriasis. Brit. J. Dermatol. *99*, 477 (1978).
460. Weber, G.: Photochemotherapie. Information für Arzt und Patient. Stuttgart: G. Thieme. 1968.
461. Weber, G.: Combined 8-methoxypsoralen and blacklight therapy of psoriasis: technique and results. Brit. J. Dermatol. *90*, 317 (1974).
462. Weeks, C. E., Slaga, T. J., Henning, H., Gleason, G. L., Bracken, W. M.: Inhibition of phorbol ester-induced tumor promotion in mice by vitamin A analog and antiinflammatory steroid. J. Nat. Cancer Inst. *63*, 401 (1979).
463. Weichelbaum, R. R., Nove, J., Little, J. B.: Skin fibroblasts from D-deletion type retinoblastoma patient are abnormally x-ray sensitive. Nature *266*, 726 (1977).
464. Weinstein, G. D.: Methotrexate. Ann. Intern. Med. *86*, 199 (1977).
465. Weinstein, G. D., Frost, P.: Abnormal cell proliferation in psoriasis. J. Invest. Dermatol. *50*, 254 (1968).
466. Weismann, I., Hofmann, C., Wagner, G., Plewig, G., Braun-Falco, O.: PUVA therapy for alopecia areata. An investigative study. Arch. Dermatol. Res. *262*, 333 (1978).
467. Weissmann, K., Howitz, J., Bro-Jorgensen, A.: Treatment of resistent psoriasis with oral 8-methoxypsoralen and longwave ultraviolet light (PUVA). Acta Dermatoven. *57*, 73 (1977).
468. White, D. K., et al.: Intraoral psoriasis associated with widespread dermal psoriasis. Oral Med. *41*, 174 (1976).
469. Williams, B. D., White, N., Amlot, P. L., Slaney, J., Toseland, P. A.: Circulation immune complexes after repeated halothane anaesthesia. Brit. Med. J. *II*, 159 (1977).
470. Willis, I., Kligman, A., Epstein, J.: Effects of long wave ultraviolet light on human skin: photoprotective or photoaugmentative? J. Invest. Dermatol. *59*, 416 (1972).
471. Wolff, K.: Report on a round table: photochemotherapy (PUVA) of psoriasis. In: Research in Photobiology (Castellani, A., Hrsg.), S. 751. New York: Plenum Press. 1977.
472. Wolff, K.: Photochemotherapie kutaner Lymphome. Hautarzt *29*, Suppl. III, 75 (1978).

12*

473. Wolff, K.: PUVA 1979, Klinik und Praxis. Fortschritte der praktischen Dermatologie und Venerologie, Vol. 9 (Braun-Falco, O., Wolff, H. H., Hrsg.), S. 129. Berlin-Heidelberg-New
York: Springer. 1979.

474. Wolff, K.: Psoriasis und PUVA. Dtsch. med. Wschr. *44*, 1543 (1979).

475. Wolff, K., Fitzpatrick, T. B., Parrish, J. A., Gschnait, F., Gilchrest, B., Hönigsmann, H.,
Pathak, M. S., Tanenbaum, L.: Photochemotherapy of psoriasis with oral 8-methoxypsoralen.
Arch. Dermatol. (Chicago) *112*, 943 (1976).

476. Wolff, K., Gschnait, F., Hönigsmann, H., Konrad, K., Parrish, J. A., Fitzpatrick, T. B.:
Phototesting and dosimetry for photochemotherapy. Brit. J. Dermatol. *96*, 1 (1977).

477. Wolff, K., Gschnait, F., Hönigsmann, H., Konrad, K., Stingl, G., Wolff-Schreiner, E.,
Fritsch, P.: Oral photochemotherapy – results, following up and pathology. In: Psoriasis. Proceedings of the International Symposium, S. 300. New York: York Medical Books. 1977.

478. Wolff, K., Hönigsmann, H.: Clinical aspects of photochemotherapy. Pharmacol. Therap.
(In Druck.)

479. Wolff, K., Hönigsmann, H., Gschnait, F., Konrad, K.: Photochemotherapie bei Psoriasis.
Klinische Erfahrungen bei 152 Patienten. Dtsch. med. Wschr. *100*, 2475 (1975).

480. Wolff, K., Konrad, K.: Phagocytosis of latex beads by epidermal keratinocytes in vivo. J.
Ultrastr. Res. *38*, 262 (1972).

481. Wolff, K., Konrad, K.: Melanin pigmentation: an in vivo model for studies of melanosome
kinetics within keratinocytes. Science *174*, 1034 (1971).

482. Wolff-Schreiner, E. C., Carter, D. M., Schwarzacher, H. G., Wolff, K.: Sister chromatid-ex-
changes in photochemotherapy. J. Invest. Dermatol. *69*, 387 (1977).

483. Wulf, H. C., Hart, J.: Accumulation of 8-methoxypsoralen in the rat retina. Acta Ophthalm.
56, 284 (1978).

484. Ying, C. Y., Parrish, J. A., Pathak, M. A.: Additive erythemogenic effects of middle
(280–320) and (320–400 nm) long-wave ultraviolet light. J. Invest. Dermatol. *63*, 273 (1974).

485. Young, E.: Ultraviolet therapy of psoriasis: a critical study. Brit. J. Dermatol. *87*, 379 (1972).

486. Young, A. R., Magnus, I. A.: The sunburn cell: a means of quantifying the acute effects of
psoralens and UV-A in mammalian epidermis. Vortrag anläßlich Psoralen-Symposium, Paris,
1981.

487. Zachariae, H., Kragballe, K., Sogaard, H.: Liver biopsy in PUVA treated patients. Acta Dermatoven. (Stockholm) *59*, 268 (1978).

488. Zajdela, F., Bisagni, E.: 5-methoxypsoralen, the melanogenic additive in sun-tan preparations,
is tumorigenic in mice exposed to 365 nm UV radiation. Carcinogenesis 2, 121 (1981).

489. Zala, L., Omar, A., Krebs, A.: Photo-onychalysis induced by 8-methoxypsoralen. Dermatologica *154*, 203 (1977).

490. Zaynoun, S., Konrad, K., Gschnait, F., Wolff, K.: The pigmentary response to photochemotherapy. Acta Dermatoven. (Stockholm) *57*, 431 (1977).

491. Zelickson, A. S., Mottaz, J. H., Muller, S. A.: Melanocyte changes following PUVA therapy.
J. Amer. Acad. Dermatol. *1*, 422 (1979).

492. Zucker-Franklin, D.: Thymus dependent lymphocytes in lympho-proliferative disorders of the
skin (Sezary syndrome) and mycosis fungoides. J. Invest. Dermatol. *67*, 412 (1976).

Sachverzeichnis

Umweltdermatosen

Reisen und Urlaub

Von

Günter Stüttgen, Norbert Haas, Frank Mittelbach
und **Reimar Rudolph**
unter Mitarbeit von **R. Käfer**
Hautklinik und -Poliklinik im Rudolf-Virchow-Krankenhaus
der Freien Universität Berlin

1982. 130 zum Teil farbige Abbildungen. Etwa 400 Seiten.
Gebunden DM 98,–, S 686,–
ISBN 3-211-81686-0

Preisänderungen vorbehalten

Die durch besondere Umweltsituationen – von unseren Breiten bis zu den tropischen Breiten – hervorgerufenen Haut- und Schleimhauterkrankungen werden eingehend unter Einschluß der Therapie und der Ausweichmöglichkeiten bei vorliegender Arzneimittelintoleranz dargelegt.

„Sage mir, in welches Land Du gehst, und ich sage Dir, was Deiner Haut und Schleimhaut dort widerfahren kann", ist der rote Faden, der dieses Buch durchzieht.

Eine propädeutische Einführung erleichtert Nichtdermatologen das Verständnis für die Besonderheiten der Reaktivität der Haut.

Das Buch dient dazu, die kleinen und großen Gefahren zu erkennen, die sich aus der ökologischen Situation entwickeln. Mit besonderer Sorgfalt wurde die Reiseapotheke bedacht. Ein ausführliches Register erleichtert den schnellen Zugang zu den Fragen, die den gesamten Komplex betreffen.

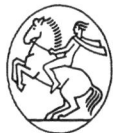

Springer-Verlag   Wien   New York

Akne

Klinische und experimentelle Grundlagen zur Hormontherapie

Von **Doris Fanta**
II. Universitäts-Hautklinik, Wien

1978. 25 Abbildungen. VIII, 95 Seiten.
Geheftet DM 34,–, S 234,–
ISBN 3-211-81480-9
Preisänderungen vorbehalten

Aus den Besprechungen:

„. . . Jeder Dermatologe, der sich über den aktuellen Stand der Akne-Forschung und über neuartige Therapiekonzepte informieren will, wird die Monographie mit großem Gewinn lesen." *aktuelle dermatologie*

„. . . Das Buch enthält zahlreiche neue, theoretisch-experimentelle Erkenntnisse, der Hauptakzent der Monographie liegt aber eindeutig auf dem therapeutischen Sektor und hier wieder auf der Hormontherapie. Das aufmerksame Lesen des Buches kann man allen Ärzten empfehlen, die Interesse an der Behandlung dieses häufigen und schwierig beeinflußbaren Krankheitsbildes haben." *schrifttum und praxis*

„. . . Die Ergebnisse dieser klinischen und experimentellen Studien der Autorin schließen eine wichtige Lücke in der vorliegenden Literatur und bringen eine wesentliche Grundlage für einen Einsatz der Hormontherapie bei Akne.
Jedem Dermatologen, der an der Akneforschung interessiert ist, bringt diese Broschüre eine sehr wertvolle Information." *Wiener klinische Wochenschrift*

Springer-Verlag   Wien   New York
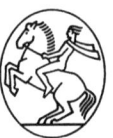

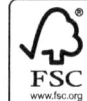